患者管理を支える
心不全治療チームのための

Destination
長期在宅補助人工心臓治療
Therapy 教本

編 筒井裕之
国際医療福祉大学

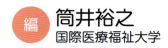

謹 告

本書に記載されている事項に関しては，発行時点における最新の情報に基づき，正確を期するよう，著者・出版社は最善の努力を払っております。しかし，医学・医療は日進月歩であり，記載された内容が正確かつ完全であると保証するものではありません。したがって，実際，診断・治療等を行うにあたっては，読者ご自身で細心の注意を払われるようお願いいたします。
本書に記載されている事項が，その後の医学・医療の進歩により本書発行後に変更された場合，その診断法・治療法・医薬品・検査法・疾患への適応等による不測の事故に対して，著者ならびに出版社は，その責を負いかねますのでご了承下さい。

序　文

　薬物治療および非薬物治療の飛躍的な進歩により，心不全患者の生命予後は着実に改善してきました。しかしながら，多くの心不全患者は増悪による再入院を反復し，予後の改善は十分とはいえません。特に，重症心不全に対しては心臓移植が治療選択肢のひとつですが，適応とならない患者も数多く存在します。このような患者の生命予後は極めて不良ですが，植込型左室補助人工心臓（LVAD）によって劇的に改善することができます。

　心臓移植へのブリッジ目的（bridge to transplantation：BTT）のLVAD治療に対して，移植を前提としないLVAD治療は，「Destination therapy（DT）」と呼ばれ，長期在宅補助人工心臓治療と訳されています。DTによって，生命予後が改善されるのみならず，自宅退院，さらに社会生活を送ることができるようになり，生活の質（QOL）も大きく改善します。米国ではDTが2010年に承認されて以降急速に普及し，植込型LVADの80％をDTが占めています。長期にわたる予後改善効果も証明されており，DTは重症心不全治療における重要な選択肢となっています。2011年にBTTとして始まったわが国におけるLVADによる治療も，2021年からはDTとしての適応が承認されました。究極の心不全治療であったBTTとしてのLVADが，DTの導入により現実的な心不全治療として位置づけられる新たな時代を迎えたといえます。

　一方で，心臓移植を前提としないDTでは，BTTとしてのLVAD以上に，生涯にわたる遠隔期管理と合併症対策，患者・ケアギバー教育，在宅機器管理，在宅モニタリング，ドライブライン管理，さらには緩和ケアが重要になります。したがって，DT医療とは心不全チーム医療そのものであり，心不全治療チームの真価が最も問われる場面がDTであるともいえます。さらに，在宅医療や情報通信技術（ICT）の発展や普及は，DT医療においても新たな展開をもたらすことが期待されています。

　本書は，心不全治療チームとしてDTを知るための基礎知識，DTの適応と実施体制，植え込み手術および周術期管理，遠隔期管理と合併症対策，在宅管理に関する最新情報を網羅しています。循環器内科医，心臓外科医ばかりでなく，看護師，臨床工学技士，理学療法士をはじめ心不全チーム医療に携わるすべての医療従事者の皆様に，幅広い心不全診療の現場で本書を活用頂ければ幸いです。

2025年3月
国際医療福祉大学

筒井裕之

目次

第1章 | 心不全治療としてのDTを知るための基礎知識 …… 1

1 日本における補助人工心臓治療の歩み　許　俊鋭 …… 2

2 日本における心臓移植の現状　澤　芳樹 …… 12

3 最新の心不全診療ガイドライン　佐々木　駿, 坂田泰史 …… 21

4 植込型補助人工心臓ガイドライン　小野　稔 …… 29

5 HeartMate 3™の特徴とエビデンス　戸田宏一 …… 40

第2章 | DTの適応と実施体制 …… 49

1 適応患者・報告制度　中村牧子, 絹川弘一郎 …… 50

2 施設・医師認定制度　布田伸一 …… 59

3 DTによる心不全治療のパラダイムシフト　波多野　将 …… 65

4 施設間連携とその課題　西村　隆 …… 75

第3章 | 植え込み手術および周術期管理 …… 81

1 術前管理　奥村貴裕 …… 82

2 植え込み手術と術中管理　藤野剛雄, 牛島智基, 塩瀬　明 …… 92

3 周術期管理と合併症対策　松宮護郎 …… 98

4 術中麻酔管理　前田琢磨 …… 106

第4章 | 遠隔期管理と合併症対策 ……… 115

1 脳合併症　細山勝寛, 齋木佳克 ……… 116

2 感染症（植込型左室補助人工心臓ドライブライン・ポンプポケット感染症）　西中知博 … 120

3 右心不全　菊池規子 ……… 127

4 消化管出血　藤野剛雄 ……… 131

5 大動脈弁閉鎖不全症　網谷英介 ……… 136

6 不整脈　塚本泰正 ……… 142

7 再手術　藤田知之 ……… 147

第5章 | 在宅管理 ……… 153

1 在宅復帰訓練（患者教育・ケアギバー教育）　櫛引勝年 ……… 154

2 在宅での心不全セルフケア　秋場美紀 ……… 162

3 ドライブライン管理　金萬仁志 ……… 169

4 在宅機器管理　柏 公一 ……… 176

5 地域連携と緊急時対応　定松慎矢 ……… 181

6 リハビリテーション　天尾理恵 ……… 186

7 社会復帰・就労支援　八木田美穂 ……… 192

8 緩和ケアとアドバンス・ケア・プランニング（ACP）　佐藤琢真, 安斉俊久 … 200

9 患者と介護者の心理的サポート　豊沢真代 ……… 208

第6章｜今後の展望と課題 215

1 わが国におけるDTの将来と課題　東　晴彦, 山口　修 216

2 ICTを用いた遠隔管理　朝倉陽香 221

3 オンライン機器教育の取り組み　吉田幸太郎 227

4 ICTを用いた在宅心臓リハビリテーション　永富祐太 234

5 VAD患者に対する訪問診療の現状と課題　松浦良平 241

6 VAD管理における在宅医の役割　肥後太基 249

索引 255

略語一覧

略語	フルスペル	和文表記
%DLCO	% diffusing capacity for carbon monoxide	%一酸化炭素拡散能
%VC	% vital capacity	%肺活量
ACC	American College of Cardiology	米国心臓病学会
ACE	angiotensin converting enzyme	アンジオテンシン変換酵素
ACP	advance care planning	アドバンス・ケア・プランニング
ACTION	Advanced Cardiac Therapies Improving Outcomes Network	
ADL	activities of daily living	日常生活動作
AF	atrial fibrillation	心房細動
AHA	American Heart Association	米国心臓協会
AI	aortic insufficiency	大動脈弁閉鎖不全症
APTT	activated partial thromboplastin time	活性化部分トロンボプラスチン時間
AR	aortic regurgitation	大動脈弁逆流症
ARB	angiotensin II receptor blocker	アンジオテンシンII受容体拮抗薬
ARNI	angiotensin receptor neprilysin inhibitor	アンジオテンシン受容伀ネプリライシン阻害薬
BNP	brain natriuretic peptide	脳性ナトリウム利尿ペプチド
BSA	body surface area	体表面積
BTC	bridge to candidacy	移植登録までの橋渡し
BTT	bridge to transplant	心臓移植への橋渡し
BVAD	biventricular assist device	両心補助人工心臓
CCU	coronary care unit	冠状動脈疾患集中治療室
cf-LVAD	continuous-flow left ventricular assist device	非拍動流植込型左室補助人工心臓
CHG	chlorhexidine gluconate	クロルヘキシジングルニン酸塩
COPD	chronic obstructive pulmonary disease	慢性閉塞性肺疾患
CpcPH	combined pre- and post-capillary PH	混合性肺高血圧症
CPX	cardiopulmonary exercise testing	心肺運動負荷試験
CRT	cardiac resynchronization therapy	心臓再同期療法
CRT-D	cardiac resynchronization therapy defibrillator	両室ペーシング機能付き植込型除細動器
CVP	central venous pressure	中心静脈圧
DCD	donation after cardiac death	心停止後臓器提供
DCM	dilated cardiomyopathy	拡張型心筋症
DLI	driveline infection	ドライブライン感染
DNAR	do not attempt resuscitation	蘇生のための処置を試みない
DT	Destination therapy	長期在宅補助人工心臓治療
ECMO	extracorporeal membrane oxygenation	体外膜型人工肺

略語	フルスペル	和文表記
eGFR	estimated glomerular filtration rate	推算糸球体濾過量
ESC	European Society of Cardiology	欧州心臓病学会
FAC	fractional area change	面積変化率
FDA	Food and Drug Administration	米国食品医薬品局
FEV1.0	forced expiratory volume in 1 second	1秒量
FFP	fresh frozen plasma	新鮮凍結血漿
GDMT	guideline-directed medical therapy	診療ガイドラインに基づく標準的治療, 至適薬物治療
GFR	glomerular filtration rate	糸球体濾過量
HCM	hypertrophic cardiomyopathy	肥大型心筋症
HFmrEF	heart failure with mid-range ejection fraction	左室駆出率が軽度低下した心不全
HFpEF	heart failure with preserved ejection fraction	駆出率の保たれた心不全
HFrEF	heart failure with reduced ejection fraction	駆出率の低下した心不全
HFSA	Heart Failure Society of America	米国心不全学会
HFSS	Heart Failure Survival Score	心不全予後予測スコア
HIT抗体	heparin-induced thrombocytopenia antibody	血小板第4因子-ヘパリン複合体抗体
HTx	heart transplantation	心臓移植
IABP	intra-aortic balloon pumping	大動脈内バルーンパンピング
IC	informed consent	インフォームド・コンセント
ICD	implantable cardioverter defibrillator	植込型除細動器
ICM	idiopathic cardiomyopathy	特発性心筋症
ICT	information and communication technology	情報通信技術
INTERMACS	Interagency Registry for Mechanically Assisted Circulatory Support	
IoT	Internet of Things	モノのインターネット
IPOS	Integrated Palliative care Outcome Scale	
ISHLT	International Society for Heart and Lung Transplantation	国際心肺移植学会
IT	information technology	情報技術
IVH	intravenous hyperalimentation	中心静脈栄養
J-HMRS	J-HeartMate Risk Score	
J-MACS	Japanese registry for Mechanically Assisted Circulatory Support	日本における補助人工心臓に関連した市販後のデータ収集
LAD	left anterior descending	左前下行枝
LAP	left atrial pressure	左心房圧
LV	left ventricle	左心室

略語	フルスペル	和文表記
LVAD	left ventricular assist device	左室補助人工心臓
LVEF	left ventricular ejection fraction	左室駆出率
MCS	mechanical circulatory support	機械的循環補助
MELD	The Model for End-stage Liver Disease	
MICS	minimally invasive cardiac surgery	低侵襲心臓手術
MMSE	mini-mental state examination	ミニメンタルステート検査
mPAP	mean pulmonary artery pressure	平均肺動脈圧
MRA	mineralocorticoid receptor antagonist	ミネラルコルチコイド受容体拮抗薬
MRSA	Methicillin-resistant *Staphylococcus aureus*	メチシリン耐性黄色ブドウ球菌
mTOR	mammalian target of rapamycin	
NAT:PD-HF	The Needs Assessment Tool:Progressive Disease-Heart Failure	
NYHA	New York Heart Association	ニューヨーク心臓協会
OM	obtuse marginal branch	鈍角枝
PAC	pulmonary artery catheter	肺動脈カテーテル
PAP	pulmonary artery pressure	肺動脈圧
PAPI	pulmonary artery pulsatility index	肺動脈拍動性指数
PAWP	pulmonary artery wedge pressure	肺動脈楔入圧
PCC	prothrombin complex concentrate	プロトロンビン複合体濃縮製剤
PDE3	phosphodiesterase Ⅲ	ホスホジエステラーゼⅢ
PDE5	phosphodiesterase 5	ホスホジエステラーゼ5
PEEP	positive end-expiratory pressure	呼気終末陽圧呼吸
PFO	patent foramen ovale	卵円孔開存
PH	pulmonary hypertension	肺高血圧症
PH-LHD	pulmonary hypertension due left heart disease	左心性心疾患に伴う肺高血圧症
PI	pulsatility index	拍動指数
PMDA	Pharmaceuticals and Medical Devices Agency	医薬品医療機器総合機構
PNI	prognostic nutritional index	予後栄養指数
PRA	panel reactive antibody	パネル反応性抗体
PROMs	patient reported outcome measures	患者報告アウトカム尺度
PT	prothrombin time	プロトロンビン時間
PT-INR	prothrombin time-international normalized ratio	プロトロンビン時間国際標準比
PVR	pulmonary vascular resistance	肺血管抵抗
RAA	renin-angiotensin-aldosterone	レニン・アンジオテンシン・アルドステロン
RAS	renin-angiotensin system	レニン・アンジオテンシン系

略語	フルスペル	和文表記
RVAD	right ventricular assist device	右室補助人工心臓
QOL	quality of life	生活の質
SGLT2	sodium glucose cotransporter 2	ナトリウム・グルコース共輸送体2
S-ICD	subcutaneous implantable cardioverter defibrillator	皮下植込型除細動器
SVR	systemic vascular resistance	末梢血管抵抗
TAH	total artificial heart	完全置換型人工心臓
TAP	tricuspid annuloplasty	三尖弁輪形成術
TAPSE	tricuspid annular plane systolic excursion	三尖弁輪収縮期移動距離
TEE	transesophageal echocardiography	経食道心エコー法
TMT	trail making test	トレイルメイキングテスト
TR	tricuspid regurgitation	三尖弁逆流
TVP	transvalvular pressure	大動脈-左室間の圧差
UNOS	united network for organ sharing	移植臓器供給米国ネットワーク
VAC	vacuum assisted closure	陰圧閉鎖療法
VAD	ventricular assist device	補助人工心臓
VA-ECMO	veno-arterial extracorporeal membrane oxygenation	静脈脱血動脈送血体外式膜型人工肺
VF	ventricular fibrillation	心室細動
VRE	Vancomycin-resistant *Enterococci*	バンコマイシン耐性腸球菌
VT	ventricular tachycardia	心室頻拍

執筆者一覧

編集　筒井裕之　　国際医療福祉大学 副学長・教授

執筆者　許　俊鋭　　東京都健康長寿医療センター 名誉センター長
（執筆順）　澤　芳樹　　大阪警察病院 院長
　　　　　佐々木　駿　大阪大学医学部附属病院循環器内科
　　　　　坂田泰史　　大阪大学医学部附属病院循環器内科 診療科長
　　　　　小野　稔　　東京大学医学部附属病院心臓外科 教授
　　　　　戸田宏一　　獨協医科大学埼玉医療センター心臓血管外科 主任教授
　　　　　中村牧子　　富山大学大学院医学薬学研究部内科学第二 助教
　　　　　絹川弘一郎　富山大学大学院医学薬学研究部内科学第二 教授
　　　　　布田伸一　　東京女子医科大学心臓血管外科 特任教授
　　　　　波多野　将　東京大学医学部附属病院循環器内科／高度心不全治療センター 准教授／センター長
　　　　　西村　隆　　愛媛大学大学院医学系研究科心臓血管・呼吸器外科学 特任教授
　　　　　奥村貴裕　　名古屋大学大学院医学系研究科先進循環器治療学講座 特任准教授
　　　　　藤野剛雄　　九州大学大学院医学研究院重症心肺不全講座 講師
　　　　　牛島智基　　九州大学大学院医学研究院重症心肺不全講座 講師
　　　　　塩瀬　明　　九州大学大学院医学研究院循環器外科 教授
　　　　　松宮護郎　　千葉大学大学院医学研究院心臓血管外科学 教授
　　　　　前田琢磨　　国立循環器病研究センター麻酔科 部長
　　　　　細山勝寛　　東北大学心臓血管外科 助教
　　　　　齋木佳克　　東北大学心臓血管外科 教授
　　　　　西中知博　　国立循環器病研究センター人工臓器部 部長
　　　　　菊池規子　　東京女子医科大学循環器内科 講師
　　　　　網谷英介　　東京大学大学院医学系研究科循環器内科 特任講師
　　　　　塚本泰正　　国立循環器病研究センター心不全・移植部門移植医療部 部長
　　　　　藤田知之　　東京科学大学心臓血管外科 教授
　　　　　櫛引勝年　　北海道大学病院看護部
　　　　　秋場美紀　　東北大学病院臓器移植医療部
　　　　　金萬仁志　　九州大学病院看護部
　　　　　柏　公一　　東京大学医学部附属病院臨床工学部 副技士長
　　　　　定松慎矢　　九州大学病院医療技術部臨床工学部門
　　　　　天尾理恵　　東京大学医学部附属病院リハビリテーション部 主任
　　　　　八木田美穂　九州大学病院看護部
　　　　　佐藤琢真　　北海道大学大学院医学研究院循環病態内科学 助教／
　　　　　　　　　　　国立循環器病研究センター心不全・移植部門移植医療部 医長
　　　　　安斉俊久　　北海道大学大学院医学研究院循環病態内科学 教授
　　　　　豊沢真代　　九州大学病院看護部
　　　　　東　晴彦　　愛媛大学大学院医学系研究科循環器・呼吸器・腎高血圧内科学 特任講師
　　　　　山口　修　　愛媛大学大学院医学系研究科循環器・呼吸器・腎高血圧内科学 教授
　　　　　朝倉陽香　　東京大学医学部附属病院臨床工学部
　　　　　吉田幸太郎　大阪大学医学部附属病院臨床工学部 主任臨床工学技士
　　　　　永富祐太　　九州大学病院リハビリテーション部
　　　　　松浦良平　　りょうハートクリニック 医院長
　　　　　肥後太基　　ゆみのハートクリニック重症心不全管理部門 部長

第1章

心不全治療としての
DTを知るための
基礎知識

日本における補助人工心臓治療の歩み

許　俊鋭

1 はじめに

　シカゴ大学で血管吻合技術を確立したAlexis Carrelは，1905年に成犬の頸部に子犬の心臓を移植，1907年に成猫の頸部に子猫の心肺を移植し，今日の心肺移植の基礎を築き，1912年にノーベル賞を受賞した．さらに1935年に人工心肺の原型であるCarrel-Lindbergh Pumpを完成させ，開心術に大きく門戸を開いた（**表1**）．心臓置換の概念と，心臓の外科的修復という2つの概念の究極に位置する治療が人工心臓治療であり，これまで左室補助人工心臓（left ventricular assist device：LVAD）や完全置換型人工心臓（total artificial heart：TAH）が実用化されてきた．

　世界の人工心臓の開発初期においては，3名の日本人パイオニアが活躍した．クリーブランドクリニックで連続流植込型LVAD開発の基礎を築いた能勢之彦，東大型補助人工心臓（ventricular assist device：VAD）を開発し「日本の人工臓器の父」と呼ばれた渥美和彦，そして「世界の人工臓器の父」Willem J Kolffと共に世界初のTAHを開発し，1981年にテキサス心臓研究所のDenton A Cooleyと共に心臓移植にAkutsuポンプをブリッジ使用（bridge to transplant：BTT）した阿久津哲造である．阿久津は後にテルモ社会長として野尻知里と共にDuraHeart®を開発し，日本の植込型LVAD治療の基礎を築いた．

2 補助人工心臓（VAD）の開発と臨床導入（図1）

　渥美は1958年に東京大学で人工心臓研究を開始，1980年にはヤギの生存288日の世界記録を達成した．筆者は在学中より東大型VADに興味をもち，卒後三井記念病院外科に入局し，VAD臨床導入の準備を始めた．1980年3月に熱海で開催された「第8回AHACの会」で国立循環器病研究センター（National Cerebral and Cardiovascular

表1　世界および日本における（補助）人工心臓開発と臨床応用の歴史

1935年	Carrel-Lindbergh が人工心臓の原型を開発
1958年	Kolff，阿久津が世界初の人工心臓をイヌに植え込む。1.5時間の生命維持
1967年	南アフリカで世界初の心臓移植
1969年	Liotta-DeBakey TAH を Cooley が初めて人に BTT 使用
1980年	三井記念病院で国内初の東大型 VAD 臨床使用
1981年	阿久津型 TAH を Cooley が BTT 使用
1982年	DeVries が Jarvik 7（TAH）を DT 使用
1994年	体外式ゼオン東大型 VAD，東洋紡 NCVC 型 VAD が保険償還
1995年	植込型 LVAD（HeartMate® IP）日本臨床使用開始（医師主導）
1999年	日本で法制下心臓移植開始
2001年	米国で完全埋込型 TAH（AbioCor®）臨床使用
2002年	FDA が HeartMate® XVE の DT 承認
2004年	Novacor 保険償還➡2006年に日本市場撤退
2006年	「開発（経済産業省）・審査（厚生労働省）ガイドライン」策定
2007年	「植込型 LVAD 要件策定検討委員会」設立。「医療ニーズの高い医療機器認定」開始
2008年	植込型 LVAD 実施基準案策定し厚生労働省へ提言
2009年	補助人工心臓治療関連学会協議会設立。「人工心臓管理技術認定士」認定開始。
2009年	東京大学（女子医科大学共催）VAD 研修コース開始。以後，西日本（大阪大学）コース，国立循環器病研究センターコース，東北大学・北海道大コース（2015），九州・沖縄コース（2016）と拡大
2010年	J-MACS レジストリー構築。改正臓器移植法施行。FDA が HeartMate® II の DT 承認
2011年	植込型 LVAD 実施施設・実施医認定開始。EVAHEART®，DuraHeart® の保険償還
2013年	HeartMate® II の保険償還
2014年	日本循環器学会／日本心臓血管外科学会合同ガイドライン「重症心不全に対する植込型補助人工心臓治療ガイドライン」策定。Jarvik 2000® の保険償還
2015年	DT 研究会設立。小児用 EXCOR の保険償還
2017年	Impella® の保険償還
2019年	HVAD™ の保険償還，HeartMate® 3 の BTT 保険償還
2021年	HeartMate® 3 の DT 保険償還

Center：NCVC）の曲直部寿夫病院長が「東大型（ゼオン）VAD の完成度は，もう臨床応用の域に到達している。若い諸君，勇気をもって臨床に進もうではないか！！」と檄を飛ばした。1980年5月に渥美教授の指導のもと，三井記念病院で初めての東大型 VAD が臨床使用され，患者は3日間生存した（**図2**）[1]。1986年に NCVC の高野久輝らが開発した体外式東洋紡（ニプロ）VAD と東大型 VAD の臨床治験が始まった。東洋紡（ニプロ）VAD は NCVC と埼玉医科大学の2グループで62例に適用され VAD 離脱率53.2%，長

1 日本における補助人工心臓治療の歩み

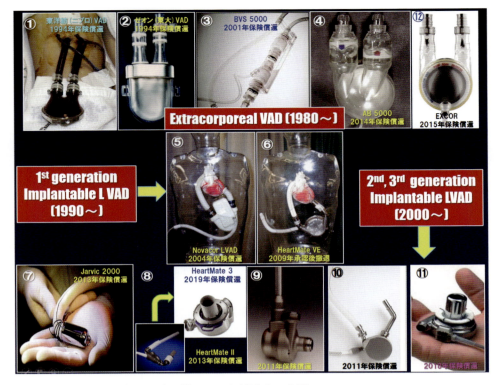

図1　1980〜2020年に日本に導入された補助人工心臓

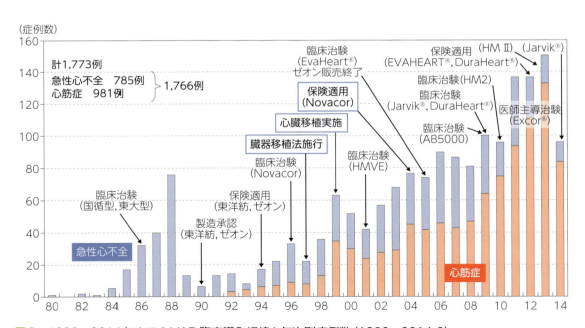

図2　1980〜2014年までのVAD臨床導入経緯と年次別症例数（1980〜2014.8）

(文献1より改変引用)

期生存率24.2％[2]，東大型VADは離脱率56％，生存率21％[3]と2つの治験は同等の成績を挙げ，1994年に共に保険償還された。

体外式VADは，当初10年間は主として心臓外科手術後の体外循環離脱困難に臨床使用されたが，保険償還後は第1世代植込型Novacor LVADが撤退した2006年まで「心臓移植へのブリッジ使用」は禁止されていた。しかし，保険償還前の1992年に埼玉医科大学[4]と大阪大学で東洋紡（ニプロ）VADの心臓移植へのブリッジ使用が始まり，翌年，大阪大学の10歳代男性症例が，テキサス心臓研究所で渡航移植に成功した[5]。JACVAS統計では日本においてBTTが始まった1992年から2013年までの21年間に，体外式ニプロ（東洋紡）VADの963症例のうち520例（54％）にBTT使用された。補助期間は1～2,131日（平均520日）で，2013年の時点で120例（23％）が心臓移植に到達し，40例（7.7％）が補助継続中であった。日本の心臓移植黎明期20年間のBTT治療を支えたニプロ（東洋紡）VADの貢献は顕著であった。

3 空気駆動型拍動流植込型LVAD（HeartMate® IP）の臨床導入

米国では1986年に臨床使用が始まったHeartMate® IPのBTT使用を，1994年に米国食品医薬品局（Food and Drug Administration：FDA）が承認した[6]。それ以降，第1世代拍動流植込型LVAD（HeartMate®，Novacor）のBTT使用が普及した[7, 8]。

筆者はHeartMate® IPを日本に導入すべきと考え，米国からの臨床導入手続きを国内医療機器企業に依頼したが断られ，最終的には伊藤忠商事が引き受けてくれた。輸入のために米国施設で植え込み訓練を受けるため，1991年秋にテキサス心臓研究所のFrazier教授を訪れた。病院の玄関で迎えてくれたのが2カ月前に電気駆動型HeartMate® VEの植え込み手術を受け，世界で初めて長期在宅生活を送っていたMike Templeton氏であった。このとき世話をして下さったのが，のちの日本ジョンソン・エンド・ジョンソン社長であり，その後カルビー会長として活躍された若き日の松本 晃氏（米国伊藤忠商事）であった（図3）。松本氏は，植込型LVADをご自身が日本で初めて導入したことを自負しておられ，20年後の2011年の連続流植込型LVAD（DuraHeart®，EVAHEART®）の保険償還時には中医協委員を務められており，貴重なご意見を頂いた。

HeartMate® IPは埼玉医科大学で1995年3月に40歳代男性の拡張型心筋症（dilated cardiomyopathy：DCM）症例に最初に装着され，国内で18例に使用され渡航移植などで活躍した。その中の症例で1997年に埼玉医科学大からドイツへの渡航移植に成功した当時10歳代男性DCM患者は，移植後40歳代まで長期生存した。しかし，我々がHeartMate® IPの日本導入に全力を挙げていた時点で，米国でのBTTデバイスは既に電気駆動型HeartMate® VEに移りつつあった。

1 日本における補助人工心臓治療の歩み

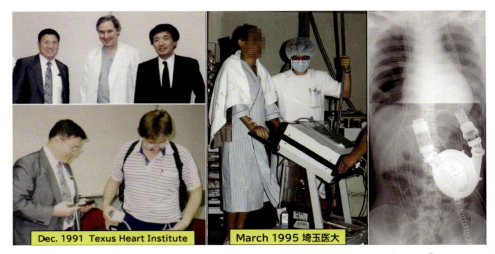

図3 テキサス心臓研究所における空気駆動型拍動流植込型LVAD(HeartMate® IP)トレーニングコースと日本最初のHeartMate IP植え込み症例

(左上) HeartMate® IPのトレーニングコース(右から松本　晃氏，Frazier教授，筆者)
(左下) Mike Templeton氏(電気駆動型HeartMate® VE，初めての長期生存例)
(中・右) 埼玉医科大学における空気駆動型HeartMate® IP第1例目(40歳代，男性)

4 電気駆動型植込型LVADの開発と欧米におけるDTの普及

　1982年にJarvik 7 (TAH)を用いたDestination therapy (DT)が始まり[9]，その後もDTデバイスとしてのTAH開発は続けられ，2001年の完全埋込型TAH (AbioCor®)の臨床応用につながった。一方，1990年代に第1世代拍動流植込型LVADが米国でBTTデバイスとして普及し，2002年にHeartMate® XVEのDT適応がFDAで承認された。さらに2000～2018年にかけて世界で第2・第3世代連続流植込型LVAD〔(HeartMate II™ (HM-II)，Jarvik 2000®，HVAD™，HeartMate 3™ (HM-3)〕が臨床導入され，デバイスの耐久性が飛躍的に向上した。2010年にHM-IIが米国でDT承認され，以後，DT適応が急速に増加した。2016年にINTERMACS Registryで50％以上の症例がDT適応となり，2018年に移植臓器供給ネットワーク(UNOS)の脳死ドナー心の割り当てルールが改変され，植込型LVADを装着し安定したBTT症例の移植優先順位が後退するに及んで，2020年にはDT適応が78％を占めるに至った(図4)[10, 11]。

5 補助人工心臓治療関連学会協議会設立と連続流植込型LVAD臨床導入推進

　2000年に入り，世界は耐久性のよい第2・第3世代連続流植込型LVADの時代に突入し，日本でもテルモ社のDuraHeart®[12]とサンメディカル社のEVAHEART®[13]の開発

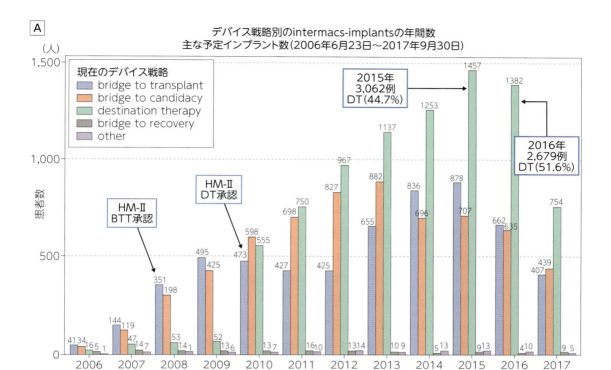

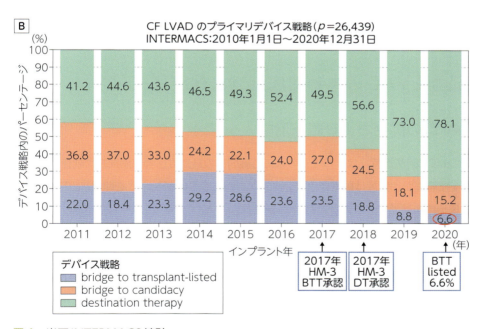

図4 米国INTERMACS統計

2010年以降，DT症例が急増し，2016年には50％以上の症例がDT適応となり，2018年のUNOSにおけるドナー心提供の優先順位の変更によって2020年にはDT適応が78％を占めるに至った。

(文献10, 11より改変引用)

1 日本における補助人工心臓治療の歩み

が進んだ。2005年に連続流植込型LVADが「次世代医療機器評価指標策定事業」に指定され，開発（経済産業省：許　俊鋭座長）・審査（厚生労働省：松田暉座長）ガイドラインWGで治験実施基準を検討した。2007年に海外承認デバイスの治験は6症例，日本発のデバイスはFeasibility Studyが5症例，Pivotal Studyが15症例，評価期間はBTTが6カ月，DTが12カ月とする治験実施基準を策定した。一方，関連学会が構築した植込型LVAD要件策定検討委員会（許　俊鋭座長）は「植込型LVAD実施基準案」を厚生労働省に提言し，厚生労働省は「医療ニーズの高い医療機器等の早期導入システム」を立ち上げた。2007年にHeartMate® XVE，Jarvik 2000®，EVAHEART®，DuraHeart®の4機種を医療ニーズの高い植込型LVADに指定し，優先審査とした。

2008年に筆者は，以下を目的として東京大学「重症心不全治療開発講座」を開講した。
①連続流植込型LVADの臨床導入促進
②「脳死をヒトの死」と定義する臓器移植法の改正
③東京大学における心臓移植推進

2009年に植込型LVAD臨床導入のための社会基盤確立と人材育成を目的として，産官学の協力のもとVAD協議会（許　俊鋭代表）を設立[14]し，実施施設・実施医認定，人工心臓管理技術認定士（VADコーディネーター）認定，植込型LVADガイドラインの作成などに取り組んだ。HeartMate® XVEの治験は成功したが残念ながら市販されず，代わりにHM-Ⅱの臨床治験[15]が実施された。

6 連続流植込型LVADの本邦臨床治験と保険償還

1. DuraHeart®の開発および臨床治験

1989年に阿久津哲三はテルモ社の人工心臓開発の最高責任者兼副社長に就任し，野尻千里を招聘した。野尻は磁気浮上遠心ポンプを導入しDuraHeart®を開発，2004年に欧州臨床治験を開始して6カ月生存76％を達成し，2007年にCEマークを取得，2008年に米国治験を開始した。国内臨床治験は2008年10月に5施設で6例に実施して移植到達率100％を達成し，2011年3月に保険償還された。残念ながらDuraHeart®は磁気浮上エラーなどのトラブルもあって，2017年3月で新規植え込みを終了した。2016年6月までに欧米日で260例の新規植え込みが行われ，2020年8月末の時点で心臓移植到達140例（54％），離脱生存9例（3％），死亡75（29％），補助継続中2例（国内）であった[12]。

2. EVAHEART®の開発および臨床治験

EVAHEART®開発者の山崎健二は，1996年にクールシールシステムを応用した遠心ポンプを開発した。2004年に医薬品医療機器総合機構（Pharmaceuticals and Medical

Devices Agency：PMDA）に治験届を出し，Pilot Study 3例，Pivotal Study 15例を実施した。2009年6月の時点で18例に中13例（72％）が生存し，1年生存率83％，2年生存率70％を達成[13]し，DuraHeart®とともに保険償還された。

3. HM-ⅡとHM-3臨床導入

第2世代連続流植込型LVAD（HM-Ⅱ）は，米国で2005年からBTT臨床治験が開始され2008年に承認された。国内治験は2010年に開始され治験5施設で6例に実施し，全例が心臓移植に到達[15]し，2013年4月に保険償還された。HM-Ⅱは2013年4月～2022年11月までに国内で654症例に植え込まれ，220例が移植に到達し，148例が補助継続中，80例が死亡した。2年生存率は89.9％，5年生存率は83.8％で，世界に冠たる治療成績[16]を示した（図5）。米国ではHM-3が2017年にBTT承認され，2018年にDT承認された。それに伴い，日本ではHM-3の臨床治験なしに2019年にBTTが，2021年にDTが保険償還された。日本のHM-3の3年生存率は90.4％であるが，米国

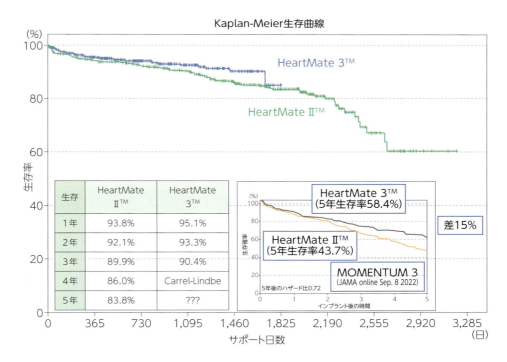

2024年6月10日時点のニプロ/アボット社の追跡データに基づく2013年4月～2024年5月1日のインプラントデータを示す。

図5　日本におけるHeartMate Ⅱ™とHeartMate 3™の臨床成績
MOMENTUM 3（2022年）の成績ではHM-Ⅱに比較してHM-3の5年生存率が15％以上向上した結果から，日本におけるHM-3の85％以上の5年生存率が期待される。

（文献15，16より改変引用）

のMOMENTUM 3の結果でHM-3の5年生存率がHM-Ⅱより15％向上している[17]ことを考慮した場合，日本のHM-3の5年生存率は85％を超えることが期待される。

4. Jarvik 2000®の国内臨床治験

Jarvik 2000®の国内治験は3施設で，2008年に始まり10月までに6例に植え込まれた。2009年1月末の集計では1例が死亡，他の5例は6カ月以上生存し，平均補助期間は233日（182〜257日）であった。Jarvik 2000®は2014年4月に保険償還され，2014〜2016年にJ-MACSに登録されたBTT 83症例中28例は，他の機械的補助循環からのBTB（bridge to bridge）症例であった。1年および2年の生存率は，85.0％，79.3％であった[18]。

5. HVAD™の国内臨床治験

HVAD™は2009年CEマーク取得，2012年に米国でBTT承認を取得した重量160gの小型遠心ポンプ植込型LVADである。2019年4月までに世界でHM-Ⅱについで2番目に多い18,000例に用いられた。2011年から2016年の間にUNOSデータに登録されたBTT症例におけるHM-Ⅱ（3,356症例）とHVAD™（1,051症例）の比較で，1年生存率（89.7％ vs. 90.9％，$p = 0.22$）に差はなかった。日本の臨床治験は5施設で6例に実施され，6カ月生存100％，ポンプ合併症や神経学的合併症はなく，2019年に保険償還された[19]。Medtronic社はHVAD™の脳卒中を含む神経学的事象の発生率および死亡率が比較的高いことから，残念ながら2021年6月に全世界でHVAD™の供給・販売を停止した。

7 おわりに―日本におけるDTの導入と将来展望―

米国ではDTデバイスとして2002年にHeartMate® VE，2010年にHM-Ⅱが承認された。INTERMACS統計ではDT適応が2016年には50％以上となり，2020年にはDT適応が78％まで増加した。日本でも2021年4月に臨床治験なしでHM-3のDT適応が保険償還された。当初，7施設がDT施設に認定され，2021年5月〜2023月年2月末までの1年10カ月で49例に実施された。2023年7月に実施施設が19施設まで拡大され，今後DT症例が飛躍的に増加することが期待される。2022年には全米で40人のHM-Ⅱ症例が14年以上生存[20]しており，近い将来，HM-3症例で20年以上の長期生存も期待される。

現在，世界は，ドライブラインを必要としない経皮的エネルギー伝送装置を用いた完全埋込型LVAD（fully implantable LVAD）の開発に向かって競争が激化しており，2019年にMedtronic社が，2020年にAbbott社が，2021年にはCorvion社が参入を

宣言している．筆者は2030年までに完全埋込型LVADが臨床導入されると予測しており，近い将来，完全埋込型LVADによるDTで心臓移植に匹敵する良好な予後が実現されるのも夢ではない．

● 文献

1) 日本臨床補助人工心臓研究会（JACVAS）：2014年度補助人工心臓レジストリーVASレジストリー2014改．〔https://www.jacvas.com/app/download/12957494227/VASレジストリー2014改.pdf?t=1481083051〕（2025年1月閲覧）

2) 高野久輝，許　俊鋭，妙中義之，他：東洋紡績製国立循環器病センター型補助人工心臓の臨床的評価．人工臓器 1990；19(4)：1432-43．

3) Sato N, et al：Multi-institutional evaluation of the Tokyo University ventricular assist system. ASAIO Trans. 1990；36(3)：M708-11．

4) 許　俊鋭，他：心臓移植の適応症例（拡張型心筋症）の予後と補助人工心臓のbridge useの試み．日心血外会誌．1993；22 (Suppl)：255．

5) Matsuwaka R, et al：Overseas transport of a patient with an extracorporeal left ventricular assist device. Ann Thorac Surg. 1995；59(2)：522-3．

6) Frazier OH, et al：Multicenter clinical evaluation of the HeartMate 1000 IP left ventricular assist device. Ann Thorac Surg. 1992；53(6)：1080-90．

7) Frazier OH, et al：Improved mortality and rehabilitation of transplant candidates treated with a long-term implantable left ventricular assist system. Ann Surg. 1995；222(3)：327-36．

8) McCarthy PM, et al：Clinical experience with the Novacor ventricular assist system. Bridge to transplantation and the transition to permanent application. J Thorac Cardiovasc Surg. 1991；102(4)：578-86；discussion 586-7．

9) Joyce LD, et al：Response of the human body to the first permanent implant of the Jarvik-7 Total Artificial Heart. Trans Am Soc Artif Intern Organs. 1983：29：81-7．

10) nteragency Registry for Mechanically Assisted Circulatory Support (INTERMACS)：Quarterly statistical report 2017 Q3. Implant and event dates: June 23, 2006 to September 30, 2017．

11) Shah P, Yuzefpolskaya M, Hickey GW, et al：Twelfth interagency registry for mechanically assisted circulatory support report：Readmissions after left ventricular assist device. Ann Thorac Surg 2022；113：722-37．

12) 許　俊鋭，監：DuraHeartの歴史．テルモ，2021．

13) 伴在賢時郎：持続する血流―エバハートの挑戦：諏訪発・医理工産連携の人工心臓．小柳　仁，他監．長野日報社，2012．

14) 許　俊鋭：補助人工心臓治療関連学会協議会設立と本邦における植込型補助人工心臓臨床導入．日本胸部外科学会70年の歩み1948-2018．日本胸部外科学会，2018．

15) Kyo S, et al：Results of the prospective multicenter Japanese bridge to transplant study with a continuous-flow left ventricular assist device. J Artif Organs. 2014；17(2)：142-8．

16) Japan HeartMate Clinical Summary（2013/4-2024/5/1）．2024/6, Abbott Medical Japan．

17) Mehra MR, et al：Five-year outcomes in patients with fully magnetically levitated vs axial-flow left ventricular assist devices in the MOMENTUM 3 Randomized Trial. JAMA. 2022；328(12)：1233-42．

18) Kohno H, et al：The Jarvik 2000 left ventricular assist device as a bridge to transplantation：Japanese Registry for Mechanically Assisted Circulatory Support. J Heart Lung Transplant. 2018；37(1)：71-8．

19) Medtronic：植込み型補助人工心臓システムHVAD™ 取扱説明書．〔https://www.medtronic.com/content/dam/medtronic-wide/public/asia-pacific/japan/products/cardiac-vascular/cardiac-rhythm/left-ventricular-assist-device-lvad/hvad-instructions-brochure-ja.pdf〕（2025年1月閲覧）

20) BWJ Barnabas HEALTH：Newark Beth Israel celebrates longest-living New Jersey resident on life-saving heart pump．〔https://www.rwjbh.org/blog/2022/may/newark-beth-israel-celebrates-longest-living-new/〕（2025年1月閲覧）

第1章 | 心不全治療としてのDTを知るための基礎知識

日本における心臓移植の現状

澤　芳樹

1 はじめに

　1967年Barnardらによって世界で初めて施行された心臓移植は，1980年代に入ってシクロスポリンの登場により，その成績の飛躍的向上を認めた。その後，実施数も増加し，現在世界で年間約6,000例が施行されている。心臓移植は，生存率およびQOLの改善という点で，末期重症心不全患者に対する最も優れた治療法である。5年生存率は70〜80％と報告されているが，免疫抑制剤や管理法の進歩などにより，心臓移植後生存率はさらに改善傾向にある[1]。

　一方，わが国においては札幌医科大学における1例目の心臓移植以降，31年間中断を余儀なくされていた。しかし，1997年の臓器移植法案の成立により，1999年2月にようやく再開にこぎつけ[2]，2023年現在，100例を超える脳死心臓移植が行われるにいたった。依然としてドナー数は限られており，いまや補助人工心臓（VAD）装着下に平均4年を超える待機期間を必要としている。したがって，適応基準の判定や移植までの患者管理などには，このようなわが国特有の状況に対する配慮が求められる。

2 心臓移植レシピエントの適応基準

　心臓移植に関する適応患者判定・評価は，臓器移植関係学会合同委員会にて承認された表1に示す適応基準[3]をもとに，日本循環器学会の心臓移植適応検討小委員会で行われる。心臓の原疾患に関しては，心筋生検による組織診断が必須であり，他の治療の余地のある二次性心筋症が否定される必要がある。また，特発性拡張型心筋症（特発性DCM）などにおいても可能な範囲で最大の内科的治療がなされ，心臓移植以外の治療法が残されていないという条件が求められる。βブロッカーをはじめとする最大限の薬物療法が試みられたこと，心臓再同期療法の適応がないかどうかが示されなければならない。虚血性心筋症に

表1　心臓移植レシピエントの適応（2013年2月1日）

■心臓移植の適応は以下の事項を考慮して決定する。
- 移植以外に患者の命を助ける有効な治療手段はないのか？
- 移植治療を行わない場合，どの位の余命があると思われるか？
- 移植手術後の定期的（ときに緊急時）検査とそれに基づく免疫抑制療法に心理的・身体的に十分耐え得るか？
- 患者本人が移植の必要性を認識し，これを積極的に希望すると共に家族の協力が期待できるか？などである

■適応となる疾患
心臓移植の適応となる疾患は従来の治療法では救命ないし延命の期待がもてない以下の重症心疾患とする。
- 拡張型心筋症，および拡張相の肥大型心筋症
- 虚血性心筋疾患
- その他（日本循環器学会および日本小児循環器学会の心臓移植適応検討会で承認する心臓疾患）

■適応条件
不治の末期的状態にあり，以下のいずれかの条件を満たす場合
- 長期間またはくり返し入院治療を必要とする心不全
- β遮断薬およびACE阻害薬を含む従来の治療法ではNYHA Ⅲ度ないしⅣ度から改善しない心不全
- 現存するいかなる治療法でも無効な致死的重症不整脈を有する症例
年齢は65歳未満が望ましい
本人および家族の心臓移植に対する十分な理解と協力が得られること

■除外条件
絶対的除外条件
- 肝臓，腎臓の不可逆的機能障害
- 活動性感染症（サイトメガロウイルス感染症を含む）
- 肺高血圧症（肺血管抵抗が血管拡張薬を使用しても6 wood単位以上）
- 薬物依存症（アルコール性心筋疾患を含む）
- 悪性腫瘍
- HIV（human immunodeficiency virus）抗体陽性

相対的除外条件
- 腎機能障害，肝機能障害
- 活動性消化性潰瘍
- インスリン依存性糖尿病
- 精神神経症（自分の病気，病態に対する不安を取り除く努力をしても，何ら改善がみられない場合に除外条件となることがある）
- 肺梗塞症の既往，肺血管閉塞病変
- 膠原病などの全身性疾患

■適応の決定
当面は，各施設内検討会および日本循環器学会心臓移植委員会適応検討小委員会の2段階審査を経て公式に適応を決定する。
心臓移植は適応決定後，本人および家族のインフォームドコンセントを経て，移植患者待機リストにのった者を対象とする。

医学的緊急性については，合併する臓器障害を十分に考慮する。

■付記事項
上記適応症疾患および適応条件は，内科的および外科的治療の進歩によって改訂されるものとする。

（文献3より引用）

おいては血行再建術や僧帽弁手術，左室形成術などの外科的治療法の適応の余地がないかについて，十分検討がなされる必要がある。心不全の重症度に関しては，NYHA Ⅲ度以上でⅣ度の既往があることが絶対条件となるが，運動対応能（peak VO$_2$＜14ml/kg/分）[4]や心不全予後予測スコア（Heart Failure Survival Score：HFSS）[5]などがデータとして重要である。

　重症左心不全患者の肺動脈圧は長期にわたる肺うっ血のため高値となっていることが多く，肺血管抵抗（pulmonary vascular resistance：PVR）が著しく高い場合，移植後の右心不全を惹起する可能性がある。したがって，右心カテーテル検査によるPVRの評価が重要である。わが国の基準では血管拡張薬を使用しても6 wood unit以上のPVRが認められる場合は，心臓移植の禁忌とされている。一度のテストで重症肺高血圧を認めても，強心薬や血管拡張薬で数週間治療してから再検するとPVRの低下を認めることがある。また，最も強力な左室unloading法である左室補助人工心臓（LVAD）によりPVRが低下し，移植の禁忌から外れたという報告は多くみられる[6]ので，繰り返し評価する必要がある。

　肝臓や腎臓などの臓器機能障害は，心不全による低心拍出状態およびうっ血が解除された場合に，心臓移植後の治療に耐えうるレベルまで改善すると予測される必要がある。特に腎臓の評価は重要で，一般にクレアチニン2.53mg/dL以上，糸球体濾過量（glomerular filtration rate：GFR）40mL/分未満は禁忌とされる[7]。インスリン依存性糖尿病は移植後のステロイドをはじめとする免疫抑制治療により悪化の可能性があり，相対的禁忌とされるが，コントロール良好で，proliferative retinopathy，neuropathy，nephropathyなどの臓器障害を伴わない場合は，遜色ない予後が得られるとの報告が多く[8]，これら合併症の評価が重要である。悪性腫瘍合併は絶対禁忌とされるため，全身のスクリーニングが必要である。悪性腫瘍の既往があるが完治している場合には，原病の悪性度などから総合的に判断される。完治から最低5年の無再発期間が必要との報告が多い[9]。そのほか，年齢について1997年制定時の適応基準では「60歳未満が望ましい」と記載されていたが，その後の改定で「65歳未満が望ましい」となり，現在は60歳以上での登録も行われている。

3 治療の進め方

1. 心臓移植待機患者の管理

　ドナー不足のため，わが国での移植待機期間はきわめて長く，平均2年以上になっている。このような中で，強心薬のみで移植に耐えうる全身状態を保つことはむしろ困難で，多くの場合，待機中にLVADを装着する必要がある。わが国では，心臓移植患者の約80％で，このLVADの移植への橋渡しとしての使用（BTT）が必要となっている。最も大きな問題

は，装着時期の判断である。血行動態の指標として，収縮期血圧80mmHg未満，心係数2.0未満，肺動脈楔入圧20mmHg以上といった数値が提唱されているが，これらの数値にとらわれることなく，強心薬の増量を余儀なくされる場合や，不整脈の増加，肝機能，腎機能の悪化傾向が認められる場合には，時期を逸することなくLVAD装着を決断すべきである。こういった症例の移植後の成績は，補助循環を使用しなかった症例と差がないと報告[10]されており，移植前の状態を安定させ，リハビリテーションを可能にするという点で意義深いと考えられる。LVADは駆動形態により空気および電気駆動型に，植え込み部位により体外および体内植込型に，脱血部位により心房および心尖脱血型に分類される。ことに電気駆動型の体内植込型LVADは，装着後退院して自宅待機が可能であり，QOLの向上という点も大きなメリットである。

手術時の輸血や妊娠などを契機にHLA抗体が産生され，ドナーとのクロスマッチが陽性となれば心臓移植適応とならない。輸血はなるべく避け，感作が起こらないような配慮が必要である。パネル反応性抗体（panel reactive antibody：PRA）を定期的にチェックし，心臓移植の順番が近づいてきても高値が持続する場合，代謝拮抗薬（シクロフォスファミド，ミコフェノレート）やγグロブリン治療などにより抗体価を下げる努力が必要となる。

2. 移植手術

手術術式としては，従来の左右の心房で吻合を行うLower-Shumway法に代わり，上下大静脈にて右側心房の吻合を行うBicaval anastomosis法（図1）が主流を占めるようになってきている。

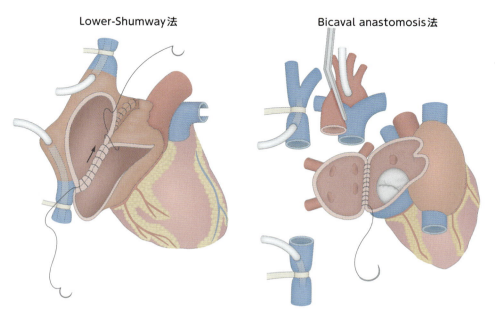

図1　心臓移植（Bicaval anastomosis法）のシェーマ

Bicaval anastomosis法では心房の機能，形態が温存されるため，房室弁逆流，洞機能不全，伝導障害が起こりにくいとの報告が多い。移植後急性期における最大の死亡原因はグラフトの機能不全であるが，これに有意に関連するのが，ドナー心虚血時間（摘出から移植完了し，血流が再開されるまでの時間），レシピエント肺血管抵抗である。虚血時間は成人の心臓移植においては，一般に4時間が上限とされている。虚血時間の延長をはかるため，保存液の改善，術中cardioplegiaの使用，再灌流時の白血球除去などが試みられている。長年の左心不全による肺高血圧の結果として右心不全が顕在化する場合があり，移植心においては左心不全よりもむしろこの右心不全のほうが問題となることが多い。強心薬，一酸化窒素吸入などによっても改善しない場合には，右心バイパスが必要になる場合もある。さらに，高齢ドナー，多量のカテコラミン投与，心停止後蘇生歴，感染症といった危険因子は，それぞれ移植後におけるレシピエント生存率を低下させることが示されている。しかしながら，深刻なドナー不足のため，移植待機中に死亡する症例が依然として多く認められる現状において，こういった従来のドナーとしての基準を満たさない，いわゆるマージナルドナーを積極的に利用しようという方向にある[11]。

3. 術後管理

心臓移植後の急性拒絶反応は初期には無症状で，心電図，心エコー検査などでも特異的変化をきたさない場合も多く，心筋生検が依然として重要な診断法である。リンパ球による細胞性拒絶反応の組織所見は**表2**[12]のごとく分類され，Grade 2R以上でステロイドパルス治療などの免疫抑制強化を実施するのが一般的である。

表2 細胞性拒絶反応の組織所見の分類

Grade 0R	拒絶反応のサインを認めない
Grade 1R（mild）	血管周囲や間質へのリンパ球浸潤あり 1箇所以内の心筋障害あり
Grade 2R（moderate）	2箇所以上の心筋障害を伴うリンパ球浸潤あり
Grade 3R（severe）	びまん性のリンパ球浸潤があり，多発性の心筋障害を伴う 浮腫，出血，血管炎像を伴う高度の組織障害を伴う

（文献12より改変引用）

表3 心臓移植に対する免疫抑制療法

カルシニューリン阻害薬	シクロスポリン タクロリムス
代謝拮抗薬	ミコフェノール酸モフェチル アザチオプリン
副腎皮質ステロイド	プレドニゾロン
mTOR阻害薬	エベロリムス

免疫抑制療法（**表3**）はシクロスポリン（CyA）またはタクロリムス（Tac），ミコフェノール酸モフェチル（MMF）およびプレドニゾロン（Pre）の三者併用療法が標準的である。最近mTOR（mammalian target of rapamycin）阻害薬（わが国でもエベロリムスが使用可能）が移植後冠動脈病変の進行抑制や，腎機能障害進行例において，その主原因であるカルシニューリン阻害薬（CyA, Tac）の減量ないし中止などを主な目的として使用されるようになってきている。

4. 遠隔期合併症とその対策

移植後遠隔期における最大の問題点は，移植後冠動脈病変である。これはびまん性，同中心性の進展を特徴とする冠動脈の狭窄病変で，術後2年目以降の最大の死亡原因であると報告されている。ドナー血管内皮に対する免疫応答のほか，移植時にすでに存在する冠動脈病変，脂質代謝，サイトメガロウイルス感染など多くの因子の関与が推測されている。スタチンやmTOR阻害薬の予防効果が報告されているが[13]，いったん病変が進行するとその病変の形態上，PTCA，冠動脈バイパス術などの治療は困難であり，再移植術が唯一の治療法である場合が多い。皮膚やリンパ系を中心に発生する悪性腫瘍も重要な問題で，移植後5年目においては9.6%に発生を認める。その他，高血圧，腎機能障害，脂質異常症，糖尿病などが合併症として重要であり，定期的なチェックと適切なコントロールが重要である。

4 わが国における心臓移植

2024年7月現在，心臓移植実施施設は12施設であり，地域的にも整備されてきている。前述のごとく，内科外科移植医のみならず，集中治療医や病理医，コーディネーターや臨床工学技士，臨床心理士などの心臓移植ハートチームによって運営されており，日本の心臓移植は大変優れた成績をもたらしている。

以下に，日本移植学会のWEBサイトにて公開されている「ファクトブック2023」[14]および日本心臓移植研究会の「日本における心臓移植報告」[15]より，日本の心臓移植の現況を示す。

1. 日本における心臓移植件数の推移（**図2**）

1999年に開始された脳死心臓移植は初期の10年は年間数件であったが，2010年の臓器移植法の改正以後ようやく年間数十例へと増加し，2019年には80例を超えた。しかし2020年はCOVID-19感染症の影響もあって，年間の国内心臓移植実施数は54件と大幅に減少した。2021年は若干持ち直して59例，2022年にはさらに79例に回復して過去最高だった2019年に迫る件数となり，2023年には初めて100例を超えた。2023年末までの心臓移植実施件数の累計は819人であった。

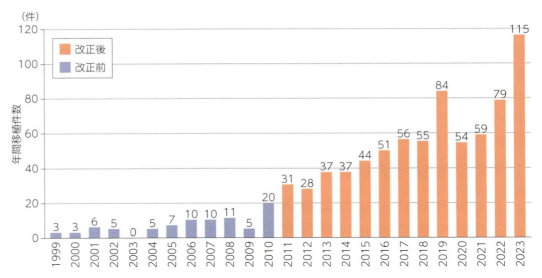

図2　日本における心臓移植件数の推移

（日本移植学会 編：ファクトブック2023より引用）

2. 心臓移植件数とstatus 1 待機期間の推移（図3）

　　国内で心臓移植を受けた人の待機期間は、臓器移植法改正前は平均779日（29～1,362日）であったが、法改正後は著明に延長した。2022年に移植を受けた人ではStatus 1で

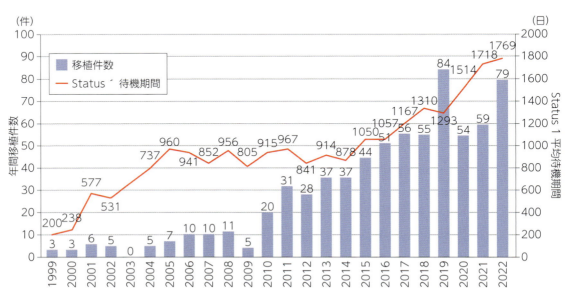

図3　心臓移植件数とstatus 1 待機期間の推移

（日本移植学会 編：ファクトブック2023より引用）

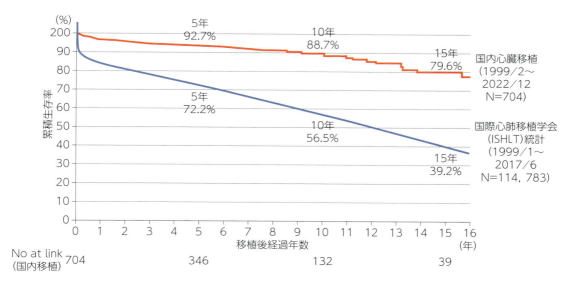

図4 心臓移植後の累積生存率

(日本移植学会 編：ファクトブック2023より引用)

の待機期間が平均1,769日と、5年近くに及んでいる。2022年に移植に至った79人のうち、半数を超える46人はVAD補助期間が5年を超えており、中には補助期間が7年以上の人もいた。米国のStatus 1の患者の待機期間56日と機械的補助期間50日に比較して、極めて長いのが特徴である（図4）。

3. 心臓移植後の累積生存率（図4）

国内で2022年12月31日までに心臓移植を受けた704人（全年齢）の生存率は5年92.7％，10年88.7％，15年79.6％である。ISHL統計による世界の心臓移植成績と比較して，日本の心臓移植後の生存率は大変良好である。

5 日本心臓移植学会の立ち上げ

心臓移植はすでに確立された治療法であるとの認識がなされているが，実際は，移植後冠動脈病変，免疫抑制薬の長期使用に起因する腎不全をはじめとした種々の合併症など，克服すべき課題が多い。さらに深刻なドナー不足のため，移植を受けるに至らない患者も多く，より小型で耐久性に優れた第2，第3世代の定常流型VADによるDestination therapy（DT）や，VADと再生医療との組み合わせにより，積極的に自己心機能の回復を図る治療などの臨床応用が始まっている。

特に，ドナー側の課題としてドナーをいかに増やすか，レシピエント側としていかに待機期間を短くできるか，ドナー提供機関や移植認定施設における人的財政的課題をどう

解決するか，課題は山積みである。特に昨今の米国の心停止後臓器提供（donation after cardiac death：DCD）やレシピエントのallocationなどregulation，制度やシステムの変更とそれに対応する技術革新によって驚異的な移植数の増加をもたらしており，わが国の心臓移植における課題解決に対するimpactは大変大きい。現状でのわが国の心臓移植の立ち位置は，もはや「社会的医療」の域にも達していると考えられる。これらの背景から，諸先輩方が心臓移植再開の時期から心臓移植の発展に向けた情熱を受け継いで，42年間続いた日本心臓移植研究会を基盤に，このたび日本心臓移植学会が立ち上がった。今後，人口減少にもかかわらず，心疾患の終末期である重症心不全はパンデミックを迎えるといわれており，さらに多様な治療法が組み合わされ，重症心不全の治療成績が向上していくことが期待される。しかしながら，やはり末期心不全治療において，心臓移植の発展に向けて日本心臓移植学会の果たす役割は大きい。

● 文 献

1) Taylor DO, et al：Registry of the international society for heart and lung transplantation：Twenty-fifth official adult heart transplant report-2008. J Heart Lung Transplant. 2008；27（9）；943-56.

2) Matsuda H, et al：First brain dead donor heart transplantation under new legislation in Japan. JJTCVS. 1999；47（10）；499-505.

3) 日本循環器学会：心臓移植レシピエントの適応 2013年2月1日．
［https://www.j-circ.or.jp/ishoku-tekioukijyun/］（2025年1月閲覧）

4) Mancini DM, et al：Value of peak exercise oxygen consumption for optimal timing of cardiac transplantation in ambulatory patients with heart failure. Circulation. 1991；83（3）；778-86.

5) Aaronson KD, et al：Development and prospective validation of a clinical index to predict survival in ambulatory patients referred for cardiac transplant evaluation. Circulation. 1997；95z（12）；2660-7.

6) Martin J, et al：Implantable left ventricular assist device for treatment of pulmonary hypertension in candidates for orthotopic heart transplantation-a preliminary study. Eur J Cardiothorac Surg. 2004；25（6）；971-7.

7) Mehra MR, et al：Listing criteria for heart transplantation：International Society for Heart and Lung Transplantation guidelines for the care of cardiac transplant candidates-2006. J Heart Lung Transplant. 2006；25（9）；1024-42.

8) Morgan JA, et al：Heart transplantation in diabetic recipients：a decade review of 161 patients at Columbia Presbyterian. J Thorac Cardiovasc Surg. 2004；127（5）；1486-92.

9) Koerner MM, et al：Results of heart transplantation in patients with preexisting malignancies. Am J Cardiol. 1997；79（7）；988-91.

10) Aaronson KD, et al：Left ventricular assist device therapy improves utilization of donor hearts. J Am Coll Cardiol. 2002；39（8）；1247-54.

11) Jeevanandem V, et al：Standard criteria for an acceptable donor heart are restricting heart transplantation. Ann Thorac Surg. 1996；62（5）；1268-75.

12) Stewart S, et al：Revision of 1990 working formulation for the standardization of nomenclature in the diagnosis of heart rejection. J Heart Lung Transplant. 2005；24（11）；1710-20.

13) Kobashigawa JA, et al：Ten-year follow-up of a randomized trial of pravastatin in heart transplant patients. J Heart Lung Transplant. 2005；24（11）；1736-40.

14) 日本移植学会：ファクトブック 2023．
［https://www.asas.or.jp/jst/pdf/factbook/factbook2023.pdf］（2025年1月閲覧）

15) 日本心臓移植研究会：日本における心臓移植報告（2022年度）. 移植. 2023；57（3）：239-47.

第1章｜心不全治療としてのDTを知るための基礎知識

3 最新の心不全診療ガイドライン

佐々木　駿，坂田泰史

1 はじめに

　　日本における心不全患者は増加傾向であり，軽症から重症まで様々である。重症心不全患者において長期在宅補助人工心臓治療（Destination therapy：DT）の適応を検討する際には，現在の心不全重症度を正しく把握し，適切な治療介入がこれまでなされているか十分な検討が必要となる。本項ではDTの適応となる難治性心不全患者，いわゆるステージDを中心に最新のガイドラインにおける心不全診療について概説する。

2 心不全ステージ分類

　　最新のガイドラインである「2021年JCS/JHFSガイドライン　フォーカスアップデート版　急性・慢性心不全診療」[1]では，心不全は「何らかの心臓機能障害，すなわち，心臓に器質的あるいは機能的異常が生じて心ポンプ機能の代償機転が破綻した結果，呼吸困難・倦怠感や浮腫が出現し，それに伴い運動耐容能が低下する臨床症候群」と定義される。一般向けの定義としては「心不全とは，心臓が悪いために，息切れやむくみが起こり，だんだん悪くなり，生命を縮める病気です。」[2]とされているように心不全は多くの場合，慢性・進行性の経過で徐々に重症化する症候群であり，その中で急性増悪をきっかけに身体機能の低下をきたしてさらに予後が悪くなる疾患と考えられている。心不全の病期は，2005年に提唱された米国心臓病学会/米国心臓協会（American College of Cardiology/American Heart Association：ACC/AHA）の心不全ステージ分類[3]が世界的に用いられている。日本のガイドラインでは，次のように定義している（**図1**[4]，**表1**[5]）。

- ステージA〈器質的心疾患のないリスクステージ〉：リスク因子をもつが器質的心疾患がなく，心不全症候のない患者
- ステージB〈器質的心疾患のあるリスクステージ〉：器質的心疾患を有するが，心不全症

3 最新の心不全診療ガイドライン　21

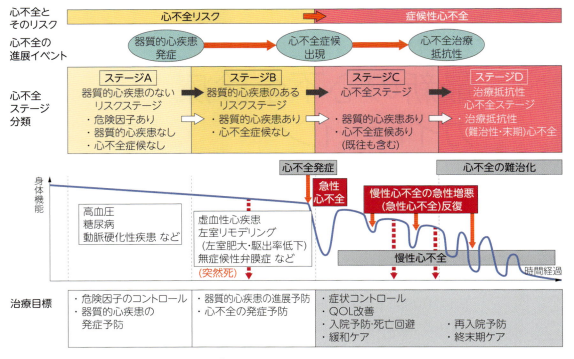

図1 心不全とそのリスクの進展ステージ

(文献4より作成)

表1 心不全ステージ分類とNYHA心機能分類の対比

心不全ステージ分類	NYHA心機能分類
A 器質的心疾患のないリスクステージ	該当なし
B 器質的心疾患のあるリスクステージ	該当なし
C 心不全ステージ	I 心疾患はあるが身体活動に制限はない。日常的な身体活動では著しい疲労, 動悸, 呼吸困難あるいは狭心痛を生じない。
	II 軽度ないし中等度の身体活動の制限がある。安静時には無症状。日常的な身体活動で疲労, 動悸, 呼吸困難あるいは狭心痛を生じる。
	III 高度な身体活動の制限がある。安静時には無症状。日常的な身体活動以下の労作で疲労, 動悸, 呼吸困難あるいは狭心痛を生じる。
	IV 心疾患のためいかなる身体活動も制限される。心不全症状や狭心痛が安静時にも存在する。わずかな労作でこれらの症状は増悪する。
D 治療抵抗性心不全ステージ	III 高度な身体活動の制限がある。安静時には無症状。日常的な身体活動以下の労作で疲労, 動悸, 呼吸困難あるいは狭心痛を生じる。
	IV 心疾患のためいかなる身体活動も制限される。心不全症状や狭心痛が安静時にも存在する。わずかな労作でこれらの症状は増悪する。

NYHA心機能分類とはニューヨーク心臓協会(New York Heart Association)が作成し, 身体活動による自覚症状の程度により心疾患の重症度を分類したもので, 心不全における重症度分類として広く用いられている。II度はさらにIIs度:身体活動に軽度制限のある場合, IIm度:身体活動に中等度制限のある場合に分類される。

(文献5より作成)

候のない患者

- ステージC〈心不全ステージ〉：既往も含め，器質的心疾患を有し，心不全症候を有する患者
- ステージD〈治療抵抗性心不全ステージ〉：おおむね年間2回以上の心不全入院を繰り返し，有効性が確立しているすべての薬物治療・非薬物治療について治療ないしは治療が考慮されたにもかかわらずNYHA心機能分類Ⅲ度より改善しない患者

　欧米のガイドラインでは，ステージDという呼称よりも，より状態が明確な呼称であるAdvanced heart failureを用いることが近年推奨されるようになってきている。Advanced heart failure（ステージD）は，2021年の欧州心臓病学会（European Society of Cardiology：ESC）ガイドライン[6]では具体的な基準が定められている（表2）。NYHA心機能分類Ⅲ度は「身体活動に高度制限のある心疾患者。安静時は無症状であるが，日常生活以下での身体活動で疲労，動悸，呼吸困難や狭心痛が起きる」状態と定義され，運動耐容能指標の対比の目安として身体活動能力指数が2〜3.4 METs程度，心肺運動負荷試験（cardiopulmonary exercise testing：CPX）での％peak VO_2が基準値の40〜60％程度とされている（表3）[7]。

表2　"Advanced heart failure" の定義

至適治療にもかかわらず以下の基準をすべて満たすこと
1. NYHA ⅢまたはⅣの心不全症状の持続
2. 以下の低心機能所見を1つ以上認める ・LVEF≦30％ ・孤立性右心不全（例：ARVC） ・手術不能な重症弁膜症 ・手術不能な重症先天性心疾患 ・BNPまたはNT-proBNP値が持続的に高い（または増加している），および重度の左室拡張機能障害または構造異常（HFpEFの定義による）
3. 高用量の静注利尿薬（または利尿薬の併用）を必要とする肺うっ血または全身性うっ血のエピソード，または強心薬や血管作動薬を必要とする低心拍出症候群のエピソード，または致死性不整脈により，過去12カ月間に1回以上の予定外の受診または入院を要した
4. 運動ができない，または6分間歩行の距離が300m未満，CPXでのpeak VO_2が12mL/kg/min未満，また％peak VO_2が50％未満であり心臓由来と推定される重度の運動耐容能低下を認める

（文献6をもとに作成）

表3　心不全における運動耐容能指標の対比の目安

NYHA 心機能分類	身体活動能力指数 (Specific Activity Scale；SAS)	%最高酸素摂取量 (% peak $\dot{V}O_2$)
I	6METs以上	基準値の80%以上
II	3.5〜5.9METs	基準値の60〜80%
III	2〜3.4METs	基準値の40〜60%
IV	1〜1.9METs 以下	施行不能あるいは基準値の40%未満

NYHA心機能分類に厳密に対応するSASはないが，「室内歩行2METs，通常歩行3.5METs，ラジオ体操・ストレッチ体操4METs，速歩5〜6METs，階段6〜7METs」をおおよその目安として分類した。専門家のコンセンサスのもと作成した分類の目安である。

(文献7より引用)

3 ステージDにおける心不全治療

　ステージDでは，体液管理と心不全治療が適正か再度の見直しを行う。循環動態の維持が困難である場合は，機械的補助循環装置の使用を検討する。補助循環の適応検討では，心不全の不安定度および重症度で分類しているINTERMACS/J-MACS分類（**表4**）[8, 9]をもとに機械的補助循環の種類を検討する。機械的補助循環の導入前や使用中には，何らかの薬物加療/非薬物加療により心機能回復の見込みがあるかどうかを検討することは重要である。

　ガイドラインで推奨される心不全治療は，ステージC，Dともに基本は同じである（**図2**）[1]。まず，疾病管理，運動療法，緩和ケアを基本として，その上で薬物療法および非薬物療法を行う治療の流れである（**表3**）[7]。心不全患者は，DT治療を受けている患者を含め，心不全増悪の予防には，体重/血圧/脈拍の測定や心不全症候の有無の確認などのセルフモニタリング，服薬の継続，塩分/水分管理，運動療法の継続など適切なセルフケアが重要な役割を果たす。こういったセルフケア能力を向上させることにより，生命予後やQOLの改善が期待できると考えられることから，医師，看護師，薬剤師，理学療法士，栄養士，ソーシャルワーカー，臨床心理士，特にDT患者では補助人工心臓（VAD）コーディネーターや臨床工学技士などを加えた多職種によるチームアプローチで食事管理，運動療法，アドヒアランスとセルフケアを意識した患者および家族に対する教育，相談支援を行う。また，心不全発症に伴い疼痛，倦怠感，呼吸困難などの身体的症状または不安，抑うつなどの精神症状をもつ患者も多く，終末期に至る前の早期の段階から，患者・家族のQOL改善のためにも多職種チームによる緩和ケアも重要である。また，終末期を含めた将来の状態の変化に備えるためのアドバンス・ケア・プランニング（advance care planning：ACP）は重要であり，突如，終末期になる可能性を有するDT患者では，終末期医療に対する理解が選択基準に含まれている。終末期における事前指示（advance di-

表4 INTERMACS/J-MACS 分類とデバイスの選択

P*	INTERMACS / J-MACS	状態	デバイス選択
1	Critical cardiogenic shock "Crash and burn" 重度の心原性 ショック	静注強心薬の増量や機械的補助循環を行っても血行動態の破綻と末梢循環不全をきたしている状態	IABP，PCPS，循環補助用心内留置型ポンプカテーテル，体外循環用遠心ポンプ，体外設置型 VAD
2	Progressive decline despite inotropic support "Sliding on inotropes" 進行性の衰弱	静注強心薬の投与によっても腎機能や栄養状態，うっ血徴候が増悪しつつあり，強心薬の増量を余儀なくされる状態	IABP，PCPS，循環補助用心内留置型ポンプカテーテル，体外循環用遠心ポンプ，体外設置型 VAD，植込型 LVAD
3	Stable but inotrope-dependent "Dependent stability" 安定した強心薬依存	比較的低用量の静注強心薬によって血行動態は維持されているものの，血圧低下，心不全症状の増悪，腎機能の増悪の懸念があり，静注強心薬を中止できない状態	植込型LVAD
4	Resting symptoms "Frequent flyer" 安静時症状	一時的に静注強心薬から離脱可能であり退院できるものの，心不全の増悪によって容易に再入院を繰り返す状態	植込型LVADを検討（特にmodifier A**の場合）
5	Exertion intolerant "House-bound" 運動不耐容	身の回りのことは自ら可能であるものの日常生活制限が高度で外出困難な状態	
6	Exertion limited "Walking wounded" 軽労作可能状態	外出可能であるが，ごく軽い労作以上は困難で100m程度の歩行で症状が生じる状態	Modifier A**の場合は植込型LVADを検討
7	Advanced NYHA III "Placeholder" 安定状態	100m程度の歩行は倦怠感なく可能であり，また最近6ヵ月以内に心不全入院がない状態	

* プロファイル
** 致死性心室不整脈により ICDの適正作動を頻回に繰り返すこと。

（文献8，9より作成）

rective）では，蘇生のための処置を試みない（do not attempt resuscitation：DNAR），終末期においてペースメーカ，植込型除細動器（implantable cardioverter defibrillator：ICD），心臓再同期療法（cardiac resynchronization therapy：CRT），左室補助人工心臓（LVAD）などを停止するかどうかに関して，多職種チームにより意思決定支援を行い（shared decision making），事前指示書を作成し，同時にその内容はその後も変更可能であることを伝える。また，必要に応じて患者本人の意思決定ができなくなった場合の意思決定代行者を指名しておくことは特に重要である。

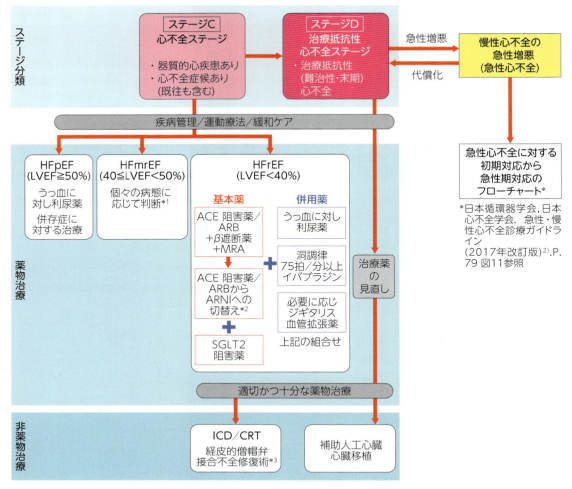

図2 心不全治療アルゴリズム
＊1 ACE阻害薬／ARB投与例でARNIへの切替えを考慮可
＊2 ACE阻害薬／ARB未使用で入院例への導入も考慮（ただし，保険適用外）
＊3 機能性，重症僧帽弁逆流，EF≧20％
日本循環器学会／日本心不全学会．2021年 JCS/JHFS ガイドライン フォーカスアップデート版 急性・慢性心不全診療．
https://www.j-circ.or.jp/cms/wp-content/uploads/2021/03/JCS2021_Tsutsui.pdf．2025年1月閲覧

4 心不全診療における薬物療法／非薬物療法

　薬物療法／非薬物療法について解説する。心不全は左室駆出率（LVEF）によってHFrEF（heart failure with reduced ejection fraction, LVEFが40％未満），HFmrEF（heart failure with mid-range ejection fraction, LVEFが40％以上50％未満），HFpEF（heart failure with preserved ejection fraction, LVEFが50％以上）に分類されるが，ステージCの慢性期治療はLVEFによって異なる。HFrEFでは交感神経系やレニン・アンジオテンシン・アルドステロン（renin-angiotensin-aldosterone：RAA）系の

賦活化が心不全の悪化に関与していると考えられていることからアンジオテンシン変換酵素（angiotensin converting enzyme：ACE）阻害薬／アンジオテンシンⅡ受容体拮抗薬（angiotensin Ⅱ receptor blocker：ARB）／アンジオテンシン受容体ネプリライシン阻害薬（angiotensin receptor neprilysin inhibitor：ARNI），β遮断薬，ミネラルコルチコイド受容体拮抗薬（mineralocorticoid receptor antagonist：MRA）の投与が予後改善に有効である。近年ではナトリウム・グルコース共輸送体2（sodium glucose cotransporter 2：SGLT2）阻害薬が心不全の治療薬としてClass1での推奨となっている。これらの薬剤を中心に，必要に応じて利尿薬，イバブラジン，ジギタリス，血管拡張薬等を用いた薬物治療を行う。この薬物治療に加えて，非薬物療法としては致死性不整脈による突然死の一次／二次予防が必要な症例ではICD，左室内伝導障害を伴う症例ではCRT，器質性あるいは機能性僧帽弁逆流を伴う症例に対しては経皮的僧帽弁接合不全修復術（Mitra clip®）を考慮する。HFmrEF（LVEF 40％以上50％未満）はある程度の収縮障害はあるもののHFpEFに近い病態を示す症例も多く，臨床的特徴や予後について研究不十分であることから治療選択は個々の病態に応じて判断する。HFpEF（LVEF 50％以上）はこれまで有効な治療が確立されておらず，うっ血に対しての利尿薬加療と併存症に対する治療を行うことが推奨されてきた。近年ではSGLT2阻害薬の予後改善効果が示された[10]ことから，HFpEFに対してのSGLT2阻害薬の投与が，2023年のESCガイドラインフォーカスアップデート[11]においてはClass Ⅰで推奨，2022年のACC／AHA／HFSA（米国心臓病学会／米国心臓協会／Heart Failure Society of America，米国心不全学会）ガイドライン[12]ではClass Ⅱaで推奨とされるようになった。心不全患者には高血圧症，糖尿病，脂質異常症といった生活習慣病をはじめとして，不整脈（心房細動，心室性不整脈，徐脈性不整脈など），冠動脈疾患，弁膜症，慢性腎臓病，高尿酸血症，慢性閉塞性肺疾患（chronic obstructive pulmonary：COPD）／喘息，貧血，睡眠呼吸障害など非常に多くの併存疾患が存在する。これらは心不全ステージ進展に関与することから，上記の心不全治療と並行してそれぞれの併存症に対しての病状把握や治療介入を考慮することが必要である。

　これらの治療を見直した上で心機能回復が見込めない場合は，心臓移植，植込型補助人工心臓の導入を検討することになる。心臓移植を検討する場合はBTT，心臓移植適応がない患者に対して恒久的なLVAD治療を心臓移植の代わりとして行う場合はDTとなる。ともに心臓以外の全身状態などいくつかの適応条件があり，十分な検討が必要である。

5 おわりに

　本項では，DTの適応となるステージDおよびその前段階のステージCにおける心不全診療を，心不全診療ガイドラインに沿って概説した。心不全診療においては個々の心不全

患者に対して心不全の進行を抑制することが目標となるが，ステージDに至った症例に対しての介入が遅れることのないように，早期から心不全の重症度を意識したアプローチが求められる。

● 文 献

1) 日本循環器学会，他：2021年JCS/JHFSガイドライン フォーカスアップデート版 急性・慢性心不全診療．
[https：//www.j-circ.or.jp/cms/wp-content/uploads/2021/03/JCS2021_Tsutsui.pdf]（2025年1月閲覧）

2) 日本循環器学会，他：急性・慢性心不全診療ガイドライン（2017年改訂版）．
[https：//www.j-circ.or.jp/cms/wp-content/uploads/2017/06/JCS2017_tsutsui_h.pdf]（2025年1月閲覧）

3) Hunt SA, et al：ACC/AHA 2005 Guideline Update for the diagnosis and management of chronic heart failure in the adult-summary article. Circulation. 2005；112（12）：1825-52.

4) 厚生労働省 脳卒中、心臓病その他の循環器病に係る診療提供体制の在り方に関する検討会：脳卒中、心臓病その他の循環器病に係る診療提供体制の在り方について（平成29年7月）．
[http：//www.mhlw.go.jp/file/05-Shingikai-10901000-Kenkoukyoku-Soumuka/0000173149.pdf]（2025年1月閲覧）

5) Yancy CW, et al：2013 ACCF/AHA guideline for the management of heart failure： a report of the American College of Cardiology Foundation/American Heart Association Task Force on practice guidelines. Circulation. 2013；128：e240-e327.

6) McDonagh TA, et al. 2021 ESC Guidelines for the diagnosis and treatment of acute and chronic heart failure. Eur Heart J.2021；42（36）：3599-726.

7) 難病情報センター．特発性拡張型心筋症（指定難病57）．
[http：//www.nanbyou.or.jp/entry/3986]（2025年1月閲覧）

8) Stevenson LW, et al. INTERMACS profiles of advanced heart failure: the current picture. J Heart Lung Transplant. 2009；28：535-41.

9) Kinugawa K, et al. J-MACS investigators. The second official report from Japanese registry for mechanical assisted circulatory support（J-MACS）：first results of bridge to bridge strategy. Gen Thorac Cardiovasc Surg. 2020；68：102-11.

10) Bhattacharyya D, et al：Empagliflozin in heart failure with a preserved ejection fraction. N Engl J Med. 2022；386（21）：e57.

11) McDonagh TA, et al：2023 Focused Update of the 2021 ESC Guidelines for the diagnosis and treatment of acute and chronic heart failure. Eur Heart J. 2023；44（37）：3627-39.

12) Heidenreich PA, et al：2022 AHA/ACC/HFSA Guideline for the management of heart failure a report of the American College of Cardiology／American Heart Association Joint Committee on Clinical Practice Guidelines. J Am Coll Cardiol. 2022；79（17）：e253-e421.

第1章 | 心不全治療としてのDTを知るための基礎知識

植込型補助人工心臓ガイドライン

小野 稔

1 はじめに

日本の心臓移植は1997年10月に臓器移植法が施行されることによって可能となったが、移植まで長期間使用可能な移植への橋渡し（BTT）循環補助デバイスが求められ、欧米で既に主流となりつつあった小型化された非拍動流植込型左心補助人工心臓（continuous-flow left ventricular assist device：cf-LVAD）の臨床導入が最重要課題となった。2011年にはEVAHEART®（サンメディカル技術研究所）およびDuraHeart®（テルモ社）がBTTで保険償還されることを受けて補助人工心臓治療関連学会協議会（以下，協議会）が設立され、植込型LVAD実施施設および実施医認定が開始された。わが国における植込型LVAD適正使用ならびに治療の標準化をめざし、欧米と同等以上の治療の恩恵を生み出すことを目的として、関連学会合同で2013年に「重症心不全に対する植込型補助人工心臓治療ガイドライン」が発表された。その後わが国のBTT植込型LVAD治療は、米国のINTERMACS（Interagency Registry for Mechanically Assisted Circulatory Support）[1]や欧州のEUROMACS（European Registry for Patients with Mechanical Circulatory Support）[2]の成績を凌ぐ優れた結果を出すことができた[3]。2013年のガイドライン作成後、次々と新たな植込型LVADが臨床導入された。新たなデバイスの導入は、欧米において生存率を改善させたのみならず、多くの重篤な合併症を大幅に減少させた[4]。

植込型LVADの治療目的には、BTTと並んで永久植え込み治療であるDestination therapy（DT）が重要な位置を占めている。米国では、2018年10月に心臓移植の新しい臓器配分システムが導入されたことを契機に、植込型LVADのDT装着の割合が急速に増加した[5]。新規植込型LVADの導入によってDTが世界的な広まりをみせる中、わが国においてもDTが現実的な選択肢となりうる時期を目前に控えた2021年3月、「2021年改訂版 重症心不全に対する植込型補助人工心臓治療ガイドライン」[6]が発表された。

2 ガイドラインの構成

「2021年改訂版 重症心不全に対する植込型補助人工心臓治療ガイドライン」（以下，ガイドライン）は，以下のような5章の構成となっている[6]。

第1章　人工心臓の定義と種類
第2章　植込型LVADの実施基準
第3章　適応
第4章　植込手術および周術期管理
第5章　在宅治療と遠隔期管理

本ガイドラインは，新規デバイスの導入に伴って必要とされる適切な安全管理体制の整備と，植込型LVAD治療の大幅な合併症軽減による成績の向上を背景とした植込型LVADのさらなる普及とDT治療の導入を視野に入れて改訂された。米国INTERMACSにおける20,000例以上の症例登録に対して，わが国のJ-MACSにおける植込型LVAD登録数は当時ようやく1,000例を超えたところであった。したがって，この領域におけるわが国の知見の多くが，エビデンスと呼ぶにはほど遠かった。そのために，INTERMACSに基づいた米国での解析やエビデンスに準拠しつつ，日本の各施設の比較的少数例の分析に基づいて作成された。

3 植込型LVADの実施施設認定基準と実施医認定基準

表1に植込型LVAD実施施設認定基準を示す[7]。この基準は当初BTTを対象として作成されたものである。DT実施施設の認定基準については本ガイドラインには記載されていないが，協議会DT部会によって策定されている[8]。これによると，直近3年間で5例以上の植込型LVAD装着（すべてBTT目的）を行った実施施設を評価対象として，診療実績を協議会へ提出して審査を受けることになっている。また，補助人工心臓実績条件として「補助人工心臓の装着手術が過去5年間に3例以上（遠心ポンプを使用した左心バイパスを含む）あり，うち1例ではその後連続して30日以上の管理を行い，その間にベッド外でのリハビリを行った経験がある」との記載があるが，カテーテル型VADの普及によって体外設置型LVADの装着の適応が昨今きわめて限られていることから，協議会において見直しが検討されている。2023年末現在で植込型LVAD認定施設は45施設あり，そのうち19施設がDT実施施設として認定されている[8]。

表2に実施医認定基準を示す[9]。LVADの植え込み経験は所属施設以外でもよく，海外での経験でも申請可能である。2024年5月末現在で実施医は148名認定されている[10]。

表1　植込型補助人工心臓実施施設認定基準

手術実績	心臓血管外科を標榜している心臓血管外科専門医認定修練基幹施設で，開心術の症例が年間100例以上ある
補助人工心臓実績	補助人工心臓の装着手術が過去5年間に3例以上（遠心ポンプを使用した左心バイパスを含む）あり，うち1例ではその後連続して30日以上の管理を行い，その間にベッド外でのリハビリを行った経験がある。また，補助人工心臓（体外設置型）に関する施設基準を満たし，体外設置型補助人工心臓による緊急時の装着がいつでも施行可能である
施設連携	心臓移植実施認定施設あるいは実施認定施設と密接に連携を取れる施設である。なお，連携とは，適応判定，植込型補助人工心臓装着手術ならびに装着後管理の指導ならびに支援が受けられる条件にあることを意味する
医師	植込型補助人工心臓実施医認定基準を満たす常勤医が1名以上いる
医療チーム	補助人工心臓治療関連学会協議会植込型補助人工心臓実施基準管理委員会が承認した研修を修了している医療チーム（循環器内科を含む医師，看護師，臨床工学技士を含む）があり，人工心臓管理技術認定士が1名以上いる
施設内委員会	補助人工心臓装着の適応を検討する施設内委員会があり，補助人工心臓装着患者を統合的に治療・看護する体制が組まれている
在宅管理	補助人工心臓装着患者の在宅治療管理体制が組め，緊急対応が取れる

（文献7をもとに作成）

表2　植込型補助人工心臓実施医認定基準

専門医資格	心臓血管外科専門医，または日本胸部外科学会指導医，または日本心臓血管外科学会国際会員である
学会資格	日本胸部外科学会，日本心臓血管外科学会，日本人工臓器学会に所属している
研修資格	補助人工心臓治療関連学会協議会植込型補助人工心臓実施基準管理委員会が承認した研修プログラムを受講している
手術経験	術者または指導的助手として3例以上の補助人工心臓装着手術経験を持つ。原則として日本で補助人工心臓として製造販売承認を受けているデバイスまたは臨床治験デバイスの手術経験とする（遠心ポンプを使用した左心バイパスを含む）

（文献9をもとに作成）

4 植込型補助人工心臓管理施設認定基準・管理医認定基準

　　植込型LVAD実施施設は都市部に集中しているために，植込型LVAD治療を受けた後の外来管理を含めたフォローアップを植込実施施設がすべて担うと，地方都市の患者は長時間の通院時間が必要となりうる。また，植込実施施設の外来管理可能な患者数にも限界があるために，LVAD装着患者の外来通院などのフォローアップを担当する管理施設が2019年から認定されている。**表3**に管理施設の認定基準[11]，**表4**に管理医の認定基準[12]を示す。なお，管理施設および管理医認定基準は，今後定期的な見直しが図られる予定である。詳細については，**第2章2「施設・医師認定制度」(p61)** を参照されたい。

4 植込型補助人工心臓ガイドライン　**31**

表3　植込型補助人工心臓管理施設認定基準

施設実績	心臓血管外科専門医修練施設（基幹・関連）あるいは日本循環器学会指定研修施設である
施設連携	1）体外設置型補助人工心臓認定施設，または 2）植込型補助人工心臓実施認定施設と密接に連携を取れる施設で，認定施設と協力して，保険償還された植込型補助人工心臓装着患者の管理を入院の場合30日以上，外来の場合90日以上継続して行った経験がある なお，連携とは，装着患者の管理の指導ならびに支援が受けられる条件にあることを意味する
医師	植込型補助人工心臓管理医あるいは植込型補助人工心臓実施医の資格を有する常勤医が1名以上いる（2021年から変更）
医療チーム	管理する植込型補助人工心臓に関する所定の研修を修了している医療チーム（心臓外科および循環器内科を含む医師，看護師，臨床工学技士を含む）があり，指定された研究会および研修プログラムへ3年以内に参加した人工心臓管理技術認定士あるいは体外循環技術認定士が1名以上いる
在宅管理	補助人工心臓装着患者の在宅治療管理体制が組め，緊急対応が取れる

（文献11をもとに作成）

表4　植込型補助人工心臓管理医認定基準

専門医資格	日本循環器学会循環器専門医，または心臓血管外科専門医，または日本心臓血管外科学会国際会員，または日本小児循環器学会専門医である
学会資格	日本循環器学会，本不全学会，および本臓器学会のすべてに所属している。2027年度申請（2026年秋の受付）からは，さらに日本心臓移植学会に所属していること
研修義務	申請前5年間に，使用する植込型補助人工心臓システムについての研修プログラム（東京大・東京女子医大共催補助人工心臓研修コース，国立循環器病研究センターおよびJACVASのコース，西日本補助人工心臓研修セミナー，東北・北海道地区補助人工心臓研修コース，九州・沖縄地区補助人工心臓研修コース　のいずれか）を1回以上受講している。 申請前5年間に，日本臨床補助人工心臓研究会，人工心臓と補助循環懇話会（AHACの会），Destination Therapy（DT）研究会，日本心臓移植学会学術集会のいずれかに1回以上参加している
管理経験	植込型補助人工心臓実施施設，植込型補助人工心臓管理施設，もしくはこれらの施設と密接に連携を取れる施設で認定施設と協力して，保険償還された植込型補助人工心臓装着患者の管理を3例以上（入院の場合30日以上，外来の場合90日以上）行った経験がある。原則として日本で植込型補助人工心臓として製造販売承認を受けているデバイスまたは臨床治験デバイスの管理経験とする

（文献12をもとに作成）

5 心臓移植へのブリッジにおける植込型補助人工心臓適応基準

　　表5にBTTにおける植込型LVAD適応基準を示す[6]。病態としては，「心臓移植適応基準に準じた末期重症心不全であり原則NYHA心機能分類Ⅳ度，ガイドラインで推奨された標準治療を十分施行しているにもかかわらず進行性の症状を認めるステージD心不全」であり，心臓移植の適応判定を受けていることが必要である。心臓移植のためには，

表5　心臓移植へのブリッジ（BTT）における植込型補助人工心臓適応基準

適応基準		
選択基準	病態	心臓移植適応基準に準じた末期重症心不全であり原則NYHA心機能分類Ⅳ度，ガイドラインで推奨された標準治療を十分施行しているにもかかわらず進行性の症状を認めるステージD心不全
	年齢	65歳未満
	体表面積	デバイスごとに規定
	重症度	ドブタミン・ドパミン・ノルエピネフリン・PDEⅢ阻害薬などの強心薬依存状態（INTERMACS Profile 2または3），IABP，循環補助用ポンプカテーテル，対外設置型LVAD依存状態，modifier A（とくにINTERMACS Profile 4の場合）
	社会的適応	本人と介護者が長期在宅療養という治療の特性を理解し，かつ社会復帰も期待できる
	薬物療法	ACE阻害薬・ARB・β遮断薬・MRA・SGLT2阻害薬・ARNI・イバブラジン・利尿薬などの最大限の薬物治療が試みられている
	非薬物療法	心臓再同期療法や僧帽弁閉鎖不全症への介入，虚血性心筋症への血行再建術などについて十分に検討されている
除外基準	全身疾患	悪性腫瘍や膠原病など治療困難で予後不良な全身性疾患
	臓器障害	不可逆的な肝腎機能障害，インスリン依存性重症糖尿病，重度の出血傾向，慢性腎不全による透析症例
	呼吸器疾患	重度の呼吸不全
		不可逆的な肺高血圧症（血管拡張薬を使用しても肺血管抵抗が6Wood単位以上）
	循環器疾患	治療困難な大動脈解離，中等度以上で治療できない大動脈弁閉鎖不全症，生体弁に置換困難な大動脈弁位機械弁，重度の末梢血管疾患
	神経障害	重度の中枢神経障害
		薬物またはアルコール依存症
		プロトコルの遵守または理解が不可能な状態にある精神神経障害
	感染症	活動性重症感染症
	妊娠	妊娠中または妊娠を予定
	その他	著しい肥満など施設内適応検討委員会が不適当と判断した症例

日本循環器学会／日本心臓血管外科学会／日本胸部外科学会／日本血管外科学会. 2021年改訂版 重症心不全に対する植込型補助人工心臓治療ガイドライン. https://www.j-circ.or.jp/cms/wp-content/uploads/2021/03/JCS2021_Ono_Yamaguchi.pdf. 2025年1月閲覧

　まず心臓移植実施施設内の適応判定委員会で適応の判定を経た後に，日本循環器学会の心臓移植適応判定小委員会へ申請を行い，審査を経て適応判定を取得することが必要である。最終的に日本臓器移植ネットワークへの登録が完了すると正式な移植待機となる。ただし，心臓移植経験数が50例以上あり，認定委員会で十分な心臓移植の経験と管理能力があると認められた施設の場合には，施設内適応判定のみで最終適応として差し支えないという「自施設内適応判定」システムがあり，心臓移植実施施設11施設のうち国立循環器病研究センター，大阪大学，東京大学，九州大学の4施設が該当している（2024年6月現

表6 DT症例の選択基準

適応症例
・重症心不全に対する植込型補助人工心臓の適応基準が基本 ・心臓としては移植が必要だが，心臓以外の理由により移植適応とならない成人（19歳以上） ・INTERMACS Profile 2〜4であること ・J-HeartMate Risk Scoreでlow riskなど，年齢，腎機能，肝機能などに関するリスク評価が十分に行われていること ・心疾患以外により規定される余命が5年以上あると判断されること ・退院後6カ月程度の同居によるサポート可能なケアギバーがいること（それ以後もケアギバー，もしくは公的サービスなどによる介護の継続が可能であることが望ましい） ・患者およびケアギバーがDTの終末期医療について理解し承諾していること
除外症例
・維持透析症例 ・肝硬変症例 ・重症感染症 ・術後右心不全のため退院困難なことが予想される症例 ・脳障害あるいは神経筋疾患のためデバイスの自己管理が困難なことが予想される症例 ・その他医師が除外すべきと判断した症例

*Japan-VAD risk score ＝ 0.0274×年齢-0.723×alb(g/dL)+0.74×Crn(mg/dL)+1.136×INR+0.807×(0 or 1)(2年間で植込型LVADの経験が3症例以上ある施設ならば0)

（文献14より作成）

在）。心臓移植の登録時適応年齢は65歳未満であるが，心臓移植登録が継続している間は65歳を超えてもBTT目的のLVAD装着は可能である。65歳以上で心臓移植登録がない場合には，DT目的での装着を検討することになる。なお，心臓移植の適応の詳細については，日本循環器学会心臓移植委員会のホームページを参照されたい[13]。

6 DT症例の選択基準

　表6にDT症例の選択基準を示す[14]。わが国におけるDT使用の保険償還は2021年春に開始されたばかりで，国内のハイボリュームセンターにおいても十分な長期管理の経験がないために，INTERMACS profile 1は装着患者の適応から除外されている。また，参考程度ではあるが，J-HeartMate Risk Scoreなどを算出して重症度評価の一助にすることが推奨されている。なお，J-HeartMate Risk Scoreは，欧米のHeartMate II ™の患者を対象として作成されたスコアである。わが国のBTT症例をJ-MACSから抽出・解析して2023年に発表されたJ-MACS risk score[15]を参考にすることもできる。

　DTとBTTの大きな違いは，BTTは装着患者を心臓移植まで到達させるという客観的なゴールが存在するのに対して，DTでは心不全再入院などから解放されてQOLを高くすることがその目的となる。DTでは，評価指標が患者・家族の価値観や受容性に依存する点で主観的であり，ケアギバーの生活もQOLの評価対象となる。これまでのBTTにおけるケアギバーの心理的・時間的負担感がきわめて大きいこと，ならびに最新の植込型

表7 植込型LVAD植込術前に検討すべき課題と管理のポイント

検討すべき課題	術前管理のポイント
INTERMACS	可能なかぎり，INTERMACS Profile 3以上に保つ．
肝機能異常	血行動態および体液貯留の適正化が改善につながる．　必要に応じて，IABP等の機械的補助循環や機械的除水を考慮する．
腎機能異常	
右心不全	
不整脈	アブレーションを含めた積極的な介入を考慮する．
感染（菌血症・敗血症）	抗菌薬による感染コントロール，感染対策チーム・抗菌薬適正使用支援チームの介入
電解質異常	積極的に補正する．適切な利尿薬の使用を検討する．
出血・血栓傾向	凝固機能の把握と血栓素因の検索．出血リスクのコントロール．必要に応じて，輸血を考慮する．
糖尿病	積極的な血糖コントロール
肥満	積極的な体重コントロール
低栄養	栄養状態の評価，栄養サポートチームの介入，ときに経腸栄養や静脈栄養の併用を考慮する．
筋力低下	心臓リハビリテーションの導入
消化管合併症	出血性病変の検索と治療

日本循環器学会／日本心臓血管外科学会／日本胸部外科学会／日本血管外科学会．2021年改訂版 重症心不全に対する植込型補助人工心臓治療ガイドライン．https://www.j-circ.or.jp/cms/wp-content/uploads/2021/03/JCS2021_Ono_Yamaguchi.pdf．2025年1月閲覧

LVADの安全性が向上していることを考慮して，DTではケアギバーのサポート必須期間を6カ月にすることになった。また，悪性腫瘍の治療から十分な時間が経っていない，あるいは担癌状態であっても心不全以外の疾病予後が5年以上見込めると専門家が判断した場合には，DTの適応が除外されないことはBTTとは大きく異なっている。術後右心不全のためにRVADの補助やカテコラミン持続投与が必要となり，自宅退院が困難になることが予測される症例については，BTTとは異なり，DTでは適応除外とされている。DTは単なる延命ではなく，自宅退院を基本にして，患者のより高いQOLを付与することがその目的となっているからである。詳細については**第2章1「適応患者・報告制度」(p50)** を参照されたい。

7 植え込み前管理と最適化

　植込型LVADの適応判定から植え込み手術に至るまでの間に，特にINTERMACS profile 2の患者では何かを契機に急激に全身状態が悪化する場合がある。また，profile 3よりも軽症であってもmodifier Aのリスクを有する患者では，重症不整脈を契機に心原性ショックに陥る場合もある。**表7**に植込型LVAD術前に検討すべき医学的課題と管

4 植込型補助人工心臓ガイドライン　35

理のポイントを示す[6]。たとえば，低心拍出が高度な場合には，強心薬に加えて，必要に応じて大動脈内バルーンポンプやImpella®などの機械的循環補助（mechanical circulatory support：MCS）を挿入して全身状態の最適化を図る。うっ血が高度な場合で薬剤による利尿が不十分な場合には，持続血液濾過などによって体液量の適正化を図る。活動期感染症はLVAD装着の禁忌であるが，重症心不全によるcompromised hostの場合には，入念な感染源の特定と必要に応じた抗菌療法が重要である。また，長期の心不全のために低栄養に陥っている場合には，手術までの限られた時間の中で栄養状態の改善を最大限に図る必要がある。詳細については第3章1「術前管理」（p82）を参照されたい。

8 ICU管理のポイントおよび周術期合併症とその対策

表8にICU管理のポイントおよび周術期合併症とその対策19項目を示すが，ガイドラインでは項目ごとに詳細な解説を加えている。この中の多くは人工心肺補助を用いた開心術後の管理のポイントと同様であるが，術前に重症心不全によって各臓器の予備能が低下している場合，栄養状態が不良である場合，感染抵抗性が低い場合などのハイリスクの患者が少なからずいるために，心臓外科，循環器内科，感染症内科，栄養管理チーム，リハビリテーション等を含む多職種チームで注意深い管理と情報共有を行うことが推奨されている。詳細については第3章3「周術期管理と合併症対策」（p98）を参照されたい。

表8 ICU管理のポイントおよび周術期合併症とその対策

1. 装置の不具合
2. 主要な感染（菌血症，敗血症，縦隔炎）
3. 神経機能障害（脳梗塞，脳出血などの脳血管障害）
4. 大量出血
5. 心不全
6. 心筋梗塞
7. 不整脈
8. 心嚢液貯留
9. 高血圧
10. 非中枢神経系の動脈血栓塞栓
11. 静脈血栓塞栓
12. 溶血
13. 腎機能障害
14. 肝機能障害
15. 呼吸不全
16. 精神障害
17. 創傷離開
18. 消化管合併症
19. 栄養障害，糖尿病

9 在宅治療と外来管理

　DTであれBTTであれ，わが国では植込型LVADの補助期間は数年から5年以上に及ぶことが想定される。補助期間が長期になるほど合併症が多くなるために，外来管理を行うにあたっては多職種チームで注意深い管理を行うことが必要である。遠隔期における留意すべき合併症を**表9**に示す。再入院の最も多い原因はドライブライン感染である。デバイスの進歩に伴ってドライブライン感染は減少傾向にあるが，依然として主要な再入院の原因である。脳出血や脳梗塞も，主要な再入院ならびに遠隔死亡の原因である。HeartMate 3™は，血液適合性が優れたデバイスとして脳血管障害の発生頻度を著明に減少させることが報告されている[4, 16]。しかしながら，脳血管障害は予後がきわめて不良であることから，頭痛や吐き気などの疑わしい症状が出現した場合には，速やかに病院へ連絡することが必要となる。遠隔期（late-onset）に発症する右心不全は治療が困難で，入院管理が必要になることが多く，予後も不良である。遠隔期における大動脈弁閉鎖不全症の増悪も，しばしば遭遇する。初期のうちはポンプスピード調整で対応できることが多いが，経過とともに増悪する場合には手術介入が必要になる。高齢のDT症例では，耐術能を考えると手術介入をすべきかどうか判断に迷う場合がありうる。原疾患の増悪によって，難治性心室性不整脈を合併する場合がある。抗不整脈薬で治療して必要に応じて除細動するが，ストーム化した場合には植込型LVADであっても適切な補助が困難となることが少なからず起こる。

　LVAD治療では合併症を回避するために自己管理が重要である。ドライブライン出口部のケアによってドライブライン感染を予防する抗凝固薬内服管理を正しく行って，脳血管障害や出血・塞栓性合併症を予防する。バッテリーの充電と定期交換を正確に行うことは重要で，不完全な交換手技による電源喪失を回避しなければならい。デバイス管理能力が不十分な場合には，通院時に繰り返し自己管理法を再教育する必要がある。cf-LVAD補助中の血圧管理は，脳出血予防の観点からきわめて重要である。平均血圧85mmHgを超えないようにモニタリングを行う。

　就職・復職や通学・復学など，社会復帰を促すことも重要である。DT患者の場合には社

表9　遠隔期において留意すべき合併症

1. 脳合併症（梗塞，出血）
2. 感染症（ドライブライン感染，菌血症，ポケット感染）
3. 右心不全
4. 消化管出血
5. 大動脈弁閉鎖不全症（AI）
6. 不整脈
7. 植込型LVAD ポンプ機能不全
8. 高血圧

4 植込型補助人工心臓ガイドライン

会との接点をどのように再構築していくのかについて，ソーシャワーカーなどのサポートも必要になってくる。在宅管理の詳細については第5章「在宅管理」(p153)を参照されたい。

10 アドバンス・ケア・プランニングと終末期管理

植込型LVAD治療の経過中，重篤な合併症によって，あるいは新たな別の疾病の発症によって終末期に至る可能性がある。ガイドラインにおいては，以下を終末期と判断しうる状態としている。

①諸臓器(肝臓など)機能障害が高度で回復不能と判断される場合

②高度な脳神経障害を認める場合

③呼吸不全(循環不全に伴うものは除く)を認める場合

④高度な血液障害(出血傾向など)を認める場合

⑤重症感染症を認める場合

これには悪性腫瘍に伴う終末期も含まれる。脳を含む諸臓器機能不全などで終末期に至り，LVAD治療目的が達成できないと判断される場合には，新たな治療を加えることは行わず，植込型LVAD駆動の中止を適切なプロセスを経て検討することがありうる，とガイドラインに述べられている。

適切なプロセスについては次のように述べられている。

①本人およびケアギバー，家族などに，終末期となった場合には，十分な説明と同意を得た上で新たな治療を加えることは行わないこと，および植込型LVAD駆動中止を行うことについても十分な説明のもと同意を得る。

②多職種チームによる検討，または必要に応じて第三者などの専門家からなる委員会により，終末期となったと判断される場合には，本人およびケアギバー，家族などに病状について十分に説明を行い，本人およびケアギバー，家族などが受容した段階で植込型LVAD駆動を中止する。

終末期に及ぶと想定される場合の対応については，事前に本人およびケアギバー，家族などと繰り返し相談して，その後の対応方法や必要に応じた代理意思決定者を決定しておくことが望ましい。終末期における本人の意思を最大限に反映する手段として，アドバンス・ケア・プランニング(ACP)と呼ばれる価値観共有のプロセスが重視されている。医療者は，このプロセスにおいて必要な情報や選択肢を提示することが求められる。また，本人の意思は時間や状況に応じて変化するため，病状の変化などに応じて適宜意思確認が必要となる。協議会のホームページに「植込型補助人工心臓装着後の人生の最終段階に関する事前指示書」の具体例が示されているので参照されたい[17]。ACPについては第5章8「緩和ケアとアドバンス・ケア・プランニング(ACP)」(p200)で解説されている。

38 第1章 | 心不全治療としてのDTを知るための基礎知識

11 おわりに

　「2021年改訂版 重症心不全に対する植込型補助人工心臓治療ガイドライン」について概略を解説した。この20年間で，植込型LVADの装置としての安全性が向上し，血栓塞栓症などの合併症発生率が著しく低下した。わが国ではDT装着が保険償還されてから3年が経過したばかりである。植込型LVADを地域格差のない均霑化された重症心不全治療として定着させるためには，継続的な施設の拡大と関連する医療従事者の教育，さらには社会インフラの整備が不可欠である。

● 文献

1) Teuteberg JJ, et al：The Society of Thoracic Surgeons Intermacs 2019 Annual Report：The changing landscape of devices and indications. Ann Thorac Surg. 2020；109(3)：649-60.

2) de By TMMH, et al：The European Registry for Patients with Mechanical Circulatory Support (EUROMACS) of the European Association for Cardio-Thoracic Surgery (EACTS)：second report. Eur J Cardiothorac Surg. 2018；53(2)：309-16.

3) Kinugawa K, et al：The second official report from japanese registry for mechanical assisted circulatory support (J-MACS)：first results of bridge to bridge strategy. Gen Thorac Cardiovasc Surg. 2020；68(2)：102-11.

4) Mehra MR, et al：A fully magnetically levitated left ventricular assist device－final report. N Engl J Med. 2019；380(17)：1618-27.

5) Jorde UP, et al：The Society of Thoracic Surgeons Intermacs 2023 Annual Report：focus on magnetically levitated devices. Ann Thorac Surg. 2024；117(1)：33-44.

6) 日本循環器学会, 他：2021年改訂版 重症心不全に対する植込型補助人工心臓治療ガイドライン.
　［https://www.j-circ.or.jp/cms/wp-content/uploads/2021/03/JCS2021_Ono_Yamaguchi.pdf］
　（2025年1月閲覧）

7) 補助人工心臓治療関連学会協議会：植込型補助人工心臓実施施設認定基準.
　［https://j-vad.jp/document/3..基準_実施施設2023.10.pdf］（2025年1月閲覧）

8) 補助人工心臓治療関連学会協議会：植込型補助人工心臓DTが保険償還され開始されました.
　［https://j-vad.jp/dt-lvad/］（2025年1月閲覧）

9) 補助人工心臓治療関連学会協議会：植込型補助人工心臓実施医認定基準.
　［https://j-vad.jp/document/1.基準_実施医2023.10.pdf］（2025年1月閲覧）

10) 補助人工心臓治療関連学会協議会：植込み型補助人工心臓　認定一覧.
　［https://j-vad.jp/registry/］（2025年1月閲覧）

11) 補助人工心臓治療関連学会協議会：植込型補助人工心臓管理施設認定基準.
　［https://j-vad.jp/document/9.基準_管理施設2023.01.pdf］（2025年1月閲覧）

12) 補助人工心臓治療関連学会協議会：植込型補助人工心臓管理医認定基準.
　［https://j-vad.jp/document/11.基準_管理医_2024改訂(2024.05掲載).pdf］（2025年1月閲覧）

13) 日本循環器学会：心臓移植委員会.
　［https://www.j-circ.or.jp/committees/ishoku-iinkai-123/］（2025年1月閲覧）

14) 補助人工心臓治療関連学会協議会, Destination Therapy(DT)研究会. 我が国における植込型補助人工心臓適応適正化の考え方：Destination Therapy について. 2014.
　［https://www.jacvas.com/view-dt/］（2025年1月閲覧）

15) Imamura T, et al：Novel scoring system to risk stratify patients receiving durable left ventricular assist device from J-MACS registry data. Circ J. 2023；87(8)：1103-11.

16) Mehra MR, et al：Aspirin and hemocompatibility events with a left ventricular assist device in advanced heart failure：The ARIES-HM3 Randomized Clinical Trial. JAMA. 2023；330(22)：2171-81.

17) 補助人工心臓治療関連学会協議会：植込型補助人工心臓装着後の人生の最終段階に関する事前指示書.
　［https://j-vad.jp/document/事前指示書.pdf?ver=20210916A］（2025年1月閲覧）

4 植込型補助人工心臓ガイドライン

第1章｜心不全治療としてのDTを知るための基礎知識

5 HeartMate 3™の特徴とエビデンス

| 戸田宏一

1 はじめに

　HeartMate 3™（HM-3）は33,000例以上の症例に用いられ，HeartMate II ™（HM-II）の総計27,000例以上を超えて世界で最も多く使われている植込型補助人工心臓（植込型VAD）である。2018年にはMOMENTUM 3 trial[1]の結果をもってBTT＋DTデバイスとして米国食品医薬品局（FDA）の承認を得ており，日本ではそれらの海外のエビデンスに基づき国内治験なしで2019年にBTTとして，2021年にはDTとして保険適用となっており，現在までに総計600例近い症例に植え込まれている。本項では国内外のデータをもとに，その機器と植え込み手技の特徴とその臨床エビデンスなどについて詳述する。

2 システム構成（図1）

1. 血液ポンプの特徴：抗血栓性改善のための工夫

　血液ポンプは直径50mm，厚さ34mm，重さ200gの小型の遠心ポンプで，内部のローター（羽根車）が高速回転することにより血液を送り出だす構造となっている。心尖部に挿入固定される脱血管はポンプ本体と一体となっており，小型であるため成人症例ではポンプは心嚢内に留置される。送血グラフトはコーティングされた14mmの人工血管で，pre-clotting不要である。ポンプ内部のローターは完全磁気浮上システムにより3,000～9,000rpmで回転浮上し，最大拍出流量は10L／分であり，ローターは磁気浮上で非接触性であるため，優れた抗血栓性を有している。このローターとその近傍以外は，脱血管に至るまでHM IIと同様に血液接触面に微小なビーズを焼結させ，擬内膜生成を促進させて抗血栓性を向上させる工夫がされている。ポンプの抗血栓性を高めるもう1つの工夫としては，定期的に2秒間に1回350msの間にポンプの回転数を2,000 rpm増減させ，ポ

40　第1章｜心不全治療としてのDTを知るための基礎知識

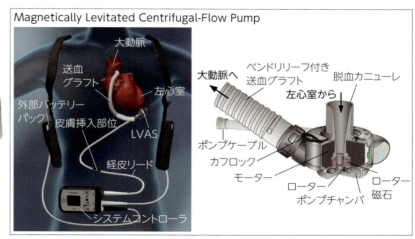

図1 HeartMate 3™の外観および内部構造

（画像提供：アボットメディカルジャパン合同会社）

ンプ内部の血液のうっ滞を解消させている。

2. コントローラーとバッテリーの特徴：安全性向上のための工夫

　血液ポンプにつながるドライブラインは直径8mmでHM-Ⅱに比べると少し硬めであるが，このドライブライン内ケーブルの断線は稀である［MOMENTUM 3 trial[1])では，ドライブライン断線は2年間で516例中4例（0.8％）］。このドライブラインは腹壁を通して体外に出し，コントローラーに接続される。コントローラーにはバッテリーが内蔵されており，2つの電源コネクターが共に外れてもポンプ停止を防ぐ工夫がされている。

3 ポンプ装着手術

　手術は，成人症例であればポンプポケット作製が不要である。通常は胸骨正中切開で心膜を心尖部まで切開し，横隔膜面にポンプ本体が乗ることを確認する。人工心肺を用いずにポンプ装着する方法も報告されているが，通常は人工心肺を確立させて植え込みを行う。脱血管の挿入場所はdimplingとして触れる心尖部またはそれよりもやや前壁が推奨されることが多いが，true apexとそこからややずれた所に固定しても手術成績には差がないと報告されている。経食道心エコー法（transesophageal echocardiography：TEE）で観察しつつ脱血管接続カフ固定位置を決定後，カフを縫着する。運針は心筋に十分深くかけるが，下壁は心筋が薄いことが多いので心筋のcuttingに注意が必要である。カフを縫着してから専用のコアリングナイフで心筋切除する方法と，コアリングナイフで心尖部に穴を開けてからカフを縫着する方法があるが，手術成績に差はないとされている。左室内血栓や脱血管の流入障害となりそうな肉柱があれば切除し，脱血管を挿入

する。送血グラフトとベンドリリーフをポンプに装着した状態で，送血グラフトが右室のacute marginに沿って右房外側を回って上行大動脈に吻合されるように方向を確認し（図1），カフにポンプを固定する。HM-3はカフ挿入ロック後にもポンプを回転させ向きを変えることができるが，カフに無理な力がかかるとカフ吻合部が破綻するので，ポンプを回すときはカフをしっかり固定しておく必要がある。ポンプの固定が終われば中心静脈圧（central venous pressure：CVP）を上昇させ，この状態で心腔内−ポンプ内の空気除去をおおむね終了させたら，送血グラフトを血液で充満させてその長さを決める。上行大動脈を部分遮断してfat bandの位置に人工血管部分を吻合する。送血グラフトを遮断したまま3,000rpmでポンプの駆動を開始し，送血グラフトに針を刺して空気抜きを完了する。一酸化窒素（NO）ガス，カテコラミンを開始後，人工心肺からの離脱を開始する。CVPを保ちながら，人工心肺補助流量を徐々に減らしつつ左室容量をTEEで確認し，心室中隔が左室寄りにシフトしないようにポンプ回転数をゆっくりと上昇させ，人工心肺から離脱する。回転数を5,000rpm前後でポンプ流量4L／分をめどに後負荷，前負荷（右心拍出量）をコントロールする。閉胸に際しては肺，胸壁との癒着を防止するため，人工血管部分およびポンプ本体はGore-Tex® sheetや人工血管などでカバーしている。左胸膜は4cmほど背中方向に切開し，ポンプ本体は胸腔に少し飛び出すようにしているが，閉胸時にはポンプが左胸腔に落ちていかないようにドライブラインを心嚢内の正中で固定する場合もある。

4 臨床エビデンス

1. MOMENTUM 3 trial[1]およびその関連研究

　2014年から2016年にかけて，米国69施設において重症心不全患者1,028名に対して，植込型磁気浮上式遠心ポンプであるHM-3または植込型軸流ポンプであるHM-Ⅱを無作為に割り付け，植え込み手術が行われ，術後2年間にわたり全例で予後成績調査が行われた。患者の平均年齢は62歳，体表面積（body surface area：BSA）＝2.1m²で，その27％は開心術既往があり，60％はDT目的で植え込まれ，32％の症例はIN-TERMACS profile 1-2であった。2年間でHM-3群では12例（2.3％）で故障や血栓症のためポンプ交換が必要となったが，これはHM-Ⅱ群（57例，11.1％）と比して有意に低かった。死亡，ポンプ交換手術，またはmodified Rankin score＞3の重篤な脳障害からなる複合primary end pointは，HM-3で有意に少ないことが示された。上記の複合primary end pointは，65歳以上やDTまたはBTTといったサブグループ解析においてもHM-3で有意に少なく，米国ではBTTならびにDT目的のデバイスとして承認を受けている。HM-3でこの複合primary end pointが起こりにくくなった原因とし

て，その血液親和性（hemocompatibility）が改善したことが挙げられる。**図2**[1]に示すように，感染や右心不全に関してはHM-Ⅱとの差はなく改善の余地があるが，ポンプ血栓，脳合併症，消化管出血の頻度はHM Ⅱに比べてかなり減少している。特に脳合併症に関しては遠隔期においても合併症頻度の再上昇も認めず，2年間全体でみても年間4％と，Framingham studyにおける心房細動を有する患者の脳梗塞発症率5％／年よりも低い頻度となっている[2]。またわが国での多施設研究でも，優れた生命予後改善効果（2年生存率94.7％）とともに，脳合併症の少なさやそれに伴う再入院の少なさが示されている（**図3**）[3]。

人種にかかわらず示されたこのポンプの優れた血液親和性は，ポンプ内の広い血液流路，完全磁気浮上で非接触で回転するローターなどが関係していると考えられている。また，溶血の指標となる乳酸脱水素酵素（lactic dehydrogenase：LDH）も，本研究では植え込み2年後においてもHM-3で低く維持されている（252±95U/L vs 344±190U/L）。また一次止血に重要なvon Willebrand factor因子のmultimerの減少が，植え込み後90日においてHM-3では有意に軽減されていることも別の研究で示されている[4]。心不全の改善の程度にHM-Ⅱとの間に差は認めないが，術後6カ月において6分間歩行は136mから310mに改善し，80％の患者はNYHA心機能分類ⅢB／ⅣのベースラインからNYHA心機能分類Ⅰ／Ⅱへと改善した。また，心不全患者のQOL評価のために開発されたKansas City Cardiomyopathy Questionnaire Scoreも39から70に改善し，術後1年以降もこれらは維持されている。

発生頻度：events per patient-yr

	HM-3	HM-Ⅱ	Relative risk(95% CI)
ポンプ血栓症	0.01	0.12	0.08（0.04〜0.16）<0.001
全ての脳梗塞	0.08	0.18	0.42（0.30〜0.57）<0.001
重篤な脳梗塞	0.04	0.07	0.54（0.34〜0.85） 0.008
全ての出血	0.61	0.95	0.64（0.57〜0.72）<0.001
消化管出血	0.31	0.49	0.64（0.54〜0.75）<0.001
感染	0.82	0.82	1.00（0.89〜1.12） 0.96
右心不全	0.27	0.23	1.15（0.94〜1.42） 0.18
不整脈	0.37	0.45	0.82（0.70〜0.97） 0.02
呼吸不全	0.19	0.17	1.10（0.86〜1.40） 0.44
腎不全	0.11	0.08	1.36（0.98〜1.89） 0.07
肝不全	0.03	0.04	0.78（0.46〜1.34） 0.38

0.01　0.10　1.00

HM-3 優位　HM-Ⅱ 優位

図2 MOMENTUM 3 trial：2年間のイベント発生率

（文献1より改変引用）

5 HeartMate 3™の特徴とエビデンス

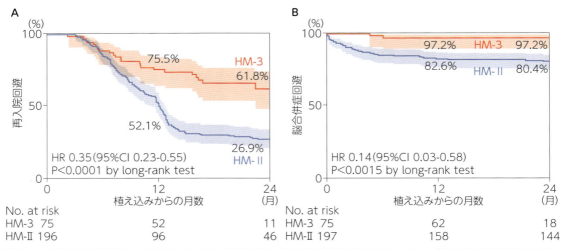

図3 わが国多施設研究でのHM-3, HM-Ⅱ植え込み後再入院回避曲線（A），および脳合併症回避曲線（B）
（文献3より一部改変）

　脳梗塞合併症やデバイスの故障（ドライブライン断線やポンプ血栓症）の軽減により，1人当たりの入院頻度はHM-Ⅱの年間2.7±0.2に比して2.1±0.2に減少し，これに伴い年間1人当たりの医療費も約76,600ドルから約37,700ドルへと半減している[5]。このMOMENTUM 3 trialを5年まで観察期間を延長した研究[6]によると，植え込み2年後以降も脳合併症や機器の故障は依然としてHM-Ⅱと比較して低く，最初の2年間では認めなかった植え込み後全生存率の差も，5年間の観察ではHM-3の優位性が明らかになっている［58.4％（HM-3）vs 43.7％（HM-Ⅱ），hazard ratio, 0.72［95％CI, 0.58-0.89］；P＝0.003］。HM-3のローターは通常5,000rpm（分速5,000回転）で回転しているが，これを車のエンジンに例えるとアクセルを踏み込んで5年間地球を100周以上走り続ける回転数に相当し，完全磁気浮上型遠心ポンプの成しうる驚異の耐久性といえよう。

2. 抗血小板療法

　MOMENTUM 3 trial[1]とともにHM-3に関するエビデンスレベルの高い研究として，ARIES trialの結果が2023年に発表されている[7]。この研究はHM-3を植え込んだ628人の患者を，プラセボ＋ワーファリンまたはアスピリン100mg＋ワーファリンに無作為に振りわけたランダム化二重盲検プラセボ対照試験である。左室補助人工心臓（LVAD）治療での内科的治療の効果を調べた世界初のtrialで，9カ国51施設が参加した。植え込み1年後における死亡，脳梗塞，ポンプ血栓症，出血，動脈塞栓症からなる複合primary end pointからの回避は，プラセボ群で74％，アスピリン群で68％とプラ

セボ群の非劣勢が示された。またアスピリンを服用しないことは，術後2年間での脳梗塞を増やすことなく非外科的出血イベントを有意に減少させた。また出血イベントの減少により，プラセボ群での出血による入院頻度は年間23.9%から13.6%に減少した。また興味あることに，サブグループ解析においては，アスピリンを内服しないことの効果は脳梗塞や出血イベントの既往のある患者においてより顕著であった。

3. HM-3リスクスコア

HM-3リスクスコアは，MOMENTUM 3 trialおよびそれ以降の合計2,200症例でのHM-3植え込みに基づき解析された[8]。HM-ⅡのDT治験に基づいて作成されたHM-Ⅱリスクスコアと比べてみると，年齢は依然としてリスク因子であるが，左室の大きさや右心機能が重要な因子となっている（図4）。またHM-Ⅱリスクスコアにあった施設間差がリスク因子とはなっていない。植え込み手技のところでも述べたように，手技にかかわらず良い成績が出ていること，LVAD治療が米国では一般的となり管理技術も向上したことが推察される。

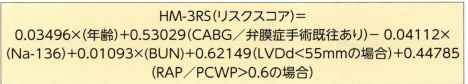

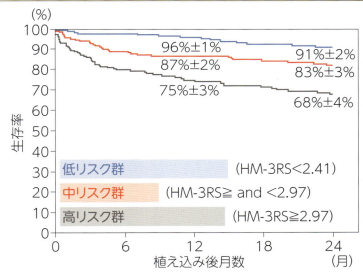

図4 HM-3リスクスコアによるHM-3植え込み後予後予測

（文献8より一部改変）

4. HM-3-LVAD植え込み後の右心不全

LVAD植え込み後の右心不全に関しては，MOMENTUM 3 trial[1]ではHM-IIと比べて改善はなく，前述のHM-3リスクスコアでも，RAP／PCWP＞0.6で示される術前右心機能不全は予後不良因子となっている。LVAD植え込み後の右心不全患者への対応としては，他のLVAD植え込みと同様に一時的なサポートとしては体外式VAD，経皮的右心バイパスであるImpella RP®やProtek Duo™などが使われる。また長期補助を目的に両心植込型補助として2つのHM-3を左室心尖と右心房につける方法や[9]，両心室を切除してつける方法（HM-3×2＝いわゆる"HeartMate 6"）などが報告されている[10]。

5. 体格の小さい患者

MOMENTUM 3 trialの対象患者は18歳以上，BSA≧$1.2m^2$であるが，小児や小柄な成人症例にもHM-3は使われている。米国46施設が参加しているAdvanced Cardiac Therapies Improving Outcomes Network（ACTION）レジストリーの報告[11]では，170例の小児症例へのHM-3植え込みのうち47例（28%）がBSA＜$1.4m^2$であり，サポート期間は86日（39〜141日）と短いものの，75%は移植に到達しており，体格の大きい小児症例（1.4＜BSA＜1.8）と比較しても遜色なかった。しかしながら脳梗塞は12.8%に起こっており，これは体格の大きい小児（1.7%）と比較すると高い。この原因が小さな左室に起因するのか，小さな胸郭に起因するのかは不明であるが，症例選択や手術手技に注意が必要であろう。BSA＜$1.5m^2$の小さな成人症例（BSA＝1.38±0.09，n＝18）に関しては，わが国からの報告があり脳梗塞を認めていない[12]。

6. ポンプ交換

他の植込型LVADをHM-3にポンプ交換が必要になる場合がある。再手術に際しては古いカフは切除して新しいHM-3のカフを縫着し，HM-3を固定するのが原則と思われる。しかし，HM-IIからの交換ではHM-IIのカフを残してそこにHM-3を挿入してカフ越しに脱血管を結紮固定する方法や，HVAD™からの交換に関してもHVAD™のカフを残して，HM-3の脱血管に手袋の切れ端などのrubber sealを被せてHVAD™のカフのネジを締めることで固定する方法も報告されている[13]。

7. 送血グラフトの狭窄

HM-3の初期のモデルにおいては，植え込み後慢性期に送血グラフト周囲のベンドリリーフが経時的に回転することにより送血グラフトが狭窄するという事象があり，これに関してはベンドリリーフを固定する方法が開発され解決された。一方で，ベンドリリーフと送血グラフトの間にフィブリン塊がたまり，これによって送血グラフトの25%以上の

狭窄が5年間で9.1％に認められ，狭窄症例の70％以上の症例で外科的または経カテーテル的処置を要したと報告されている[14]。

8. 低侵襲心臓手術（MICS）

両側開胸または左開胸＋upper hemi-sternotomyによるMICS-LVAD植え込みは患者の美容上のQOLを向上させるのみならず，心臓移植での開胸時のリスクを軽減させる目的で行われているが（図5，自験例），米国では多施設研究が行われている[15]。米国の23施設での102例の成績をMOMENTUM 3 trialのContinued Access Protocol症例とpropensity score matchingさせ，術後6カ月での死亡，脳合併症，ポンプ交換からなる複合primary end pointについて比較が行われた。その結果MICSグループで入院期間が長い（20日 vs 17日，$P=0.03$）ものの，複合primary end pointについては差を認めなかった。

5 おわりに

HM-3は現在DTとして使える唯一のLVADであるが，本項で詳述したようにその耐久性と優れた血液親和性は本デバイスの長期使用の妥当性を支持している。機器のさらなる改良とともに，外科的・内科的管理方法のさらなる改善による重症心不全患者の予後，QOLのさらなる改善を期待したい。

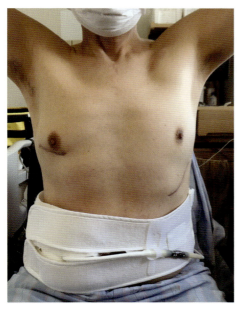
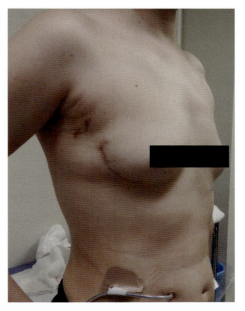

図5　両側開胸によるMICS-LVAD植え込み術後

● 文献

1) Mehra MR, et al：A Fully magnetically levitated left ventricular assist device−Final Report. N Engl J Med. 2019；380(17)：1618-27.

2) Wolf PA, et al：Atrial fibrillation as an independent risk factor for stroke：the Framingham Study. Stroke. 1991；22(8)：983-8.

3) Inoue K, et al：Short-term outcomes of magnetically levitated left ventricular assist device in advanced heart failure−the Japanese Cohort. Circ J. 2022；86(12)：1961-7.

4) Bansal A, et al：Effects of a fully magnetically levitated centrifugal-flow or axial-flow left ventricular assist device on von Willebrand factor：A prospective multicenter clinical trial. J Heart Lung Transplant. 2019；38(8)：806-16.

5) Mehra MR, et al：Healthcare resource use and cost implications in the MOMENTUM 3 long-term outcome study. Circulation. 2018；138(18)：1923-34.

6) Mehra MR, et al：Five-year outcomes in patients with fully magnetically levitated vs axial-flow left ventricular assist devices in the MOMENTUM 3 randomized trial. JAMA. 2022；328(12)：1233-42.

7) Mehra MR, et al：Aspirin and hemocompatibility events with a left ventricular assist device in advanced heart failure：the ARIES-HM3 randomized clinical trial. JAMA. 2023；330(22)：2171-81.

8) Mehra MR, et al：Prediction of survival after implantation of a fully magnetically levitated left ventricular assist device. JACC Heart Fail. 2022；10(12)：948-59.

9) McGiffin D, et al：The results of a single-center experience with HeartMate 3 in a biventricular configuration. J Heart Lung Transplant. 2021；40(3)：193-200.

10) Hanke JS, et al：Three-month outcomes after the implantation of two HeartMate 3 devices in total artificial heart configuration. J Cardiovasc Surg (Torino). 2023；64(1)：121-9.

11) O'Connor MJ, et al：Expanding use of the HeartMate 3 ventricular assist device in pediatric and adult patients within the Advanced Cardiac Therapies Improving Outcomes Network (ACTION). J Heart Lung Transplant. 2023；42(11)：1546-56.

12) Tonai K, et al：Impact of the HeartMate 3 continuous-flow left ventricular assist device in patients with small body size. Interact Cardiovasc Thorac Surg. 2022；34(5)：902-8.

13) Salerno CT, et al：HVAD to HeartMate 3 left ventricular assist device exchange：Best practices recommendations. J Thorac Cardiovasc Surg. 2022；163(6)：2120-7.

14) Wert L, et al：A multicenter evaluation of external outflow graft obstruction with a fully magnetically levitated left ventricular assist device. J Thorac Cardiovasc Surg. 2024；167(4)：1322-30.

15) Gosev I, et al：Ventricular assist device using a thoracotomy-based implant technique：Multi-center implantation of the HeartMate 3 in subjects with heart failure using surgical techniques other than full median sternotomy (HM3 SWIFT). J Thorac Cardiovasc Surg. 2024：S0022-5223(24)00179-X.

第2章

DT の適応と
実施体制

第2章｜DTの適応と実施体制

1 適応患者・報告制度

中村牧子，絹川弘一郎

1 はじめに

　ステージD心不全では，生命予後の改善およびQOLの改善のために，補助人工心臓（VAD）や心臓移植の適応となる例がある。わが国では2011年に植込型左室補助人工心臓（植込型LVAD）が保険償還されたが，その適応は心臓移植登録を完了した者が移植を受けるまでの橋渡し，血行動態補助を目的とするBTTのみであった。米国では2001年にREMATCH試験で植込型LVADのほうが内科治療よりよい生命予後が示され，以後心臓移植の適応がない患者にも恒久的なLVAD治療であるDestination therapy（DT）が臨床応用された。その後デバイスの改良とともにLVAD治療成績はさらに改善し，2022年のDT患者数は全LVAD患者の約8割に増加している。わが国では2021年5月に植込型LVADのDT適応が保険償還された。本項ではわが国におけるDTの適応と患者選択について，またDT症例の初回植え込み前と植え込み6カ月後の補助人工心臓治療関連学会協議会（VAD協議会）への報告制度について概説する。

2 ステージDとは

　おおむね年間2回以上の心不全入院を繰り返し，有効性が確立しているすべての薬物治療・非薬物治療について治療された，ないしは治療が考慮されたにもかかわらずNYHA心機能分類Ⅲ度より改善せず，日常生活に支障をきたす重度の心不全症状を有する状態がステージDである。

　心臓移植実施施設・VAD実施施設への紹介を検討する基準として，**表1**に示すI-NEED-HELPが従来提唱されているが[1]，これらを要約すると以下の4点となる（**表2**）[1, 2]。
①心不全を代償させるために（一時的にでも）静注強心薬の使用を要する。
②持続的な脳性ナトリウム利尿ペプチド（brain natriuretic peptide：BNP）高値を認め

50　第2章｜DTの適応と実施体制

表1 移植施設やVAD施設への紹介を検討する基準（I NEED HELP）

I	Intravenous inotropes	心不全の代償に静注強心薬の投与を要する状態
N	NYHA class ⅢB to Ⅳ or persistently elevated natriuretic peptides	NYHA ⅢからⅣ度の心不全症状を有する，または持続的なBNP高値の状態
E	End-organ dysfunction	腎機能障害の合併（Cre＞1.8mg/dL，またはBUN＞43mg/dL）
E	Ejection fraction≦35%	左室駆出率≦35%
D	Defibrillator shocks	繰り返すICDショック治療
H	Hospitalizations＞1	年間に2回以上の心不全入院
E	Edema despite escalating diuretics	利尿薬増量にもかかわらず残存するうっ血・浮腫
L	Low systolic blood pressure (≦90mmHg)，high heart rate	低血圧（≦90mmHg），高心拍数
P	Prognostic medication; progressive intolerance or down-titration of GDMT	以前に忍容されていたGDMT（ACEI/ARB/ARNI，β遮断薬，MRA）の用量に忍容性がなくなり，減量を要する状態

（文献1をもとに作成）

表2 簡易的なステージDの判断基準

1	心不全を代償させるために**静注強心薬の投与**を要する
2	持続的な**BNP高値（＞740pg/mL）**を認める
3	GDMTの最適化が行われたが，**低血圧**（収縮期血圧≦90mmHg）や**腎機能障害（Cre＞1.8mg/dLまたはBUN＞43mg/dL）**が出現する，またはそのために心保護薬の減量を要する状態
4	**年に2回以上の心不全入院**がある

GDMTの最適化が試みられた，ないしは検討されたにもかかわらず上記を認める

（文献1，2をもとに作成）

る。BNPのカットオフ値に関しては，静注強心薬の持続投与を要していないStatus 2の状態で心臓移植登録された症例のうちBNP＞740pg/mLでは，その後に急激な血行動態の増悪ないしは繰り返す植込型除細動器（ICD）適正作動から心室細動を併発しており，最終的にVAD装着に至った例では全例生存していたのに対し，非装着例では有意に4年生存率が不良であったとの報告[2]があり，おおむねBNP＞740pg/mLを指標とする。

③至適薬物治療〔診療ガイドラインに基づく標準的治療（guideline-directed medical therapy：GDMT）〕の最適化が行われたが，低血圧（≦90mmHg）や腎機能障害（Cre＞1.8mg/dLまたはBUN＞43mg/dL）が出現する，またはそのために心保護薬の減量を要する状態である。

④年に2回以上の心不全入院を有する。

上記を満たす例はステージDと考えられ，VADや移植の適応を検討する。

1 適応患者・報告制度

3 DTの適応

VADの適応があり，心臓移植の適応も有する例はBTT適応になり，心臓移植の適応を満たさない例はDTの適応となる。なおVADを含む補助循環の適応は，通常NYHA Ⅲ～Ⅳ度の心不全患者を状態と経過により細分化したINTERMACS profile分類に基づいて決定される。わが国では同様の分類としてJ-MACS分類が用いられている［**第1章3「最新の心不全診療ガイドライン」の表4（p25）参照**］[3, 4]。また，致死性心室性不整脈によりICDの適正作動を頻回に繰り返す場合（おおむね1週間に2回以上の作動），修飾因子としてmodifier Aと呼ぶ[3]。

わが国のDT適応基準を**表3**[5]に示す。心不全の重症度は，ガイドラインで推奨される治療が実施された，ないしは検討されたにもかかわらずNYHA Ⅳ度で，静注強心薬に依存しているINTERMACS profile 2または3と，大動脈内バルーンパンピング（intra-aortic balloon pumping：IABP），補助循環用ポンプカテーテル（Impella®），体外設置型VADに依存している状態に加えて，DTではINTERMACS profile 4も適応となる。profile 4に関しては，ROADMAP試験で至適薬物治療よりもLVAD治療のほうが生命予後およびQOLの改善が得られやすいという結果[6]に基づいている。65歳以上においては，血行動態，他臓器機能，栄養状態，高次機能などをより慎重に考慮して適応を判断す

表3 植込型LVADのDT適応基準

対象	疾患・病態	重症心不全であるが，心臓移植の不適応となる条件がある患者
適応基準	INTERMACS profile	2～4（65歳以上の場合profile 2は原則除外，ただし安定しているIABPやImpella®は，リスクスコアがlowの場合は可）
	J-HeartMate Risk Score, J-MACS risk score	適応判断に際して参考とする，high riskでないことが望ましい
	年齢	65歳以上は血行動態・他臓器機能・栄養状態・高次機能などをより慎重に考慮
	介護サポート	初回退院後6カ月程度の同居によるサポートが可能なケアギバーがいること（6カ月以降も介護の継続が可能であることが望ましい）
	自己管理能力	65歳以上の場合，術前にMMSE24点以上かつTMT-B300秒以下であること
	終末期医療に対する理解	退院前に十分な自己管理能力が維持されているかどうかで，ケアギバーの介護レベルを計画する
除外基準	循環器疾患	術後右心不全のため退院困難なことが予想される症例
	精神神経障害	デバイスの自己管理困難が予想される脳障害，精神疾患，または神経筋疾患
	その他の臓器不全	維持透析中，肝硬変など
		著しい肥満，低用量ステロイド以外の免疫抑制剤投与中，抗癌剤投与中
	循環器疾患	治療困難な大動脈解離，中等度以上で治療できない大動脈弁閉鎖不全症，生体弁に置換困難な大動脈弁位機械弁，重度の末梢血管疾患

（文献5をもとに作成）

る[7]。なお植込型LVADは左室補助のみであるため、術後右心不全のために退院困難なことが予想される症例、維持透析や肝硬変など不可逆的な肝腎機能障害を有する例は除外となる。

LVAD植え込みにあたり、年齢、栄養状態、肝腎機能を含めたリスクスコアにJ-HeartMate Risk Scoreがある[5]。0.0274×年齢（歳）−0.723×血清アルブミン値（g/dL）＋0.74×血清クレアチニン値（mg/dL）＋1.136×PT INRという計算式で、＞2.48でhigh risk、1.58-2.48でmedium risk、＜1.58でlow riskとなる。この式はもともと米国でHeartMate II™の実績をもとに算出されたHeartMate Risk Scoreを参考にしたものである。現在主流のHeartMate 3™によるデータではないが、高齢者、術前に高度の肝腎機能障害を有する例、低栄養合併例は、周術期リスクの上昇やLVADを入れても予後不良の可能性があり、DTの適応検討に際してはJ-HMRSがhigh riskでないことが望ましいとされている。また65歳以上では、profile 2での植え込みは推奨されないが、術前の安定化を図るためのIABPやImpella®はJ-HMRSがlowリスクであれば可とされている[7]。

またわが国の植込型LVADのレジストリ〔日本における補助人工心臓に関連した市販後のデータ収集（Japanese registry for Mechanically Assisted Circulatory Support：J-MACS）〕データから算出されたリスクスコアで、J-MACS Risk Scoreがある。0.105×年齢（歳）＋2.06（開心術の既往）＋3.56×血清クレアチニン値（mg/dL）＋2.61（中心静脈圧／肺動脈楔入圧＞0.71であれば）という式である[8]。高齢、開心術の既往、腎機能障害に加えて、右心機能低下がリスク因子であることを示している。10.2未満はlow risk、10.2～13.7はintermediate risk、13.7以上はhigh riskである。DT適応検討にあたりhigh riskでないことが望ましいとされている[7]。

DTにおいてはLVADで生涯を送るため、機器取り扱い能力および自己管理能力が担保されていることが重要である。65歳以上の症例においては術前ミニメンタルステート検査（mini-mental state examination：MMSE）24点以上かつトレイルメイキングテスト（trail making test：TMT）−B 300秒以下であること、という基準が設けられている[5, 7]。デバイスの自己管理困難が予想される精神神経障害を有する例も除外となる。また介護サポートに関し、初回退院後6カ月程度の同居によるサポートが可能なケアギバーがいること、と定められている。しかし当然ながら、6カ月以降もケアギバーまたは公的サービスによる介護の継続が望ましい。なお、DTにおいてもLVAD植え込み後は禁酒、禁煙の継続が必要である。

MOMENTUM 3で示されたHeartMate 3™の5年生存率58.4％を鑑み[9]、併存症を有する例においては他臓器の予後がおおむね5年以上見込まれる例がDTの適応となる。抗癌剤投与中の症例は除外基準となる。DTにおける重要な点として、患者と家族が終末期医療について理解・承諾をしていることがある。代理意思決定者を設定する事前指

1 適応患者・報告制度　53

示書を，なるべくは術前に，遅くとも術後6カ月までに取得しておくことが望ましい[5, 7]。

4 bridge to candidacy としてのDT

　植込型LVADの適応は，大きくわけると心臓移植までの血行動態補助であるBTTと，心臓移植の適応がない患者へのDTであるが，もう1つ重要な植込型LVADの使用目的にbridge to candidacy（BTC）がある。これは心臓移植登録までの橋渡しで，保険上はDTに含まれる。

　BTCの例としては，たとえば腎機能障害を有する例がある。重症心不全では低心拍出による腎前性腎障害を合併しており，LVAD植え込み後に腎機能がやや改善する例がある。心臓移植の適応基準にクレアチニンクリアランス（Ccr）＞30mL/分があり[10]，65歳未満で静注強心薬投与下にCcr＜30mL/分のため，DTで植込型LVADを植え込みしたが，術後Ccr＞30mL/分となれば心臓移植の適応を取得し，BTTに変更することができる。

　BTCの例には腎機能障害以外にも，アントラサイクリン系薬剤による心筋障害の例がある。心不全の重症度からはLVADの適応であるものの，原疾患の寛解後5年未満の例では心移植登録ができないため，DTとして植込型LVADを植え込みする。退院して在宅療養生活をおくりながら，原疾患の寛解5年が経過したら心移植登録適応申請を行い，BTTに変更することができる。そのほか，直近の喫煙歴でBTC（DT）となる例もある。心移植の適応取得にあたり6カ月以上の能動的禁煙期間が必要であるため，入院前までの喫煙歴を有する例は，DTとして植込型LVADを植え込みし，退院後6カ月間能動的禁煙を継続した時点で心移植登録を行い，BTTへ変更することができる。

　このように，DTの適応を知るには心臓移植の適応[10, 11]，BTTの適応[12]もまた習熟しておく必要があり，それぞれ第1章2「本邦における心臓移植の現状」の表1（p13）と第1章4「植込型補助人工心臓ガイドライン」の表6（p34）に示す。心臓移植およびBTTの適応として，上記の腎機能のほか，年齢は65歳未満で，本人と介護者が長期在宅治療という治療の特性を生かし社会復帰も期待できる，という要件がある。またBTTでは移植を待機する間，同居のケアギバーがいることが望ましいとされていたが，2024年4月に改訂され，DTと同様初回退院後6カ月程度，と緩和された[13]。6カ月以降もケアギバーの同居によるサポートの継続が可能であることが望ましい[13]。心移植の除外基準として肥満（BMI＞25kg/m^2），単純網膜症より進行した糖尿病網膜症，不可逆的な肺高血圧症などがある。

54　第2章｜DTの適応と実施体制

5 DT症例のVAD協議会への報告制度

DT症例はBTTと異なり，術前に心移植登録などの適応判定を心臓移植実施認定施設や循環器学会適応検討小委員会から得ておく必要はなく，基本的には自施設内での適応検討のみとなる。またBTC症例以外は心臓移植をめざしているわけではないため，術前にどこまで他臓器の精査をするか，フォローアップ体制を含めてDT施設に任されているところがある。そのためDTが適正に行われているかどうかの確認のため，DT施設は初回植え込み前と植え込み6カ月後にチェックリスト（**表4**）を記載し，VAD協議会へ報告することが義務づけられている[5]。初回植え込み前のチェックリストでは，心臓移植の除外条件に関する記載やJ-HMRS，J-MACS Risk Sore（自動計算される），65歳以上の症例ではMMSEとTMT-Bの値を，心疾患以外の併存症の予後が5年以上あると予想されているか，などを記載する。またポンプ交換時も同様に，施行前と実施6カ月後にチェックリストをVAD協議会へ提出する。わが国の植込型LVAD症例はBTT，DTともに全例J-MACSレジストリに登録が義務づけられているが，DTチェックリストの6カ月後の報告にJ-MACS IDを記載することで，症例を紐づけ・追跡することができるようになっている。

DT適正使用推進小委員会では，チェックリストを確認の上，適応外使用に疑念がある例や，術後早期死亡が連続する場合においては，メールやWEB，対面で緊急審議を行い，必要に応じて詳細報告を追加してもらった上で，協議会で審議を行うシステムをとっている[14]。

6 わが国におけるDT承認後の現状

2021年5月からわが国でもDTが開始されたが，当初は治験実施7施設でしか植え込みが認可されなかった。しかしながら住み慣れた地域を離れての紹介受診・転院はDTではハードルが高く，2023年7月にDT実施施設が全国19施設に，2024年7月には20施設に拡大された[15]。2024年9月までに計185例にDTが実施され（**図1**），平均年齢は55歳であった。65歳以上は約4分の1で，術前のINTERMCS（J-MACS）profileは2が全体の46%で，切羽詰まった状況でのDT実施がそれなりに多いと推測された。植え込み6カ月後の状態としては，82例中自宅療養中が79%，死亡が10%，入院中が11%であり，acceptableであった。

7 おわりに

DTの適応とVAD協議会への報告制度について概説した。わが国におけるDTの普及・成熟にあたり，本項が少しでも役に立てば幸いである。なお65歳以上の例においては，

表4 DTチェックリスト

DT-LVADのためのチェックリスト

基礎情報
事前報告日： 　　年　　月　　日

植込施設	
イニシャル	□.□
年齢	歳
性別	□男性　□女性
心臓基礎疾患	□拡張型心筋症　□肥大型心筋症（拡張相含）　□虚血性心疾患 □先天性心疾患　□心臓弁膜症　□薬剤性心筋症 □心筋炎後　□心サルコイドーシス □その他（　　　　　　　　　）
LVAD植込予定日	年　　月　　日
予定機種	
移植適応除外基準	□年齢　□腎機能障害　□肝機能障害　□肺高血圧 □肥満　□合併症コントロール不良な糖尿病 □悪性腫瘍の既往　□その他（　　　　　　　　　）
該当する移植適応除外基準について具体的な内容を記載 （Age／Cre／PVR／糖尿病合併症／BMI／既往癌種とCRからの期間／その他）	

適応基準（植込みの前の状態）

INTERMACS profile	□2　　　　　□3　　　　　□4
機能的補助循環	□なし　□IABP　□IMPELLA　□体外設置型VAD □その他（　　　　　　　　　）

J-HMRS	Age	歳	Alb	g/dL	Crn	mg/dL	INR	経験指数
	スコア ####		□Low　□Medium　□High　　※J-HMRSスコアは自動計算されます					

J-MACS risk score	Age	歳	History of cardiac surgery		Crn	mg/dL	CVP	PAWP
	スコア ####		※J-MACS risk scoreは自動計算されます					

MMSE	点　（65歳以上は24点以上であること）
TMT-B	秒　（65歳以上は300秒以下であること）
心疾患以外により規定される余命が5年以上あると判断される	□はい　　□いいえ
退院後6ヶ月以上同居可能な介護者，またはそれに準ずるものが確保されている	□はい　　□いいえ
患者・家族のDT・終末期医療への理解と承諾が得られている	□はい　　□いいえ

除外基準（植込みの前の状態）

維持透析中である	□はい　　□いいえ
肝硬変の合併がある	□はい　　□いいえ
重症感染症の合併がある	□はい　　□いいえ
術後右心不全の可能性が高いと予測される	□はい　　□いいえ
合併する脳障害・神経疾患などのため，デバイスの自己管理が困難なことが予測される	□はい　　□いいえ

植込み後の状態（6ヶ月報告時）
6ヶ月報告日： 　　年　　月　　日

J-MACS ID	
LVAD植込実施日	年　　月　　日
植込み機種	
生存	□はい　　□いいえ　（死亡日：　　年　　月　　日）
退院して自宅療養中である	□はい　　□いいえ
介護人と同居している	□はい　　□いいえ
移植登録について	□済み　　□準備中　　□予定なし

（文献5より引用）

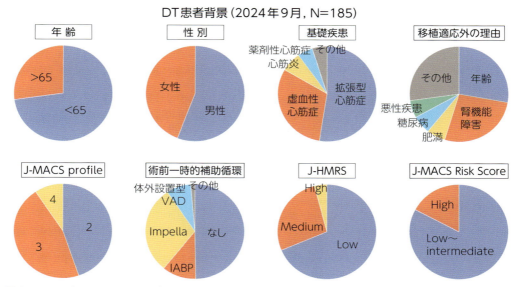

図1 2024年9月までのわが国におけるDT患者の背景

2021年5月〜2024年9月末まで，日本におけるDT症例は計185例であった．65歳以上の症例は約4分の1であり，移植適応外の理由としては年齢のほか，腎機能，悪性疾患，肥満などが挙げられていた．術前のINTERMCS（J-MACS）profileは2と3が多く，術前に一時的補助循環の挿入を要している症例も3分の1を超えていた．J-HMRSおよびJ-MACS Risk Scoreはlow，mediumが多数であった．

術前J-MACS profile 3〜4での植え込みがよりよい治療成績に寄与するのではないかと考えられる．DTの適応検討タイミングがtoo lateにならないように，ステージDを的確に判断することは内科医にとって肝要である．またBTT/DTの適応は併存症（例：腎機能など）の治療経過によっても変わるため，判断が難しい症例に関してはVADや移植施設にまずは相談されたい．

日本におけるDTの現状および治療成績について今後もデータを集積し，至適患者選択について知見を深めていく必要がある．

● 文献

1) Yancy CW, et al: 2017 ACC Expert consensus decision pathway for optimization of heart failure treatment: answers to 10 pivotal issues about heart failure with reduced ejection fraction: a report of the American College of Cardiology Task Force on expert consensus decision pathways. J Am Coll Cardiol. 2018; 71(2): 201-30.
2) Imamura T, et al: Status 2 patients had poor prognosis without mechanical circulatory support. Circ J. 2014; 78(6): 1396-404.
3) Stevenson LW, et al: INTERMACS profiles of advanced heart failure: the current picture. J Heart Lung Transplant. 2009; 28(6): 535-41.
4) Kinugawa K, et al. J-MACS investigators. The second official report from Japanese registry for mechanical assisted circulatory support (J-MACS): first results of bridge to bridge strategy. Gen Thorac Cardiovasc Surg. 2020; 68: 102-11.

5) 補助人工心臓治療関連学会協議会：「植込型補助人工心臓」DT実施基準．
   [https://j-vad.jp/document/植込型補助人工心臓DT実施基準202411改定_QA25変更.pdf?ver=20240411A]（2025年1月閲覧）

6) Shah KB, et al：Left ventricular assist devices versus medical management in ambulatory heart failure patients：An analysis of INTERMACS Profiles 4 and 5 to 7 from the ROADMAP study. J Heart Lung Transplant. 2018；37（6）：706-14.

7) 絹川弘一郎：わが国におけるDestination Therapyの夜明け．循環器医．2022；31：22-30.

8) Imamura T, et al：Novel scoring system to risk stratify patients receiving durable left ventricular assist device from J-MACS Registry Data. Circ J. 2023；87（8）：1103-11.

9) Mehra MR, et al：Five-year outcomes in patients with fully magnetically levitated vs axial-flow left ventricular assist devices in the MOMENTUM 3 randomized trial. JAMA. 2022；328（12）：1233-42.

10) Mehra MR, et al：The 2016 International Society for Heart Lung Transplantation listing criteria for heart transplantation：A 10-year update. J Heart Lung Transplant. 2016；35（1）：1-23.

11) 日本循環器学会，他：急性・慢性心不全診療ガイドライン（2017年改定版）。
    [https://www.j-circ.or.jp/cms/wp-content/uploads/2017/06/JCS2017_tsutsui_h.pdf]（2025年1月閲覧）

12) 日本循環器学会，他：2021年改訂版 重症心不全に対する植込型補助人工心臓治療ガイドライン．
    [https://www.j-circ.or.jp/cms/wp-content/uploads/2021/03/JCS2021_Ono_Yamaguchi.pdf]（2025年1月閲覧）

13) 補助人工心臓治療関連学会協議会：植込型補助人工心臓の使用に係る体制等の基準（BTT版）．
    [https://j-vad.jp/document/植込型補助人工心臓の使用に係る体制等の基準（BTT版）.pdf]（2025年1月閲覧）

14) 補助人工心臓治療関連学会協議会：DT適正使用推進小委員会における判定フローチャート．
    [https://j-vad.jp/document/植込型補助人工心臓DT実施基準202411改定_QA25変更.pdf?ver=20240411A]（2025年1月閲覧）

15) 補助人工心臓治療関連学会協議会：植込型補助人工心臓DTが保険償還され開始されました．
    [https://j-vad.jp/dt-lvad]（2025年1月閲覧）

第**2**章 | DTの適応と実施体制

2 施設・医師認定制度

| 布田伸一

1 はじめに

　わが国における心臓移植は，適応判定時の年齢は65歳未満が望ましいとされている。申請時65歳以上の場合や，重症心不全によく併発する腎機能障害を認める症例などでは，申請時点で移植適応と判定されないため，移植への橋渡し治療（BTT）として保険適用される植込型補助人工心臓（植込型VAD）は使用できなかった。

　一方，海外においては，2001年に発表されたREMATCH（Randomized Evaluation of Mechanical Assistance for the Treatment of Congestive Heart Failure）study trialの結果，心臓移植適応とならない末期心不全症例に対しても左室補助人工心臓（LVAD）を植え込むことで生命予後およびQOLの改善が報告[1]され，心臓移植適応外患者にLVADを使用するDestination therapy（DT）の幕開けとなった。その後，HeartMate II ™の連続流ポンプの優越性が示され[2]，2010年にHeartMate II ™のDT適応が承認された。

　わが国では，植込型VADは2011年に心臓移植までのBTTとして保険適用となった。その10年後の2021年4月30日に移植適応基準から外れた患者に対して植込型VADを長期間植え込むDTが保険適用となり，末期重症心不全に対する治療選択肢にDTが加わった。

　DT（長期在宅補助人工心臓治療）は，当初は万全を期す意味で治験が行われた7施設で開始されたが，その成績は良好であったものの，症例数の伸びは2年2カ月で70例と限られていた。2023年7月と2024年7月に新たに合わせて13施設が追加され，現在は20施設がDT実施施設として認可されている[3]。20施設に増えて4カ月経過した時点（2024年11月5日）では，計190例のDTが行われている。

　DT施設は，植込型VAD実施施設であることは当然のことながら，植込型VADにより生命が維持されるという終末期医療を司る施設である。同じ末期重症心不全に対して行

2 施設・医師認定制度　59

われる心臓移植が，その適応判定，実施，移植後管理に多職種が関与する医療であるように，このDTもその適応判定，実施，そしてVAD植え込み後の管理のいずれにおいても十分な体制を必要とする医療である。

2 DTの実施医と実施施設，管理医，管理施設について

DTは，当初，補助人工心臓治療関連学会協議会（以下，VAD協議会）[4]によって認定された成人の植込型VAD実施施設（2024年5月現在40施設）（図1）[5]のうち，DT治験を実施した7施設（東北大学病院，千葉大学病院，東京大学病院，東京科学大学病院，大

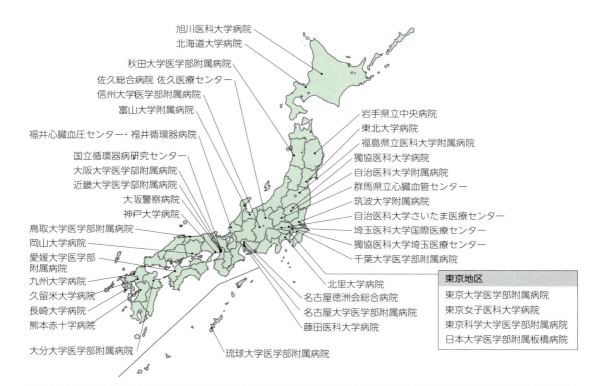

図1 わが国における補助人工心臓実施施設（成人）と管理施設

（文献5をもとに作成）

阪大学病院，国立循環器病研究センター病院，九州大学病院）から始められた。その後，2023年7月に2020年1月以降の3年間で5例以上の植込型VAD装着術を経験した12施設（北海道大学病院，福島県立医科大学病院，筑波大学病院，埼玉医科大学国際医療センター，東京女子医科大学病院，北里大学病院，信州大学病院，富山大学病院，名古屋大学病院，神戸大学病院，愛媛大学病院，長崎大学病院），2024年7月に1施設（琉球大学医学部附属病院）が新たに加わり計20施設に拡大した。

DT実施後は，DT実施施設とそのほかの植込型VAD実施施設や植込型VAD管理施設（2024年4月現在29施設）[5]と定期的カンファレンスなどにて情報を共有されながら管理してきている。

3 終末医療としてのDTを支える植込型VAD管理施設拡大と管理医増員の必要性

1. DTにおける終末医療のあり方について（図2）

DTは「長期在宅補助人工心臓治療」である。つまり，植込型VAD装着状態で「死」を迎えることになるため，近年，わが国で様々な分野において議論されてきている終末期医療のあり方がVAD装着患者でも問われる医療である。

このような医療の本質を問う議論は，今から32年前（1992年），わが国における最初の倫理委員会とも思われる臨時脳死および臓器移植調査会（脳死臨調）の最終答申以来のことである[6]。脳死臨調の最終答申の内容は，「脳死」を「人の死」と認めた上で臓器移植を行えるとする多数意見のほかに，「脳死」を「人の死」とすることに賛同しない立場の少数意見を包含するものであった。国民一人一人の生と死にかかわる重要問題であり，多数決で決すべきものではなく，社会に存在する2つの考え方を示して，32年前の国民に判断を委ねた答申であった。現在は，わが国でも脳死を判定され，脳死下臓器提供で心臓，肺，肝臓をはじめとする臓器移植が行われている。そして，今は，従来の心拍停止，呼吸停止，瞳孔の散大という「三徴候死」に脳死下移植の「脳死」があり，そこに今後は，脳死に至る過程かもしれないが「人工心臓で迎える死」[7]と呼ぶべきものが加わってくる時代と思われる。

DTは，脳死臨調の最終答申以来30年ぶりに，わが国に「死」について，言い換えれば「人生の最終段階」の「終末医療」のあり方について国民に問いかけている。今日では，医学の発達で様々な終末医療が存在するようになったが，日本では依然として「死はタブー」という意識に囚われているように思われる。32年前の脳死臨調の最終答申時は，「死」について日本中がその議論に巻き込まれ，その後の移植医療が歩み出した。

それから30余年が経過し，その間に死をめぐる社会環境や国民の意識が大きく様変わ

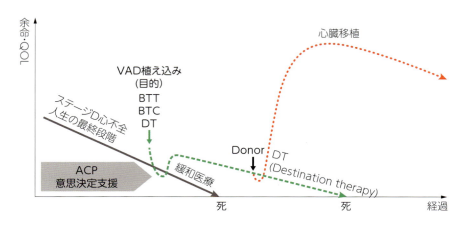

図2 重症心不全最終段階における心臓移植とDT
現在のわが国では，重症心不全で人生の最終段階に差しかかる患者への対応に，心臓移植，移植適応のない場合のDT，そして緩和医療がある．これらの医療の実施には常に確実性があるわけではなく，そのためのACPと意思決定支援を医療チームとして十分に行う必要がある．
ACP: advance care planning, BTT: bridge to transplant, BTC: bridge to candidacy

りした．このような変化の過程で2014年に日本集中治療医学会，日本救急医学会，日本循環器学会の3学会から，「救急・集中治療における終末期医療に関するガイドライン～3学会からの提言～」[8]が出されている．それによると，患者が救急・集中治療の終末期であるという判断やその後の対応については，主治医個人ではなく，主治医を含む複数の医師（複数科であることが望ましい）と看護師らとからなる医療チームの総意であることが重要であると述べられている．そして，悲嘆にくれる家族らの気持ちを汲み，終末期に対する家族らの理解が深まるように対応することと，患者や家族らの意思は揺れ動くことが稀ではないため，その変化に適切かつ真摯に対応することを求めている．

　そのための厚生労働省が「人生会議」という愛称で呼んでいるアドバンス・ケア・プランニング（ACP）は，将来，その患者の意思決定能力がなくなったときに備えて，あらかじめ自身が大切にしていること，治療や医療に関する意向，代理意思決定者などについて専門職者と話し合うプロセスである．そして，事前指示には，患者がどのような治療・ケア（特に生命維持治療）を受けたいか，受けたくないかを示す「リビングウィル」と，患者が意思決定能力を失った際の「代理意思決定者」を表明しておくことの2種類がある[9]．事前指示とACPの違いは，後者がその意思決定のプロセスそのものであり，そのプロセスにおいて，患者－本人の意思を推定する者（いわゆる代理意思決定者）－医療従事者間で患者の価値観や選好を共有することに重点が置かれていることである．そしてACPによって患者の終末期における希望が反映され，うつや不安を示す割合が低下し，満足度も高まることも示されている[10]．なお，わが国の文化的背景に注目し，患者本人の意思を中心に置きながらも，患者とともに生活している家族を1つの単位として考え，本人を中心とし

た集団の意思を尊重していくことも重要であると思われる。

このようにDTによる「人生の最終段階」における様々なシステムは構築されつつあるが，それでも，植込型VADのdeactivationなど，医療チームで判断ができない場合には，その上位にある施設倫理委員会（臨床倫理委員会など）にて，判断を仰ぐことも勧められている。法的基準がない環境で，現場から離れた委員会が「死」に対する具体的処置の決定を下すことは容易ではないと思われるが，医療チーム，倫理委員会がともに最終判断を下しにくいこの状況が今後も続いていきそうであることを国民に示し，さらなる議論をしていくことが，32年前の脳死臨調の最終答申を振り返ると，前進の良策かもしれない。

以上，述べてきたように，DTを実際の医療として迎えた今は，各人において必ず訪れる「死」の定義についてもしっかり考え，「安心して最期を迎えられる社会」の構築に向けた最低限の法律の必要性についても考えるときと思われる。

2. 植込型VAD管理施設拡大と管理医増員について

今後，DT患者は増加の一途をたどると思われるが，DT患者の医療的管理を行うチームにおいて，その司令塔的立場を植込型VAD管理医が担うことは容易に予想される。植込型VAD管理医の内訳は心臓外科医より循環器内科医のほうが多い現状であり，植込型VAD管理認定がVAD協議会で2019年に始まって以来，この5年間で138名（2024年1月現在）[4]がVAD管理医となっている。2025年からは更新された植込型VAD管理医も混在してくるが，植込型VAD実施医数（2024年5月現在で，成人の植込型VAD実施医は148名，小児は38名）[5]をはるかに凌駕する数まで増員されてこないと，DTを含めた植込型VAD患者の管理を満足すべき状況で行えないことも危惧される。なぜならば，植込型VAD患者のQOLを維持するために外来，入院，在宅診療の場で植込型VAD合併症（脳梗塞や脳出血といった神経機能障害，感染症，消化管出血，右心不全，大動脈弁閉鎖不全症など）の予防と治療は一生続くからである。

循環器内科医である植込型VAD管理医がさらに増え，経験のある看護師や臨床工学技士とともに植込型VAD管理チームとして植込型VAD管理施設でDT患者を診ていくシステムは必須であり，そのための保険適用整備も急務である。これらが早急に構築されていくことで，循環器領域における終末期医療も身近に考えられ，「死」の定義への倫理的議論も活発化されてくると思われる。

● 文献 ||||||||||||||||||||||||||||||||||||||||||||||||||||||||||||||||||||||||||||||||||||||||||||||||||||||||||||

1) Rose EA, et al：Long-term use of a left ventricular assist device for end-stage heart failure. N Engl J Med. 2001；345（20）：1435-43.
2) Slaughter MS, et al：Advanced heart failure treated with continuous-flow left ventricular as−sist device. N Engl J Med. 2009；361（23）：2241-51.

3) 補助人工心臓治療関連学会協議会：実施施設（20施設） 2024年7月1日現在.
   [https：//j-vad.jp/dt-lvad/]（2025年1月閲覧）
4) 補助人工心臓治療関連学会協議会：TOP.
   [https：//j-vad.jp]（2025年1月閲覧）
5) 補助人工心臓治療関連学会協議会：植込み型補助人工心臓　認定一覧.
   [http：//j-vad.jp/registry/]（2025年1月閲覧）
6) 布田伸一：移植医療における倫理. MHC. 2023；30（2）：72-7.
7) 佐藤良明：「死の受容」を考える. 読売クオータリー. 2024冬号. p134-45.
8) 日本循環器学会：「救急・集中治療における終末期医療に関するガイドライン〜3学会からの提言〜」を公表するに
   あたって.
   [https：//www.j-circ.or.jp/old/topics/files/guideline_keii20141104.pdf]（2025年1月閲覧）
9) Butler J, et al：Advance directives among hospitalized patients with heart failure. JACC Heart
   Fail. 2015；3（2）：112-21.
10) Detering KM, et al：The impact of advance care planning on end of life care in elderly patients：
   randomised controlled trial. BMJ. 2010；340：c1345.

第**2**章 | DTの適応と実施体制

3 DTによる心不全治療の パラダイムシフト

| 波多野　将

1 はじめに

　心不全薬物療法において，利尿薬からアンジオテンシン変換酵素（ACE）阻害薬／アンジオテンシンⅡ受容体遮断薬（ARB）＋β遮断薬＋ミネラルコルチコイド受容体拮抗薬（MRA）の3剤併用療法への移行を「第一次慢性心不全治療パラダイムシフト」とすると，ここから標準治療がACE阻害薬／ARB／アンジオテンシン受容体ネプリライシン阻害薬（ARNI）＋β遮断薬＋MRA＋ナトリウム・グルコース共輸送体2（SGLT2）阻害薬の4剤併用療法に変化したことは，「第二次慢性心不全治療パラダイムシフト」であるといえる。一方で，mechanical supportを必要とする重症心不全治療において，植込型左室補助人工心臓（植込型LVAD）の登場を「第一次重症心不全治療パラダイムシフト」とすると，Destination therapy（DT）の承認は「第二次重症心不全治療パラダイムシフト」ということができる。そこで本項では，DTの承認により重症心不全治療がどのように変化したのかを解説する。

2 DTの承認による重症心不全治療の変化

　2011年に始まったわが国における植込型LVADによる治療は，当初はその目的が心臓移植までの橋渡し（BTT）に限られていた。しかし，海外では心臓移植を受けるべき人と，植込型LVADを装着して生涯を過ごす人とが明確にわけられる方向に進んでいる。後者はDTと呼ばれ，INTERMACSのレポートによれば，2021年に植込型LVADを装着された患者2,464人のうち，BTTは5.3％，将来的な移植適応判定をめざしてLVADを装着（BTC）されたのは13.5％にとどまり，81.1％の患者はDTとして植込型LVADを装着された[1]。

　わが国においても2016年9月からDTの治験が始まり，2021年4月30日からようや

くDTの保険償還が開始された。これまで「植込型LVAD装着患者＝心臓移植待機患者」であったものが，心臓移植の対象にならない患者であっても一定の条件を満たせば植込型LVADを装着できるようになったことにより，重症心不全治療にパラダイムシフトが起こったといえる。具体的には，以下のような患者であっても，植込型LVAD装着を検討できるようになったことは非常に重要である。

1. 65歳以上の患者

65歳以上の患者は心臓移植登録の対象とならないが，認知機能が保たれている患者であればDTの対象となりうる。認知機能が保たれていることの基準として，ミニメンタルステート検査（MMSE）24点以上，トレイルメイキングテスト（TMT）–B 300秒以下と定めうれているが，高齢者の場合にはMMSEやTMTの点数が基準を満たしていたとしても，機器トレーニングに難渋することが多い。このため，病状や時間に猶予がある症例においては，LVAD植え込み前に機器トレーニングを行うことも考慮すべきである。なお，60〜64歳の患者は移植登録をしていても実際に移植を受けられる可能性がきわめて低いことから，DTが承認される以前から「実質DT」と考えられてきたが，DTが承認された現在においては，移植登録をすることなく初めからDTとしてLVAD植え込みを受けるケースが増えてきている。

LVAD植え込み後の高齢者に対して，どの程度の予後を求めるかは難しいところであるが，2023年末までの植込型LVADの成績を報告したJ-MACS Statistical Report最新版によれば，60歳以上で植込型LVAD装着を行った患者の4年生存率は71％であった（図1）[2]。これはHeartMate 3™（HM-3）以外の機種も多く含んでいる成績であることを考えると，著しく成績が向上したHM-3においては，少なくともこれ以上の成績が求められるであろう。このため，植込型補助人工心臓DT実施基準においては，65歳以上の症例ではJ-HeartMate Risk Score（J-HMRS）[注1]がlowであることが望ましいとされている。さらに2023年になり，J-MACSのレジストリーデータから導き出されたJ-MACS risk score[注2]が提唱されたが[3]，derivation cohortで作成したこのスコアをvalidation cohortで検証すると，3年生存率はlow riskで94％，intermediate riskで85％，high riskで47％とriskが高くなるごとに有意に予後は不良であった（p＜0.001）ことから，high riskに該当する高齢者におけるDTは避けるべきと思われる。

注1：J-HMRS＝0.0274×Age－0.723×alb（g／dl）＋0.74×Cre（mg／dl）＋1.136×INR＋0.807×（0 or 1）※

※2年間で植込型LVAD施行が3例以上の施設は0，それ以外の施設では1

Low risk＜1.58≦medium risk≦2.48＜high risk

注2：J-MACS risk score＝0.105×［age（years）］＋2.06（if history of cardiac surgery）＋3.56×［serum creatinine（mg／dL）］＋2.61（if CVP／PAWP＞0.71）

CVP：central venous pressure

Low risk＜10.2≦Intermediate risk＜13.7≦high risk

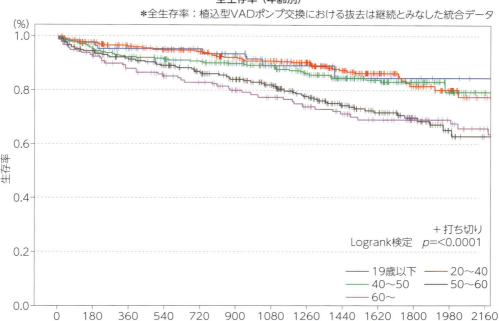

生存率

	90日	180日	360日	720日	1080日	1440日
19歳以下	98%	98%	95%	95%	90%	85%
20〜40	98%	98%	96%	94%	91%	87%
40〜50	98%	96%	92%	91%	89%	85%
50〜60	96%	94%	92%	87%	82%	75%
60以上	95%	93%	88%	83%	78%	71%

各時点におけるリスク集団〔patients at risk（人）〕

19歳以下	94	81	71	66	61	53	38	23	16	9	5	3	1
20〜40	427	400	369	343	324	296	259	221	166	128	84	43	21
40〜50	372	343	317	304	287	262	228	187	151	115	82	41	20
50〜60	399	361	335	301	273	243	201	159	123	94	63	31	21
60以上	166	148	130	122	114	101	92	84	75	63	53	44	34

図1 植込型LVAD装着後の年代別予後（2010年6月〜2023年11月）

（文献2より引用）

2. 肝腎機能障害を有する患者

　何をもって「肝臓，腎臓の不可逆的機能障害」と定義するのかは非常に難しく，その解釈については施設ごとに異なっているのが実際のところである。以前我々は，不可逆的な肝機能障害，腎機能障害をそれぞれ「LVAD装着6カ月後の総ビリルビン（TB）≧1.5mg/dL」「LVAD装着6カ月後のクレアチニン（Cre）≧1.5mg/dL」としたとき，以下の式，

> ビリルビンスコア＝0.15×（年齢）＋1.1×（LVAD装着前のTB値）
> クレアチニンスコア＝0.2×（年齢）＋3.6×（LVAD装着前のCre値）

によって定義したビリルビンスコア＞11，クレアチニンスコア＞14.1であれば，不可逆的な肝機能障害，腎機能障害をそれぞれ感度0.883，特異度0.847（ビリルビンスコア），感度0.917，特異度0.772（クレアチニンスコア）で予測できることを報告した[4]。ただし，本研究における対象患者の平均年齢は39.2歳と若く，たとえば40歳の患者であればTBのカットオフ値は4.55mg/dL，Creのカットオフ値は1.69mg/dLと実臨床の感覚と比較的合うところになる。しかし，60歳の患者であればTBのカットオフ値は1.82mg/dL，Creのカットオフ値に至っては0.58mg/dLとなり，実臨床の感覚とはだいぶ異なってしまうため，高齢の患者にこのスコアを当てはめることは難しいかもしれない。

　もちろん，LVADを装着することによって低心拍出やうっ血が著明に改善することは間違いないので，LVAD装着により肝腎機能は多くの場合において改善する。Quaderらは，LVAD装着前にGFR＜60mL/分/1.73m^{2}であった患者47名について検討し，術前のGFR 48±7mL/分/1.73m^{2}からLVAD装着1カ月後には79±33mL/分/1.73m^{2}まで改善したことを報告している（**図2**）[5]。ただし，腎機能はその後再度増悪に転じ，180日後には63±21mL/分/1.73m^{2}でまで低下した。筆者らの施設で検討した結果もほぼ同様であり[6]，LVAD装着前にeGFR＜60mL/分/1.73m^{2}であっても，LVAD装着によりeGFR 30mL/分/1.73m^{2}程度の腎機能改善が見込めるものと思われる。

　一方で，我々の検討では，心臓移植を受けた症例において，移植時にeGFR＜60mL/分/1.73m^{2}であった症例は，eGFR≧60mL/分/1.73m^{2}であった症例に比して有意に予後が不良であり（p＝0.0012）（**図3**）[7]，移植時のeGFRは年齢と並んで移植後の独立した予後規定因子であった［順にHazard ratio（HR）13.8，95％confidence interval（CI）1.7-109.2，p＝0.0009およびHR 7.7，95％CI 2.0-30.3，p＝0.0018］[7]。移植登録が可能となるeGFRのカットオフ値をどこにするかは施設間で若干の違いがあるが，おおむねeGFR 30～40mL/分/1.73m^{2}をカットオフにしているところが多いのではないかと思われる。しかし，これは移植登録時，すなわち多くの症例ではLVAD装着前の数字であることに注意が必要である。このため，BTCとしてDTを選択し，腎機

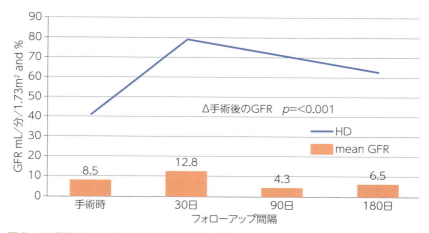

図2 腎機能低下を伴う左心不全患者に対するLVAD植え込み後の腎機能および透析施行例の推移

LVAD：左室補助人工心臓，HD：血液透析，GFR：糸球体濾過量

（文献5より改変引用）

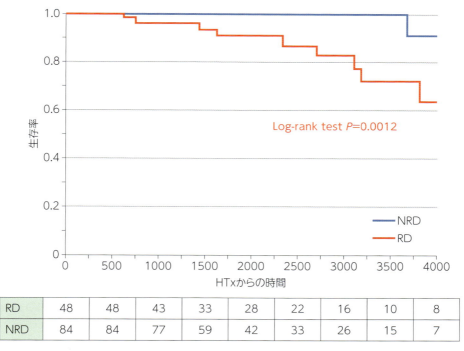

| RD | 48 | 48 | 43 | 33 | 28 | 22 | 16 | 10 | 8 |
| NRD | 84 | 84 | 77 | 59 | 42 | 33 | 26 | 15 | 7 |

図3 心臓移植時に腎機能障害があった場合（RD）となかった場合（NRD）における移植後の予後

HTx：心臓移植（heart transplantation）

（文献7より改変引用）

3 DTによる心不全治療のパラダイムシフト

能の改善がある程度得られた場合であっても，eGFR≧60mL/分/1.73m^{2}まで回復しない症例においては，BTTに切り替えるのではなく，DTを継続するという選択も検討する必要があるものと思われる。

　肝機能障害については，NishiらはLVAD装着3日後の中心静脈圧がその後の肝機能回復の予測因子になることを報告している[8]。しかし，これは術後に得られるパラメーターであり，術前から予測するためには他の評価法が必要である。Yalcinらは以下の式，

$$3.78\ln(\text{bilirubin}) + 11.2\ln(\text{INR}) + 9.57\ln(\text{creatinine}) + 6.43$$

によって定められるThe Model for End-stage Liver Disease（MELD）scoreを用いてMELD score≧12.6であると，12.6未満の場合と比してLVAD装着後の予後が有意に不良であることを報告している（図4）[9]。肝機能の回復という観点からは，MELD score≧12.6であってもLVAD装着3カ月後にはTB値は正常範囲内まで改善しているが（図5）[9]，LVAD装着後の予後も不良であることを考えると，このような症例では移植登録が可能となったらBTTに切り替えて移植をめざすのがよいと思われる。

3. 悪性腫瘍の既往のある患者

　悪性腫瘍の既往があっても，「完全寛解後5年以上経過している症例」，もしくは「根治的がん治療後のホルモン療法などの併用がん治療が不要で，地域がん診療連携拠点病院基

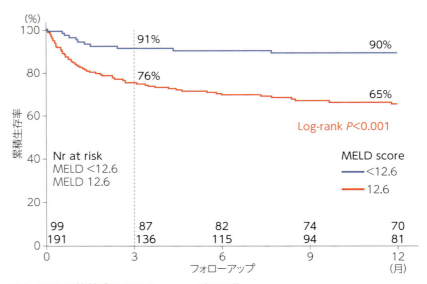

図4 LVAD装着時のMELD score別の予後
LVAD：左室補助人工心臓，MELD：The Model for End-stage Liver Disease
（文献9より改変引用）

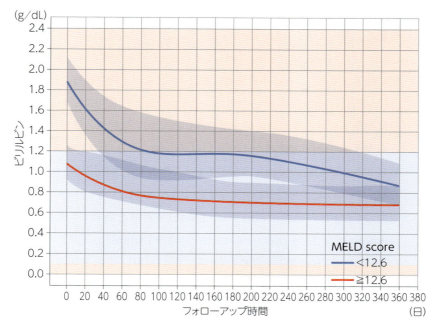

図5 LVAD装着時のMELD score別の血清ビリルビン値の推移
LVAD：左室補助人工心臓，MELD：The Model for End-stage Liver Disease
(文献9より改変引用)

準以上の認可を受ける医療機関のキャンサーボードにおいて，5年無再発生存率が95%以上と推定されると判断された症例」については心臓移植の除外基準に抵触しない．逆にいえば，この2つの条件を満たさない悪性腫瘍の既往のある患者は心臓移植の対象にならないが，DTの併存疾患に対する規定は，「併存疾患によって規定される余命が5年以上あること」となっているので，悪性腫瘍があっても，それによる予後が5年以上あると見込まれる症例についてはDTの選択基準を満たすということになる．このため，悪性腫瘍の既往のある患者であっても，一定の条件を満たせばDTとしてのLVAD装着は可能であるし，LVAD装着中に「完全寛解後5年以上経過」すれば，その後移植登録を行うことも可能となる．ただし，抗癌剤投与中の患者はDTの除外基準に抵触するので注意が必要である．

4. 肺血管抵抗 (PVR) 高値の患者

肺血管拡張薬を使用してもPVR 6 WU (wood単位) 以上の肺高血圧症 (pulmonary hypertension：PH) は心臓移植の絶対的除外基準に抵触する．一方で，筆者らの施設では左心性心疾患に伴う肺高血圧症 (pulmonary hypertension due left heart disease：PH-LHD) の患者の移植登録を検討する際には，一酸化窒素 (NO) 20ppm吸入による急性肺血管反応試験を行って肺血管の可逆性を確認しているが，19名に対して急性肺血管

反応試験を施行したところ，PVR 5.8±3.4→3.4±1.8WUと有意な（$p<0.01$）低下を認め，ベースラインのPVRが高値のほうがPVRの低下率が高いという結果を得ている（図6）。NO負荷前にPVR 6WU以上であった5名全例でNO負荷後にPVRは6WU未満に低下しており，左心不全患者におけるPHは可逆的であることが多い。

　CpcPH（combined pre-and post-capillary PH）におけるPVR上昇は，高度に機能が低下した左室の前負荷を増やさないよう，肺動脈の攣縮が生じていることの結果とも考えることができるが，LVADは最も強力な左室の減負荷であるため，LVADを装着すれば肺動脈の攣縮も改善してPHの著明な改善が期待される。実際にAnegawaらは，LVAD装着を行ったPH-LHDの患者89名について解析したところ，PVR上昇を伴うCpcPHの患者においても，LVAD装着前と装着1年後の平均肺動脈圧（mean pulmonary artery pressure：mPAP）40→14mmHg，PVR 4.1→1.69WUと有意なmPAP，PVRの低下を認めた（ともに$p<0.001$）ことを報告している[10]。このため，PVR 6WU以上であってもDTとして積極的にLVAD装着を行い，PVR<6WUとなったら移植適応となる症例であればBTTに切り替えるのがよいと思われる。どの程度のPVRまで許容できるかは今後の検討課題ではあるが，Satoらは高度のCpcPHを呈する拡張相肥大型心筋症の症例に対してLVAD植え込みを行い，PVR 8.16→2.2WU，mPAP 40→17mmHgと低下したことを報告しており，PVR 8WU程度であれば十分にLVAD単独での管理が可能と思われる[11]。ただし，筆者らの検討では，PVR>4.5WUかつ右房

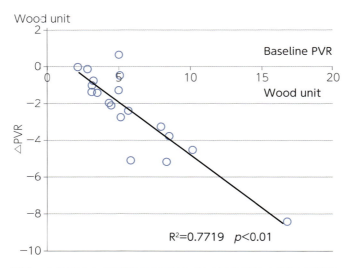

図6 左心不全に伴う肺高血圧症に対する急性肺血管反応試験時のBaselineのPVRとNO負荷によるPVRの変化（自験例）

PVR：肺血管抵抗，R＝ピアソンの積率相関係数（Pearson's product moment correlation coefficient）

圧（right atrial pressure）／肺動脈楔入圧（pulmonary artery wedge pressure：PAWP）＞0.8は両心補助人工心臓（biventricular assist device：BVAD）装着の予測因子であり，この両者を満たした場合には83.3％というきわめて高い確率でBVAD装着を要するため，このような症例に対するLVAD装着は慎重に判断する必要がある[12]。

5. BTCをめざす患者の入口としてのDT

mechanical supportを要する重症の急性心筋梗塞や劇症型心筋炎において，mechanical supportからの離脱が困難な場合，移植の対象となる年齢であれば最終的には心臓移植登録をめざすことになる。しかし，大動脈内バルーンパンピング（IABP）やImpella®装着下で悪性腫瘍の除外などのための各種検査をすべて行うことは困難であり，DTが承認される前は，いったん体外設置型LVADを装着して移植登録に必要な検査を完了するということがしばしば行われていた。しかし，DTの承認により，BTCのためにいったんはDTとしてLVAD植え込みを行い，LVADを装着して血行動態が改善した後に必要な検査を施行して移植申請を行う，という治療戦略が取られることが増えてきている。

実際，日本循環器学会より心臓移植適応検討申請を行うDT実施施設に対して，2023年10月以降の申請について，以下の場合には，事前にBTCの可能性（すなわち，HM-3をDTとして装着して血行動態改善後必要な検査を施行してから，または他臓器の機能改善が得られてから，移植申請を行う）を検討し，レシピエントデータシートにその議論の内容を記載するようにとの通達が出されている。
①患者の血行動態が理由で，移植適応に関するいくつかの検査ができない場合

もしくは
②移植適応除外条件に近い他臓器の問題が存在する場合

行われる治療の順番はLVAD装着→心臓移植であるのに，DTが承認される以前はまず心臓移植の登録を行わなければLVAD装着ができない，というややわかりにくい手順で治療を進めざるをえなかった。しかし，DTの承認により，まずLVAD装着を行い，その中で最終的に移植を受けるべき人が心臓移植適応検討申請を行うことになり，治療の進め方がよりわかりやすくなったといえる。

3 まとめ —DT承認による重症心不全治療の変化—

DT承認により生じた重症心不全治療の変化をまとめると以下のようになる。
①年齢，臓器障害などから移植の対象とならない患者であっても，一定の条件を満たせば植込型LVAD装着が可能となった。

②そのうち，LVAD装着後に移植登録の適応を満たした症例については，LVAD装着後に移植登録が可能となることもある。

③DTの役割の一部にBTCが存在することで，植込型LVAD装着を行える患者の幅が広がったとともに，その手続きも迅速に行えるようになった。

● 文 献 |||||||||||||||||||||||||||||||||||||||||||||||||||||||||||||||||||||||||||||||||||||

1) Yuzefpolskaya M, et al：The Society of Thoracic Surgeons Intermacs 2022 Annual Report：focus on the 2018 heart transplant allocation system. Ann Thorac Surg. 2023；115(2)：311-27.

2) 日本胸部外科学会 J-MACS 委員会：日本における補助人工心臓に関連した市販後のデータ収集 J-MACS Statistical Report. 2024年02月.
[https://j-vad.jp/document/J-MACS%20Statistical%20Report%20_20240204.pdf] (2025年1月閲覧)

3) Imamura T, et al：Novel scoring system to risk stratify patients receiving durable left ventricular assist device from J-MACS Registry Data. Circ J. 2023；87(8)：1103-11.

4) Imamura T et al：Preoperative levels of bilirubin or creatinine adjusted by age can predict their reversibility after implantation of left ventricular assist device. Circ J. 2013；77(1)：96-104.

5) Quader M, et al：Impact of renal function recovery utilizing left ventricular assist device support. J Card Surg. 2020；35(1)：100-7.

6) Bujo C, et al：Long-Term renal function after implantation of continuous-flow left ventricular assist devices：A single center study. IJC Heart & Vasculature. 2021；37：100907.

7) Kakuda N, et al：Effect of renal function under left ventricular assist device support on the cardiac function and clinical events after heart transplantation. Clin Transplant. 2023；37(12)：24：e15107.

8) Nishi H, et al：Prediction of outcome in patients with liver dysfunction after left ventricular assist device implantation. J Artif Organs. 2013；16(4)：404-10.

9) Yalcin YC, et al：Impact of preoperative liver dysfunction on outcomes in patients with left ventricular assist devices. Eur J Cardiothorac Surg. 2020；57(5)：920-8.

10) Anegawa E, et al：Pulmonary vascular reverse remodeling after left ventricular assist device implantation in patients with pulmonary hypertension. ASAIO J. 2023；69(2)：151-8.

11) Sato T, et al：A heart transplant candidate with severe pulmonary hypertension and extremely high pulmonary vascular resistance. J Artif Organs. 2013；16(2)：253-7.

12) Nitta D, et al：A useful scoring system for predicting right ventricular assist device requirement among patients with a paracorporeal left ventricular assist device. Int Heart J. 2018；59(5)：983-90.

施設間連携とその課題

西村　隆

1 はじめに

　植込型補助人工心臓（植込型VAD）が日本で保険適用下に使用され始めてから約10年が経過し，この間にデバイスの種類や適応範囲だけでなく，慢性期の管理方法やその体制も大きく変化してきた。従来は，主に心臓移植実施施設を中心に，ハイボリュームセンターと呼ばれる一部の施設にVAD症例が集中していた。これらの施設は，周術期から慢性期に至るまでの様々なノウハウを蓄積し，そこから全国に普及・定着させる役割をはたしていた。その継続した努力の結果，日本全国の様々な地方で植込型VAD実施施設が誕生して，各施設が心不全チームを形成してチーム全体のスキルを高め，治療成績を向上させている。

　現在では，各地域において中核となる植込型VAD実施施設が，周辺の植込型VAD管理施設と協力しながら治療を進める体制が構築されつつある。このような背景の中で，VAD症例が十分に集まらずに施設認定維持が困難になる施設や，逆にVAD症例数が多すぎて他の業務を圧迫してしまう施設が出現し，いわゆる施設格差の拡大が問題視されはじめた。また，近隣にVAD治療を行う施設がなく治療のために転居を余儀なくされる地域もあり，これも地域格差として今後解決すべき課題となっている。

　時期を同じくしてDestination therapy（DT）が日本でも開始され，その治療の特性を考慮したVAD治療体制の見直しが行われた。DTの目標の1つは，VADを使用しながらQOLの高い生活を送ることである。そのための大きな因子の1つに，安定した生活環境が挙げられる。生活環境には住み慣れた住居，友人などの人間関係，慣れ親しんだ職場などが含まれる。つまり，DTにおいては，高いQOLを維持するために術前の居住地で安心して暮らせるかどうかが重要である。補助人工心臓治療関連学会協議会が定める「植込型補助人工心臓DT実施基準」の中の「Q and A」においても，「DTを遠方まで引っ越して受け，そこで暮らすと言うのはまったく本来の目的とかけ離れたことです」と記載

されている[1]。2021年4月にHeartMate 3™がDT適応となり保険収載された際には，新しいDT実施基準での運用開始にあたって，治療成績を担保する目的で治験実施7施設のみで開始された。しかし，良好な初期成績を受けて2024年7月までに13施設が追加されて，合計20施設で治療が行えるようになった（2024年7月1日現在）[2]。今後も施設拡大が予定されており，地域格差の解消に努めている。

これらの施設較差や地域格差の解消に向けて，現在最も注目されているのが施設間連携である。現状の医療資源では解決できないこれらの格差問題に対して，複数の施設や地域が協力し合い，それぞれの得意とするリソースを持ち寄って解決していく方法論である。本項ではVAD治療における施設間連携で主要な役割を果たす施設群として，植込型VAD実施施設，管理施設，支援施設にわけて，それぞれの観点から施設間連携について論ずる。

2 植込型VAD実施施設にとっての施設間連携

従来，植込型VAD治療を一手に担ってきた植込型VAD実施施設は，最も多くの治療経験を有する施設群であり，単独施設でもVAD治療を完遂できる基本能力を有する施設である。しかし，先述したように症例の確保が困難であったり，逆に多すぎて他の業務を圧迫してしまったりする施設も増えてきた。VAD実施施設にとっての施設間連携としては，以下の2つの役割が考えられる。

1. VAD治療候補症例の紹介

なかなか症例が集まらない実施施設にとっては，きわめて重要な連携である。一般的に，普段から重症心不全治療を行っていない循環器内科からVAD治療に関するコンサルテーションが実施施設に依頼されることは稀である。これは，決して症例が存在していないわけではなく，多くの場合には，紹介に至らずに死亡するか適切な手術機会を逃してしまっているためである。これらを防ぐためには，明確な紹介方法や基準を示しておくことや，普段から顔の見える関係をつくっておき，気軽に相談できる体制をつくっておくことなどが有用である。また，地域の中核病院と勉強会やセミナーを共有し，循環器内科医のみならず，医療スタッフを含めた知識の向上と情報の共有も有用である。逆に実施施設のスタッフにとっても，最前線で心不全治療を行っている中核病院において，何が問題で，何が紹介のハードルとなっているかを知る機会となり，スムーズな連携システムづくりに必要なことである。

2. シェアード・ケア

VAD症例の外来管理中に，感染や神経機能障害，不整脈等により再入院となる症例がある。2024年J-MACS Statistical Reportによると，退院後1年以内に再入院する症例は63％で，2年以内では76％に上る[3]。これらのVAD管理中の合併症症例は，管理症例数に比例して増加することとなる。自然と，一般病棟や集中治療数の病床を圧迫することとなり，通常診療にも影響を与えることとなる。これは病床に限らず，マンパワーを含めた医療資源を大きく消費することとなる。この負担は，1つの実施施設のみで対応することが困難で，管理施設とのシェアード・ケアがその解決策の1つとなる。VAD患者管理の経験を積んだ管理施設では，ポンプ交換などを除くほとんどの合併症対策が可能である。脳梗塞や脳出血に対する初期対応などは，住居近傍の管理施設で発症早期に行えたほうが予後が良いと考えられている。また，不整脈発作も同様に早期に対応できたほうが患者負担が少ないと考えられる。このように実施施設と管理施設がそれぞれの強みを生かし，協力して在宅管理を行うことによって，患者へのメリットのみならず実施施設の負荷軽減にも貢献する。

また，ケアをシェアするのは管理施設とだけではない。一例として，実施施設と協力して，VAD患者の創部管理などを外来治療として行っていた地方拠点総合病院の例を挙げる。当初は，1回／月での実施施設の外来受診でドライブライン皮膚貫通部の処置を行っていた症例に対して，肉芽からの出血や疼痛に対して実施施設と連絡を取りながら外来処置を行っていた。徐々に経験が蓄積され，レスパイト入院など安定した状態の入院加療も行えるようになっていった。もちろん，この間にも循環器内科，心臓血管外科の医師だけではなく，看護師や臨床工学技士もVAD治療に興味をもち，講習会や学会などで最新知識を習得するようになっていった。現在では植込型VAD管理施設として認定され，地域の複数のVAD症例の管理を行っており，地域のほかの施設からも多くの心不全症例の紹介を集めている。

このように様々な医療機関と連携し，限りのある医療資源を最大限利用して効果的なDT体制の構築をめざす必要がある。

3 植込型VAD管理施設にとっての施設間連携

植込型VAD管理施設は，自施設ではVADの植え込み手術は行わないが，慢性期の管理を行うことができる施設である。認定前に看護師や臨床工学技士を含むチームとしての研修実績のみならず，施設としての実際のVAD管理経験も要求され，十分に実践に耐えうるチームである。各地域における心不全治療の中核病院が管理施設となっていることがほとんどで，一定の頻度でVAD適応となる症例の治療を行っていることが多い。

1. VAD実施施設との連携

　管理施設は自施設でVAD植え込み手術を行えないため，常日頃から実施施設とのしっかりとした連携体制を構築している必要がある。特にVAD治療の適応か否か迷う症例の場合に，スムーズなコンサルテーションができないと治療方針の決定ができない。心不全治療経験が豊富な循環器内科チームであっても，植え込み手術術式の選択や周術期リスクのコントロールなどにおいて実施施設の心臓外科チームとの意見交換は必須である。最低でも，適切なタイミングでのVAD植え込み手術を行うことができる連携はなくてはならない。一方，実施施設としても，DTの場合には術前にdecision makingとして患者や患者家族に介入する必要があるが，紹介元からの情報が不可欠である。その際に，VAD治療の全体像をしっかりと把握した上で説明を行い，理解を得た上で治療を行ってきた管理施設からの情報はきわめて有用である。このようにVAD治療開始に向けて，術前から実施施設と管理施設は密に連携している必要がある。

　植え込み手術後慢性期管理中のVAD症例においても，血液ポンプ内血栓や機械的トラブルに起因して緊急ポンプ交換が必要となる可能性があり，即座に実施施設と連携して対応していく必要がある。また，external outflow graft obstruction（EOGO）を合併した症例でも外科的介入のタイミングについて議論が必要であり，実施施設と管理施設が協働して手術リスクと管理リスクの評価を行う必要がある。同様に，ドライブライン感染に対する外科的介入に関しても，手術を行うべきか否かを実施施設と連携して考える必要がある。

2. 他の拠点病院との連携

　管理施設の中にはVAD治療を自施設の治療オプションとして（手術パートのみ外部発注をしている治療として），もっている強みを生かして地域の重症心不全症例を集約させている施設も多い。そのような施設はVAD治療症例を軸とする心不全外来を開設し，重症心不全症例の紹介を受け入れている。VAD治療としての適応がまだない症例であっても，薬物療法や両心室ペーシング機能付き植込型除細動器（cardiac resynchronization therapy defibrillator：CRT-D）の導入などの介入が積極的に行われており，将来的にはVAD治療が必要になるかもしれない症例をリスト化して，集約的に管理している。徐々に増悪していく慢性心不全症例において，VAD治療をオプションとして準備しておくことは一般の循環器内科医にとっては依然として敷居が高いが，VAD治療の実際を熟知している管理施設が連携することによって，適切なタイミングでのVAD治療導入が行えることとなる。

　このように，DTにおいて管理施設は術前から術後遠隔期まで，すべてにおいて治療の要であり，心不全患者が重症化しても適切に治療を行い，社会復帰して安心・安全に生活していく基盤をつくることが管理施設の使命である。つまり，発症から看取りに至るまで

包括的に管理することであり，単施設で成し遂げられるものではない。つまり，管理施設にとっての施設間連携とは，各施設同士の個別のつながりだけではなく，地域全体の医療資源を俯瞰でとらえつつ，それを最大限に生かすコーディネーター的役割を担うものである。その役割の中には，医療資源の底上げをめざした啓発活動や，異なる役割をもった施設間の連携の仲介役，行政や企業と他の施設との連絡など，多岐にわたる業務がある。これらの地道な努力の集積こそが，地域における重症心不全治療拠点としての地位を盤石なものとすると考えている。

4 VAD治療支援施設にとっての施設間連携

　VAD治療支援施設という明確な定義はなく，在宅植込型補助人工心臓指導管理料を算定することはできないが，実際のVAD治療に携わっている施設がこれにあたる。重篤ではない症状の初期診療を行ってくれる近所の開業医，突然の頭痛出現時に緊急頭部CTを撮ってくれる近隣の総合病院，脳梗塞後にあまり外出ができなくなった症例に対して訪問診療を行ってくれる在宅診療医など，様々な医療機関がVAD治療支援施設といえるだろう。もちろん，これらの医療機関は指導管理料を算定できず，管理施設や実施施設と連携しながらVAD症例の治療の一部を分担してくれることとなる。

　VAD治療には，バッテリーやケーブルなどの定期交換や故障で機器の交換が必要になった際に，きわめて高額の費用が発生するが，これは単体では保険請求できない。これらは指導管理料に含まれているとの考えから，管理を担当している実施施設や管理施設が積み立てていることが多い。また，衛生材料やコアグチェックなどの消耗品も保険請求できないため，指導管理料にて充当される。つまり，VAD治療支援施設単独でのVAD治療は成立せず，必ず実施施設なり管理施設なりの協力のもとに治療は遂行される。

　VAD治療の治療成績の向上に伴って，DTの外来管理期間も長期化しており，一施設当たりの管理症例数は増加の一途をたどっている。今後さらに増加していくことが見込まれており，従来VAD治療に参加していなかった医療機関にも協力を求める機会は増加していく。たとえば，VAD症例が脳梗塞などを合併したのちに，長期間にわたり入院してリハビリが必要な場合がある。また，VAD症例の終末期の看取りも他の施設に依頼することは困難である。現在はこれらのほとんどを実施施設や管理施設が担当しているが，本当に急性期病院の病床が必須かどうかは議論のわかれるところである。かかる状況においても，実施施設とのしっかりとした施設間連携が構築されていれば，VAD治療支援施設で分担して治療を行うことが可能である。実施施設にとっては非常にありがたい協力関係となるが，協力するVAD治療支援施設にとっては，リスクを感じながら使命感に支えられての治療となる。今後は，VAD治療支援施設にとってもメリットが生じる保険制度を考えることが必要であろう。

4 施設間連携とその課題　79

5 おわりに

　本項では，植込型 VAD 実施施設，管理施設，支援施設それぞれの観点より施設間連携について述べた。今後急速に症例数を増やすことが見込まれる DT においては，その治療成績を維持しつつ，QOL の高い生活を提供することは困難を極める。しかし，唯一解決する方法があるとすれば，連携を密にした多くの施設の治療への参入であろう。それぞれの施設が治療を分担し合うことで，より多くの症例の管理が可能となり，日本全国のどの地域においても同水準の治療が受けられる体制がつくられると思われる。今後，いっそうの進化が期待される IoT や電子カルテ共有などの技術を用いて，次世代型の施設間連携が構築されることが望まれる。また，それに見合う医療保険制度の見直しも必要となるであろう。

● 文 献

1)　補助人工心臓治療関連学会協議会：植込型補助人工心臓 DT 実施基準（2023.8.7 改定）.
　　[https://j-vad.jp/dt-lvad/]（2025 年 1 月閲覧）
2)　補助人工心臓治療関連学会協議会：実施施設（20 施設）2024 年 7 月 1 日現在.
　　[https://j-vad.jp/dt-lvad/]（2025 年 1 月閲覧）
3)　日本胸部外科学会 J-MACS 委員会：日本における補助人工心臓に関連した市販後のデータ収集 J-MACS Statistical Report. 2024 年 02 月.
　　[https://j-vad.jp/document/J-MACS%20Statistical%20Report%20_20240204.pdf]（2025 年 1 月閲覧）

第3章

植え込み手術および
周術期管理

第**3**章｜植え込み手術および周術期管理

1

術前管理

| 奥村貴裕

1 はじめに

　補助人工心臓（VAD）装着における術前評価・管理は，手術リスクの層別化と適切な患者選択を可能にし，術後の合併症リスクを最小限に抑えるために不可欠である[1]。心機能のみならず，全身臓器の機能，栄養状態，感染リスク，精神状態など多面的な評価および課題の管理を行うことで，個々の患者に最適な治療戦略を立案する。また，患者とその家族の治療に対する理解と将来的な展望・準備を促し，長期的な治療成功の基盤を築くことができる。多職種チームにより，術前から包括的な評価・管理を行うことは，術後管理の最適化にもつながる。

2 患者選択

　Destination therapy（DT）の適応基準の詳細は他項にゆずるが，簡潔に言えば，NYHA心機能分類Ⅲ～Ⅳ度（原則としてNYHA Ⅳ度の既往を有する）の重症心不全患者で心臓移植の適応とならない場合である[2]。既存の薬物・非薬物治療でも延命が望めず，著しくQOLが障害された患者で，本治療を享受することで高いQOLが得られ，長期在宅治療，社会復帰が期待できるケースが適応となる（**表1**）[3]。重症感染症例，重度の肝・腎機能障害例（肝硬変，維持透析を含む），重度の精神神経障害例などは除外される。悪性腫瘍など，併存疾患による余命が5年に満たないケースも除外される。

　INTERMACS/J-MACS profileは重要な指標であり，profile 2～4の患者がDTの適応とされる[3, 4]。日本では特に高齢者への適応が重要な課題であり，個別の評価が必要である。65歳以上の患者では，通常INTERMACS/J-MACS profile 2は適応とならないが，安定しているImpella®装着症例や周術期により安全に施行するための大動脈内バルーンパンピング（IABP）使用症例では，血行動態，他臓器機能，栄養状態，高次機能など

表1 「植込型補助人工心臓」DT 適応・除外基準 (2023.8.7改定)

対象	疾患・病態	重症心不全であるが，心臓移植の不適応となる条件がある患者 対象となる基礎疾患は，拡張型および拡張相肥大型心筋症，虚血性心疾患，弁膜症，先天性心疾患，薬剤性心筋症，心筋炎後，心サルコイドーシス，などが含まれる。
選択条件	NYHAクラス	Ⅲ-Ⅳ（原則としてⅣの既往あり）
	ステージ分類	D
	INTERMACS profile	2-4（65歳以上の場合，profile 2は除外としているが，安定しているImpella®や周術期により安全に施行するためのIABPなどの場合は，65歳以上でもリスクスコアがlowの場合は除外でなくて良い）
	薬物治療	利尿薬・ACE阻害薬・ARB・ARNI・β遮断薬・MRA・SGLT2阻害薬（必要に応じてHCN4阻害薬）などの最大限の治療が試みられている
	静注強心薬・機械的補助循環への依存	ドブタミン・ドパミン・ノルエピネフリン・PDEⅢ阻害薬などに依存，または大動脈内バルーンポンプ・循環補助用心内留置型ポンプカテーテル・体外設置型補助人工心臓などに依存
	J-HeartMate Risk Score (J-HMRS)	適応判断に際して参考とする
	年齢	65歳以上は血行動態・他臓器機能・栄養状態・高次機能などをより慎重に考慮する
	体表面積	デバイスシステムにより個別に規定
	条件	他の治療では延命が望めず，また著しくQOLが障害された患者で，植込型補助人工心臓治療を受けることで高いQOLが得られ，長期在宅治療が行え，社会復帰が期待できる患者
	併存疾患	併存疾患によって規定される余命が5年以上あること
	介護サポート	初回退院後6か月程度の同居によるサポートが可能なケアギバーがいること（6か月以降もケアギバーまたは公的サービスによる介護の継続が可能であることが望ましい）
	自己管理能力	65歳以上の場合，術前にMMSE24点以上かつTMT-B300秒以下であることを確認する 65歳未満の場合は術前に植え込み施設で判断する。いずれの場合も，退院前に十分な自己管理能力が維持されているかどうかを再確認し，ケアギバーの介護レベルを計画する
	治療の理解	服薬アドヒアランスが得られ，禁酒禁煙が継続可能で，補助人工心臓の限界や併発症を理解し，患者の協力のもとに家族の理解と支援が得られる
	終末期医療に対する理解	患者と家族がDTの終末期医療について理解・承諾をしていること
除外条件	感染症	重症感染症
	呼吸器疾患	30日以内に発症した肺動脈塞栓症
	循環器疾患	開心術後早期 術後右心不全のために退院困難なことが予想される症例 治療不可能な腹部動脈瘤や重度の末梢血管疾患 胸部大動脈瘤・心室瘤・心室中隔穿孔 修復不可能な中等度以上の大動脈弁閉鎖不全症 生体弁に置換不可能な大動脈弁位機械弁 胸部大動脈に重篤な石灰化
	精神神経障害	重度の中枢神経障害 薬物中毒またはアルコール依存の既往 デバイスの自己管理が困難なことが予想される脳障害，精神疾患，または神経筋疾患
	その他の臓器不全	維持透析中 肝硬変
	妊娠	妊娠中
	その他	著しい肥満，低用量ステロイド以外の免疫抑制剤投与中，抗がん剤投与中，輸血拒否など施設内適応委員会が不適当と判断した症例

（文献3より引用）

1 術前管理　83

を慎重に評価した上で（後述するrisk scoreがlowの場合），適応となる可能性がある[4]。年齢，アルブミン値，クレアチニン値，INRの4項目で構成されるJ-HMRSは，DTの予後予測に有用なツールであり[5]，適応判断に際して参考にされる。

患者の病状・身体所見のみならず，それを取り巻く環境・社会的背景もDTの適応判断に重要な要素である。治療アドヒアランス，機器の自己管理能力，退院後の介護サポート力の担保は，長期にわたるDT成功のカギとなる。また，終生，VADによる循環補助を継続するDTでは，患者本人のみならず家族も含めて終末期医療に対する理解が必須であり，早期よりアドバンス・ケア・プランニング（ACP）が進められる。

術前管理では，多職種チームでこれらの要因を適切に評価し，患者個々の課題に取り組むことで，長期的な予後を担保しうる，除外条件に抵触しない安定した状況を維持することが求められる。

3 術前評価

術前評価は，心機能評価，全身状態の評価，精神・認知機能評価の3つの側面から全人的に行う[6]。植込型左室補助人工心臓（植込型LVAD）植え込み術前に検討すべき課題と管理のポイントを**第1章4「植込型補助人工心臓ガイドライン」の表7（p35）**[1]に示す。

1. 心機能評価

心エコー検査は非侵襲的で繰り返し評価可能なため，術前の血行動態評価に頻用される[7]。左室径，左室駆出率，右室機能，弁膜症の有無と程度を評価する。DTは生命予後だけでなくQOLも求める治療のため，運動耐容能に影響する右心機能や大動脈弁逆流症の評価は重要である。右室機能評価は，三尖弁逆流（tricuspid regurgitation：TR）の重症度評価に加えて三尖弁輪収縮期移動距離（tricuspid annular plane systolic excursion：TAPSE）や右室面積変化率（fractional area change：FAC）などを指標として用い，大動脈弁逆流は長期にわたるVADサポートにより悪化する可能性があるため，弁尖の形態評価や上行大動脈径など術前の詳細な評価を行い，必要に応じて植え込み手術時に弁膜症への介入が必要である[8]。また，大動脈弁が機械弁に置換されている場合には，生体弁への変更が求められる。

右心カテーテル検査は，肺動脈圧（PAP），肺血管抵抗（PVR），心拍出量など，より詳細な血行動態評価が可能である[9]。PVRが高値（＞3〜5Wood単位）の場合，術後右心不全のリスクが高くなるため注意が必要である。また，心係数＜2.0L/分/m²，中心静脈圧（CVP）＞15mmHgなどは予後不良因子とされる。

難治性の不整脈は，VAD植え込み後も再発する症例が多く，右心不全の原因になるなど管理を難渋させる要因となる。そのため，術前から心房細動や心室性不整脈を評価し，

積極的に管理しておく必要がある。術前の12誘導心電図や24時間ホルター心電図などで不整脈の評価を行う。抗不整脈薬のみならず，必要に応じて，カテーテルアブレーションの適応を判断する[10]。心房細動に対する抗凝固療法の要否も検討する。

前述のように，INTERMACS/J-MACS profile評価は，患者の重症度と緊急性を判断する上で重要である[3, 6]。DTの場合，profile 2～4が適応となるが，profile 1の患者では，IABPや体外膜型人工肺（extracorporeal membrane oxygenation：ECMO），Impella®もしくは体外式VADといった一時的な循環補助デバイスにて状態の安定化を図り，DTへの橋渡し治療（BTT）を考慮する。

2. 全身状態の評価

肝機能評価では，総ビリルビン，アルブミン，プロトロンビン時間などを確認する。総ビリルビン値が5mg/dL以上の高ビリルビン血症は，VAD植え込み後の予後不良因子である。ビリルビン，プロトロンビン時間（prothrombin time：PT），クレアチニン，透析治療の有無で計算されるMELD scoreも有用な指標であるが[11]，維持透析症例はDTの適応から外れる。また，PTの延長や血小板減少など，凝固異常を伴う場合には，周術期の出血リスクが高まる。

腎機能評価では，血清クレアチニン，推算糸球体濾過量（estimated glomerular filtration rate：eGFR），クリアランスなどを確認する[12]。eGFR＜30 mL/分/1.73m²の中等度以上の腎機能障害は，VAD植え込み後の予後不良因子とされるが，VADによる循環補助に伴い腎機能が改善する可能性もあるため[13]，個別の評価が必要である。

呼吸機能評価ではスパイロメトリーを行い，1秒量（forced expiratory volume in 1 second：FEV1.0）や%肺活量（% vital capacity：%VC）を確認する。FEV1.0%低値，%一酸化炭素拡散能（% diffusing capacity for carbon monoxide：%DLCO）低値，安静時低酸素血症は，VAD植え込みのリスクとなる。また，肺高血圧症（PH）の合併は右心不全のリスクを高めるため，注意が必要である。呼吸機能検査の実施困難例などでは，必要に応じて，動脈血液ガス分析を併せて評価する。

VAD装着術の周術期管理において，低栄養は合併症リスクを高める重要な因子である。栄養状態の評価は，アルブミン値，体重変化，骨格筋量に，CRP，プレアルブミン値，BUNなどを加え，重症度と組み合わせて包括的に行う[14]。近年では，血清アルブミン値，総リンパ球数，総コレステロール値から算出されるCONUTスコアや，血清アルブミン値とリンパ球数から算出される予後栄養指数（prognostic nutritional index：PNI）などの総合的な栄養指標も利用される。CONUTスコアは9点以上で高度の低栄養，PNIは40未満で低栄養とされ，これらのスコアを用いて低栄養患者を同定し，術前の栄養介入を行うことが推奨される。サルコペニアの評価も重要で，握力測定やCT画像による筋肉量評価などを行う。

VAD植え込み後は抗凝固療法が必須となる。出血・凝固リスク評価のために，術前の凝固・血小板機能のスクリーニングを行う。PT，活性化部分トロンボプラスチン時間（activated partial thromboplastin time：APTT），フィブリノゲン値，血小板数などを測定する。血小板第4因子-ヘパリン複合体抗体（heparin-induced thrombocyto-penia antibody：HIT抗体）陽性例も散見され，事前にチェックしておく。高度の凝固異常や血小板機能異常がある場合は，術前に是正する必要がある。

3. 動脈疾患および血管の構造的評価

術前に動脈狭窄や動脈瘤の有無を確認する。狭窄病変では，手術そのもののリスクや術中・術後の還流障害出現リスクを評価し，動脈瘤では，抗血栓療法やVADの乱流による拡大リスクを評価する。また，末梢動脈病変を有する患者では，動脈塞栓症発症リスクを勘案し，必要に応じて血管内治療などを考慮する。

VAD装着前には，血液培養，尿培養，胸部X線，歯科検診など，感染症スクリーニングを行う[15]。発熱，白血球増多，CRP上昇などの感染徴候がある場合は，感染巣の検索を行う。尿路感染症，肺炎，歯性感染症，デバイス関連感染症など，感染巣が特定された場合は，抗菌薬治療を行い，感染をコントロールしてから改めてDTの適応を検討する。ドライブライン感染は重篤な合併症となるため，アトピー性皮膚炎など皮膚のバリア機能が破綻している場合には，保湿などの事前対策を行う。

4. 精神・認知機能評価

VAD植え込み後の自己管理には，患者の協力が不可欠である。認知機能検査として，ミニメンタルステート検査（MMSE）やトレイルメイキングテスト（TMT）-Bを実施する[4]。65歳以上の場合には，MMSEは24点以上かつTMT-Bは300秒以下であることを確認する。これらの結果は，患者の自己管理能力を予測する上で重要であり，ケアギバーによる介護レベルの計画に反映させる必要がある。

うつ病や認知機能障害は，VAD管理の障壁となりうる[16]。術前に精神・認知機能のスクリーニングを行い，必要に応じて精神科や認知症専門医にコンサルトする。精神状態の評価では，うつ病や不安障害の有無を確認する。精神状態は術後のQOLや治療アドヒアランスに大きく影響するため，術前より適切な評価と介入が必要である。高齢者では認知機能を評価し，心理社会的な問題がある場合には，ソーシャルワーカーや臨床心理士が介入し，サポート体制を整える。

4 ケアギバーの評価と教育

　DTにおいて，ケアギバーの存在は患者の生命予後やQOLに直結する重要な要素である[17]。ケアギバーの選定基準としては，患者との良好な関係性，十分な理解力と実行力，心身の健康状態，長期的なサポート可能性などが挙げられる。血縁者・家族が中心となる場合が多いが，わが国の文化的背景を考慮し，場合によっては信頼できる友人や地域のサポート体制も検討する。

　ケアギバーへの教育プログラムは，機器の操作方法，緊急時の対応，感染予防，日常生活の注意点など多岐にわたる[18]。座学だけでなく，実践的なトレーニングを繰り返し行うことが重要である。また，ケアギバー自身のメンタルヘルスケアも重要な要素であり，定期的な面談やサポートグループへの参加を促す。状況が許せば，術前より教育プログラムを段階的に行い，植え込み後，退院後も継続的なフォローアップと再教育の機会を設けることが望ましい。また，複数のケアギバーを確保し，教育することで，主たるケアギバーの負担軽減を図ることも検討すべきである。

5 術前の治療最適化

　術前の治療最適化と全身状態の安定は，手術リスクの軽減と術後の良好な経過のためにきわめて重要である[1, 2]。主に，薬物・非薬物療法の最適化と血行動態サポート，栄養状態の改善，リハビリテーションの3つの側面からアプローチする。

1. 薬物・非薬物療法の最適化と血行動態サポート

　薬物療法の最適化では，ガイドラインに準拠した心不全治療薬の調整を行う（GDMT）[19, 20]。具体的には，アンジオテンシン変換酵素（ACE）阻害薬／アンジオテンシンⅡ受容体拮抗薬（ARB），アンジオテンシン受容体ネプリライシン阻害薬（ARNI），β遮断薬，ミネラルコルチコイド受容体拮抗薬（MRA），ナトリウム・グルコース共輸送体2（SGLT2）阻害薬などの推奨薬を忍容限界まで増量する。利尿薬は，過度の脱水に注意しつつ適量を使用し，うっ血の改善を図る。重症例にはベルイシグアト，心拍の速い洞調律患者にはイバブラジンも考慮される。カテコラミンやホスホジエステラーゼⅢ（phosphodiesterase Ⅲ：PDE3）阻害薬などの静注強心薬の使用は，VAD植え込みの前段階として重要である。多くの場合，侵襲的あるいは非侵襲的に血行動態を評価しながら投与量の調整を行うが，減量により血圧が低下する例や倦怠感が前景に立つ症例など，ウィーニング困難例は依存状態と判断される。

　内科的治療で心不全がコントロールできない場合は，IABPやECMO，Impella®などによる機械的循環補助を導入し，心機能を補助しながら全身状態の改善を図る。VAD装

着術前にIABPを挿入された患者は，非IABP群より重症であるにもかかわらず，同等の術後経過であったとの報告があり，リスクを軽減できると考えられる[21]。特に，INTER-MACS/J-MACS profile 1～2の重症例では，VAD植え込みへの橋渡し治療を考慮し，不可逆的な臓器障害をきたさないよう，導入タイミングを遅らせないことが重要である。

また，不整脈や心拍数・調律管理も血行動態の安定化に重要である。心房細動や心室性不整脈に対しては抗不整脈薬の調整や電気的除細動，カテーテルアブレーションなどを考慮し，積極的にリズムコントロールを図る。難治性不整脈は，VAD植え込み後の右心不全のリスクとなるため，可能な限り術前に是正することが望ましい。

2. 栄養状態の改善

低栄養は，VAD植え込み後の合併症リスクを高める。栄養状態の改善は，術後の創傷治癒や感染予防，早期リハビリテーションの観点からも重要である[14]。このため，術前から積極的に栄養介入を行い，低栄養の改善を図る。低アルブミン血症や低体重の患者では，高カロリー・高蛋白の栄養補給を行う。経口摂取が困難な場合は，経腸栄養や中心静脈栄養の導入を検討する。一方，肥満患者では適切な体重管理が必要となる[22]。栄養療法では，目標体重の設定，食事指導，リハビリテーションなども含めた包括的なアプローチが必要であり，管理栄養士と連携して個別化したプランを立案することが望ましい。

3. リハビリテーション

心不全に伴う安静臥床は，筋力低下やフレイルを助長する。VAD植え込み前から，可能な限りリハビリテーションを行い，廃用症候群を予防することが重要である。病状が許せば，術前の心肺機能や骨格筋機能の改善のみならず，術後の早期離床・早期リハビリテーション開始を見据えて，術前から開始したい[23]。

ベッドサイドでの関節可動域訓練や筋力増強訓練から開始し，徐々に歩行訓練や呼吸訓練を導入する。術前のリハビリテーションプログラムには，有酸素運動，レジスタンストレーニング，呼吸リハビリテーションなどが含まれる。患者の状態に応じて，ベッド上での四肢運動から始め，徐々に坐位，立位，歩行へと進める。運動強度は，自覚症状（ボルグ指数）や心拍数，血圧などをモニタリングしながら調整する。レジスタンストレーニングは，主要筋群の筋力維持・向上を目的とし，自重やセラバンドを用いた軽負荷から開始する。呼吸リハビリテーションでは，呼吸筋トレーニングや胸郭可動域訓練を行う。リハビリテーションにより，全身状態の改善とともに，精神面でのサポートも得られる。

これらの術前治療の最適化は，多職種チームによる総合的なアプローチが必要であり，患者の状態に応じて個別化したプログラムを立案・実施することが重要である。

6 インフォームド・コンセント（IC）と意思決定支援

DTにおけるインフォームド・コンセント（informed consent：IC）は，治療の長期性と不可逆性を考慮し，特に慎重に行う必要がある[24]。患者・家族への説明では，DTの利点と限界，想定される合併症，長期的な生活の変化などを詳細に説明する。また，代替治療法（薬物療法の継続，緩和ケアなど）についても十分に情報提供する。わが国の文化的背景を考慮し，医療従事者と本人・家族を含めた意思決定プロセスを尊重することが重要である（shared decision making）。同時に，患者本人の自己決定権を最大限尊重する姿勢も必要である。

終末期医療に関する話し合いは，患者・家族の心理的負担に配慮しつつ，適切なタイミングで行う[25]。事前指示書は，将来の意思決定能力喪失に備えて重要なツールとなる。事前指示書には，蘇生処置や人工呼吸器使用に関する希望，VADの停止条件などが含まれるが，形式的・画一的な作成にならないよう配慮が必要である。また，定期的な見直しと更新も必要である。

7 多職種チームアプローチ

DTの成功には，多職種による包括的なアプローチが不可欠である[26]。心臓外科医と循環器内科医が中心を担うが，それ以外にもコーディネーター，臨床工学技士，理学療法士，管理栄養士，臨床心理士など，様々な職種が重要な役割を果たす。

麻酔科医は，術前リスク評価と周術期管理を担当する。集中治療医は，術後管理，とりわけ右心不全予防のための周術期戦略立案が重要である。看護師は，日常的なケアと患者教育を担当し，特にVADコーディネーターは患者・家族との継続的な関わりを持つ。理学療法士は，術前後のリハビリテーションプログラムを立案・実施する。作業療法士は，日常生活動作（activities of daily living：ADL）の評価と訓練を行う。臨床工学技士は，機器の管理とトラブルシューティングを担当する。ソーシャルワーカーは，社会的・経済的問題の解決支援と地域連携を担う。管理栄養士は，個別化した栄養プログラムを立案する。

これらの多職種が定期的にカンファレンスを開催し，情報共有と方針決定を行うことが重要である。また，チーム内でのコミュニケーションを円滑にするためのシステム構築も必要である。

8 特殊な状況における考慮事項

高齢者へのDTでは，フレイルや心臓以外の臓器機能の評価が重要となる[27]。肝腎機能や凝固・出血リスクに加え，握力，歩行速度，日常生活活動度などを総合的に評価し，適

応を慎重に判断する。認知機能低下の進行リスクも高いため，定期的な認知機能評価と支援体制の強化が必要である。

　若年者へのDTでは，学業や就労への影響を考慮する必要がある。また，心理社会的サポートも重要であり，VAD装着後の生活を見据えて，学校や職場と継続的な連携を維持しておきたい。

　DTの適応となる患者の多くは，併存疾患を有する。各疾患の専門医との連携が重要となる。特に，糖尿病，慢性腎臓病，慢性閉塞性肺疾患（COPD）などの合併は予後に大きく影響するため，これらの疾患管理を含めた包括的な治療戦略が必要となる。また，悪性腫瘍を有するもしくは既往のある患者では，腫瘍の再発リスクと予後を考慮したDTの適応判断が必要となる。

● 文 献

1) 日本循環器学会, 他：2021年改訂版 重症心不全に対する植込型補助人工心臓治療ガイドライン.
[https://www.j-circ.or.jp/cms/wp-content/uploads/2021/03/JCS2021_Ono_Yamaguchi.pdf]
（2025年1月閲覧）

2) Feldman D, et al：The 2013 International Society for Heart and Lung Transplantation Guidelines for mechanical circulatory support：executive summary. J Heart Lung Transplant. 2013；32(2)：157-87.

3) 補助人工心臓治療関連学会協議会：植込型補助人工心臓DT実施基準（2023.8.7改定）.
[https://j-vad.jp/dt-lvad/]（2025年1月閲覧）

4) Stevenson LW, et al：INTERMACS profiles of advanced heart failure：the current picture. J Heart Lung Transplant. 2009；28(6)：535-41.

5) Kinugawa K, et al：Consensus report on destination therapy in Japan-From the DT Committee of the Council for Clinical Use of Ventricular Assist Device Related Academic Societies. Circ J. 2021；85(10)：1906-17.

6) Saeed D, et al：The 2023 International Society for Heart and Lung Transplantation Guidelines for Mechanical Circulatory Support：a 10-year update. J Heart Lung Transplant. 2023；42(7)：e1-e222.

7) Stainback RF, et al：Echocardiography in the management of patients with left ventricular assist devices：Recommendations from the American Society of Echocardiography. J Am Soc Echocardiogr. 2015；28(8)：853-909.

8) Jorde UP, et al：Prevalence, significance, and management of aortic insufficiency in continuous flow left ventricular assist device recipients. Circ Heart Fail. 2014；7(2)：310-9.

9) Galiè N, et al：2015 ESC/ERS Guidelines for the diagnosis and treatment of pulmonary hypertension：The Joint Task Force for the Diagnosis and Treatment of Pulmonary Hypertension of the European Society of Cardiology (ESC) and the European Respiratory Society (ERS)：Endorsed by：Association for European Paediatric and Congenital Cardiology (AEPC), International Society for Heart and Lung Transplantation (ISHLT). Eur Heart J. 2016；37(1)：67-119.

10) Bergau L, et al：Lessons learned from catheter ablation of ventricular arrhythmias in patients with a fully magnetically levitated left ventricular assist device. Clin Res Cardiol. 2022；111(5)：574-82.

11) Yang JA, et al：Liver dysfunction as a predictor of outcomes in patients with advanced heart failure requiring ventricular assist device support：Use of the Model of End-stage Liver Disease (MELD) and MELD eXcluding INR (MELD-XI) scoring system. J Heart Lung Transplant. 2012；31(6)：601-10.

12) Hasin T, et al：Changes in renal function after implantation of continuous-flow left ventricular assist devices. J Am Coll Cardiol. 2012；59（1）：26-36.

13) Hasin T, et al：Changes in renal function after implantation of continuous-flow left ventricular assist devices. J Am Coll Cardiol. 2012；59（1）：26-36.

14) Nutrition assessment and management of left ventricular assist device patients.J Heart Lung Transplant. 2005；24（10）：1690-6.

15) Kusne S, et al：An ISHLT consensus document for prevention and management strategies for mechanical circulatory support infection. J Heart Lung Transplant. 2017；36（10）：1137-53.

16) Casida JM, et al：Sleep and self-care correlates before and after implantation of a left-ventricular assist device（LVAD）. J Artif Organs. 2018；21（3）：278-84.

17) Bidwell JT, et al：Patient and caregiver determinants of patient quality of life and caregiver strain in left ventricular assist device therapy. J Am Heart Assoc. 2018；7（6）：e008080.

18) Casida JM, et al：Ready, Set, Go：How patients and caregivers are prepared for self-management of an implantable ventricular assist device. ASAIO J. 2018；64（6）：e151-5.

19) Heidenreich PA, et al：2022 AHA/ACC/HFSA Guideline for the Management of Heart Failure：A Report of the American College of Cardiology/American Heart Association Joint Committee on Clinical Practice Guidelines. Circulation. 2022；145（18）：e895-e1032.

20) 日本循環器学, 他：2021年 JCS/JHFSガイドライン フォーカスアップデート版 急性・慢性心不全診療. [https：//www.j-circ.or.jp/cms/wp-content/uploads/2021/03/JCS2021_Tsutsui.pdf]（2025年1月閲覧）

21) DeVore AD, et al：Intra-aortic balloon pump use before left ventricular assist device implantation：insights from the INTERMACS Registry. ASAIO J. 2018；64（2）：218-24.

22) Clerkin KJ, et al：The impact of obesity on patients bridged to transplantation with continuous-flow left ventricular assist devices. JACC Heart Fail. 2016；4（10）：761-8.

23) Kerrigan DJ, et al：Exercise in patients with left ventricular devices：The interaction between the device and the patient. Prog Cardiovasc Dis. 2022；70：33-9.

24) Allen LA, et al：Outcomes in advanced heart failure patients with left ventricular assist devices for destination therapy. Circ Heart Fail. 2012；5（2）：241-8.

25) Swetz KM, et al：Preparedness planning before mechanical circulatory support: a "how-to" guide for palliative medicine clinicians. J Pain Symptom Manage. 2014；47（5）：926-935.e6.

26) Cameli M, et al：A multidisciplinary approach for the emergency care of patients with left ventricular assist devices：A practical guide. Front Cardiovasc Med. 2022；9：923544.

27) Flint KM, et al：Pre-operative health status and outcomes after continuous-flow left ventricular assist device implantation. J Heart Lung Transplant. 2013；32（12）：1249-54.

第3章｜植え込み手術および周術期管理

2 植え込み手術と術中管理

藤野剛雄，牛島智基，塩瀬　明

1 はじめに

　植込型左室補助人工心臓（植込型LVAD）によるDestination therapy（DT）の成功のための第一歩は，植え込み手術をトラブルなく乗り越えることである。適切な植え込み手術および併施手術により，感染症や出血といった術後のトラブルを回避し，さらには遠隔期の重要な合併症である弁膜症や不整脈，右心不全のリスクを低減することが期待できる。実際の植え込み手技の詳細は機種によっても異なるが，日本でDTとして使用可能な機種はHeartMate 3™（Abbott社）のみであり，本項では同機種について記載する。

2 感染予防

　術前の鼻腔培養検査でメチシリン耐性黄色ブドウ球菌（Methicillin-resistant *Staphylococcus aureus*：MRSA）の鼻腔内保菌が判明した患者には，積極的にムピロシン軟膏により鼻腔内除菌を行う。使用方法は薬品情報に従う。

　周術期予防的抗菌薬（セファゾリンなど）は，執刀時に血清および組織内が殺菌的濃度に達するように，執刀の1時間～30分前に投与する。抗菌薬の種類は，術前の各種培養などを参考に決定し，MRSAが検出されている場合には抗MRSA薬（バンコマイシンなど）を併用することも重要である。

　手術当日の消毒は，クロルヘキシジン消毒液を胸腹部全体に広げ，除菌した後に，ポビドンヨードによる消毒を行うのが一般的である。これにオラネキシジン消毒液を使用し，消毒を追加するとさらに有効である。オラネキシジンは，クロルヘキシジンと構造が類似しているが，クロルヘキシジンより各種グラム陽性および陰性の一般細菌のみならず，MRSA，バンコマイシン耐性腸球菌（Vancomycin-resistant *Enterococci*：VRE），緑膿菌，セラチア菌などにも殺菌力があるとされている[1]。

3 手術開始〜ドライブラインのルート作成まで

　全身麻酔，経食道心エコー法（TEE）および各種のモニタリング機器が準備され，消毒を完了した後に手術が開始される。手術は胸骨正中切開が最も一般的に用いられ，大動脈弁手術，三尖弁手術，左心耳閉鎖手術などのあらゆる併施手術が施行可能である。近年，施設によっては症例に応じて小切開低侵襲心臓手術（MICS）によるLVAD植え込みも行われている。

　HeartMate 3™の場合，一般に，HeartMate Ⅱ™のようにポンプ本体を留置するためのポンプポケットを作成することは不要である。人工心肺導入のためヘパリン投与が必須であるが，ヘパリン投与下での筋膜，横隔膜などの剥離は後々の出血の原因となることがあるため，ドライブラインが貫通するルートの作成はヘパリン投与前に行われることが多い。ドライブライン感染を生じた場合にポンプ本体や縦隔内へ感染が進展するのを予防する観点から，できるだけ皮膚貫通部からポンプまでの距離が長くなるようルートを作成することが重要である。HeartMate Ⅱ™では，ドライブラインを右側腹部を経由して臍下を通過して左側に出す方法が一般的であったが，HeartMate 3™はドライブラインが短いため，臍上を通過することになる（図1）。ドライブラインの皮膚貫通部への出し方は，施設により工夫されているのが現状である。また，ドライブラインを覆うベロア部分を皮膚貫通部より体内側に留置し，ベロアを露出させないようにすることもドライブライン感染を減少させる方法として重要である[2]。

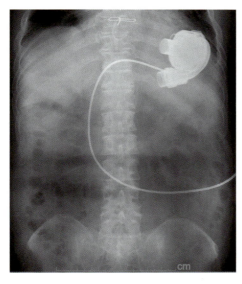

図1　術後患者の腹部X線写真

4 植え込み手技

　手術戦略や併施手術により人工心肺の送脱血部位を決定し，人工心肺を確立する。心尖部カフを縫着するにあたり，コアリング位置の決定が最も重要である。一般にコアリング位置は心尖部よりやや前方，左冠動脈前下行枝から数cm外側となるが，症例に応じてTEEで適切なコアリング位置を決定する。心臓の形態や大きさ，胸壁との距離などにより適切なコアリング位置を予測しなければならない。コアリングナイフを僧帽弁方向に向けてコアリングする。乳頭筋や心室中隔を損傷しないように細心の注意を要する。

　心尖部カフは2つの方法で心尖部に取り付けることが可能である。心尖部カフをマットレス縫合かつ/または連続縫合で心尖部に縫着してからコアリングを行う"sew then core"と，コアリングしてからマットレス縫合で心尖部カフを縫着する"core then sew"である。いずれの方法でもコアリング後は心尖部カフ周囲の左室内の肉柱を十分に切除し，ポンプ内への血液の流入の障害とならないように心がける。心尖部カフの縫着後，脱血コンデュイットを挿入し，左室内で脱血コンデュイットが心室中隔と並行かつ先端が僧帽弁の方向を向くようにポンプを配置する。

　左室内，LVADポンプ内の空気を十分に抜いた後にアウトフローグラフトの吻合に移る。想定されるポンプ本体位置から横隔膜面を横走し，心臓右側を通って上行大動脈右前方に至るようにアウトフローグラフトの長さを決定する。人工血管は圧がかかると伸びることに注意し，適切な長さを決定する。適切な長さが決まったら，サイドクランプ下にアウトフローグラフトと上行大動脈の吻合を行う。サイドクランプ時の注意点としては，左右の冠動脈に灌流できる隙間を残すことが重要である。遮断が大きいと冠動脈虚血の原因となり，心電図変化をきたし，虚血時間が長い場合は周術期心筋梗塞を発症する可能性もある。サイドクランプ中，TEEで冠動脈血流を確認することと，心電図変化を見逃さないことが重要である。場合によっては，大動脈遮断下でアウトフローグラフトの吻合を行うこともある。

　アウトフローグラフトと上行大動脈の吻合は，グラフトからの血流がスムーズに大動脈内へ流れ込むような向きに吻合されることが理想的である。上行大動脈とアウトフローグラフトの吻合角が直角になると，溶血や大動脈弁閉鎖不全症の原因となりうる。また，吻合されたアウトフローグラフトが右室前面を通り，右室を圧迫しないようにすることが重要である。右室圧迫が術後右心不全の原因となりうる。また，グラフトが長すぎるとキンキングの原因となり，溶血やポンプ機能不全の原因となりうる。アウトフローグラフト吻合後，LVADを徐々に駆動させ，左室内およびLVADポンプ内にある空気を抜く。残存空気が右冠動脈内に混入すると右心不全の原因となりうるので，十分な空気抜きは重要である。

5 LVAD循環の成立

　適切な人工呼吸器条件，十分量の強心薬および一酸化窒素（20ppm）吸入療法のもと，人工心肺から離脱し，LVAD循環の成立を図る。この際，十分に肺血管抵抗を下げ，右心不全の発症を防ぐことが重要である[3]。

　HeartMate 3™の場合，駆動する最低の回転数の目安は4,000rpmであり，そこから少しずつ回転数を上げ，大動脈弁が開閉する最大の回転数まで上げることが理想的である。回転数を急激に上げ過ぎるとサッキングを誘発し，左心室が縮小，それに伴い心室中隔も偏移し，右心不全の原因となる。適切な左室径を維持するように，TEEで観察しながら回転数を調整する。回転数ごとに期待される補助流量に対して，予想外に補助流量が低下した場合には，以下などを考慮し，対処する必要がある。

　①前負荷の減少：肺血管抵抗の上昇，右心機能の低下，出血による循環血液量の減少

　②LVAD駆動状況の変化：脱血管の閉塞（サッキング），アウトフローグラフトの屈曲

　③後負荷の増加：血圧，体血管抵抗の上昇

　安定したLVADの駆動状況が得られない場合には，原因検索を行う。術中管理では，安定したLVAD循環を実現することが最優先であり，過剰な循環補助は不要である。手術室内では，肺動脈カテーテルによる心係数が2.0L/分/m²前後を目安とし，TEEで左室内径を随時確認することを心がける。

　人工心肺離脱後は，プロタミンによるヘパリンの中和を行うとともに，LVAD関連の出血傾向の是正のためにも，十分量の新鮮凍結血漿や血小板輸血により迅速な止血を図る。閉胸時に循環動態が不安定化することも少なくない。その際には，脱血コンデュイットの向きが適切か，アウトフローグラフトの配置が適切か，強心薬の量は十分か，閉胸自体による心臓圧迫がないか，などあらゆる可能性を再度確認して，必要であれば是正する。

　以上の術中作業は，心臓外科医と麻酔科医，人工心肺技士が協働して行わなければならない。無駄のない手技は，手術時間，人工心肺時間や大動脈遮断時間の短縮につながり，ひいては周術期合併症の回避につながると考える。

6 併施手術

　LVAD植え込みと同時に様々な手技が行われる。右心系と左心系の交通があるとLVAD装着後の左室脱血により右左短絡となり低酸素血症を呈するリスクがあるため，術前のTEEでは右左短絡となりうる卵円孔開存，心房中隔欠損，心室中隔欠損の有無を確認する。これらが認められた場合には，閉鎖術を併施する。

　最も頻度が高いのは，併存する弁膜症への介入である。術前から中等度以上の大動脈弁閉鎖不全を合併している症例では，生体弁での大動脈弁置換術もしくは弁尖中央を縫合す

る大動脈弁形成術(Park's stitch)を行うが，この場合は心停止が必要となる。特にDTにおいては長期の補助となるため，遠隔期に大動脈弁逆流が増悪する懸念のある症例は積極的に大動脈弁介入を検討すべきである。術前に長期間Impella®が挿入されていた症例では，Impella®抜去後の大動脈弁の状態をTEEで観察し，その場で大動脈弁介入の必要性を判断する。右心不全が懸念される症例に対しては三尖弁手術を併施することも多いが，この場合は心停止下，心拍動下の両方での手術が可能である。僧帽弁への介入の必要性はいまだ議論のわかれるところではあるが，LVADにより左室が縮小すればテザリングに伴う僧帽弁閉鎖不全症は改善することが期待されるため，僧帽弁手術が必要となることは少ないといえる。今後はMitraClip®後のLVAD手術も増えてくることが予想され，僧帽弁介入への議論はより複雑化するであろう[4]。

そのほかの併施手術としては，併存症に応じて心室内血栓除去術，心房細動に対する外科的肺静脈隔離術，左心耳閉鎖術，心室性不整脈に対する外科的アブレーションなどが考えられる。いずれも術前の心不全管理を行う循環器内科との綿密な協議のもとで，あらかじめ手術計画を立てておくことが重要である。

7 MICSによるLVAD植え込み術

LVAD植え込み手術におけるMICSのメリットとしては，胸骨正中切開を行わないことによる出血量の低減や縦隔炎のリスク低減の可能性，術後の早期の日常生活動作(ADL)回復が挙げられる(図2)。また，心膜を開放しないことによる術後右心不全の回避への期待も報告されている。一方で，手技的にはLVAD手術にMICS特有の手術リスクが加わるために，適応症例の検討はより慎重に行われなければならない。したがって，

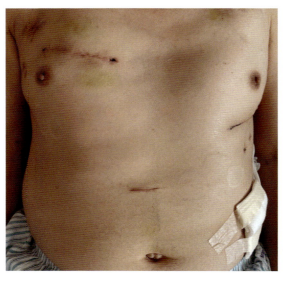

図2 MICSによる術後患者の創部の写真

現状ではMICSとLVAD手術の両方の経験が豊富な施設でのみ実施されているのが現状である。

　MICSによるLVAD植え込み手術は海外でも複数の報告があり，胸骨正中切開による植え込み手術と成績の差はないことが示されている[5]。また，高齢者の弁膜症手術に対するMICSは，術後のリハビリの進行や退院が早かったとする報告もある。これらを考慮すると，高齢者を対象とするDTでは，MICSによるLVAD植え込み手術に期待するところが大きいかもしれない。

8 おわりに

　LVAD植え込み手術と術中管理について概説した。特に高齢者を対象とするDTにおいては，周術期をなるべく低侵襲にトラブルなく経過し，早期の離床やリハビリを開始することの重要性は大きい。また，DTだからこそ遠隔期を見据え，植え込み手術時から必要な介入を行うことが，長期にわたるQOLの改善につながると考えられる。

● 文献

1) Shinzato Y, et al：Clinical application of skin antisepsis using aqueous olanexidine：a scoping review. Acute Med Surg. 2022；9(1)：e723.
2) Dean D, et al：Reduction in driveline infection rates：Results from the HeartMate II Multicenter Driveline Silicone Skin Interface (SSI) Registry. J Heart Lung Transplant. 2015；34(6)：781-9.
3) Pahuja M, et al：Right ventricular afterload sensitivity has been on my mind. Circ Heart Fail. 2019；12(9)：e006345.
4) Kreusser M, et al：MitraClip implantation followed by insertion of a left ventricular assist device in patients with advanced heart failure. ESC Heart Fail. 2020；7(6)：3891-900.
5) Mohite P, et al：Minimally invasive left ventricular assist device implantation：a comparative study. Artif Organs. 2018；42(12)：1125-31.

第3章｜植え込み手術および周術期管理

3 周術期管理と合併症対策

│ 松宮護郎

1 はじめに

　　植込型左室補助人工心臓（植込型LVAD）は重症心不全における重要な治療選択肢であり，生命予後およびQOL改善に優れていることが数多く報告されている。一方で，植込型LVAD装着に伴って生じる様々な合併症があり，装着後は慎重な管理を必要とする。特に周術期は様々な合併症の発症頻度が最も高い時期であり，この間の管理が短期予後のみならず，長期予後，遠隔期のQOLにも大きく影響することが知られている。本項では周術期管理の実際と，合併症に対する対策について述べるが，早期に合併症の兆候をとらえ，重症化する前に適切な対応をとることが重要である。

2 周術期の血行動態のモニタリング

1. 肺動脈カテーテル（PAC）

　　肺動脈カテーテル（pulmonary artery catheter：PAC）はLVAD手術では，重要な役割を果たすため，装着手術施行例のほぼすべてで使用されている。主要な合併症である右心不全の評価，および右心不全発症時における肺動脈拡張薬等の効果判定などは周術期管理で最も重要なポイントであり，肺血管抵抗を直接測定しうる肺動脈カテーテルの重要性に高い。また血行動態を不安定化させるそのほかの要因である心タンポナーデ，血液量減少（hypovolemia），脱血管の位置異常等の鑑別にも有用である。一方で，急性期の血行動態が安定している場合，のちの管理は中心静脈圧とポンプパラメーターとしてのポンプ流量でおおむね可能であることから，PACを速やかに抜去することも感染予防のために重要である。

2. 心エコー

　左室径，右室径，右室収縮能，下大静脈径，大動脈弁，三尖弁，僧帽弁逆流の有無，程度を評価し，血管内ボリューム，右心不全の評価を行う。左室の過脱血により心室中隔が左室側に偏位して固定され，中隔が右心収縮に関与しないことが，LVAD装着後の右心不全の原因となりうる（図1）ことから，左室径，中隔の位置を参考にポンプ回転数を調整する。大動脈弁の開放の有無は自己左室機能の指標として重要であり，また長期的には大動脈弁開放が認められるほうが，大動脈弁逆流の発生が起こりにくいことが知られている。したがって，ポンプ回転数を下げて大動脈弁の開放を促すことは考慮される。しかし，周術期においては，まず十分なポンプ流量を得て，良好な血行動態を得ることが優先されるため，大動脈弁の開放をめざした治療は考慮しない。

　また脱血管の方向，位置を評価することも重要で，中隔や側壁方向に偏位しているためにサッキングが起こり，十分な流量が取れないことや，心室性不整脈の原因となることがある。

3. ポンプパラメーター

　HeartMate 3™（HM-3）にはポンプ速度（回転数），ポンプ出力，ポンプ流量，拍動指数（pulsatility index：PI）の4つのパラメーターが示される。ポンプ流量はポンプ速度，

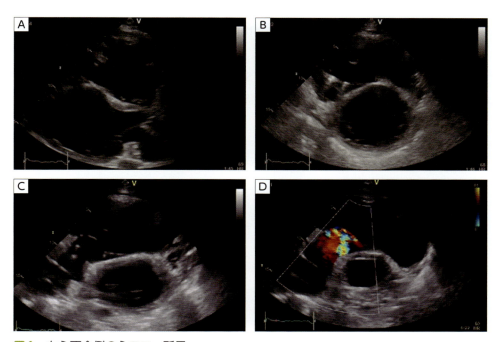

図1　右心不全例の心エコー所見
A，B：術前心エコー図
C，D：術後心エコー図。心室中隔の左室側へのシフト，右室の拡大，三尖弁逆流を認める。

ポンプ出力,およびヘマトクリット値から算出され,あくまで推定値であることに留意する。肺動脈カテーテルで,心拍出量が測定されている間に,その値との乖離がないかどうかを確認しておく。

PIは左心室の拍動性や,左室の全負荷および後負荷(血圧)により変動する。PI eventはPIが前の15秒平均値から45%以上変化したときに検出される。左室内腔が狭小化するか,inflow cannulaの位置異常によってその先端が左室壁に当たることなどにより,サッキングを起こしていることが疑われるので,心エコーで評価し,hypovolemia,心タンポナーデ,右心不全,inflow cannulaの位置異常などを鑑別する。また,高血圧によってもPI eventは検出される。

至適回転数の設定は,尿量や血圧,ポンプ流量,心エコーによる心室中隔の位置などを参考に調整する。

3 周術期管理

1. 循環管理

ポンプ流量が十分得られているかどうかが,最も重要なポイントとなる。流量が十分得られない場合(low flow),その原因としては,右心不全,心タンポナーデ,hypovolemia,ポンプ不良(カニューラ位置異常)が考えられる。それらの鑑別に関して,図2にまとめた[1]。それぞれへの対応については次項に述べる。

ポンプ流量は十分得られているにもかかわらず,血圧が低い状態,すなわち心臓手術後にみられる末梢血管抵抗(SVR)低下による血管麻痺症候群(vasoplegic syndrome)を生じる場合がある。平均動脈圧75mmHg未満で腎不全の発症率が高いとの報告もあ

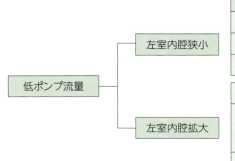

図2 ポンプ流量低下時の鑑別診断
CVP:中心静脈圧,PAP:肺動脈圧,PAWP:肺動脈楔入圧,PI:拍動指数

り，ノルアドレナリンやバソプレシンにより平均血圧を75〜90mmHg程度に保つよう投与量を調節する。右心不全が懸念される場合，バソプレシンのほうが肺血管抵抗を上げないため有用性が高い。逆に血圧が高すぎる場合，後負荷の増大によりポンプ流量が低下しうる。また，脳梗塞，脳出血の発症危険因子であるとの報告もある。急性期には，血管拡張薬持続静注にて降圧を行う。経口摂取開始後は診療ガイドラインに基づく標準的治療（GDMT）としてのレニン・アンジオテンシン系（renin-angiotensin system：RAS）阻害薬，β阻害薬の投与も開始して降圧を図る。

2. 呼吸管理

低酸素血症，高二酸化炭素血症，アシドーシスはいずれも肺血管抵抗を増加させる要因となるので，適切な人工呼吸器管理によりこれらを正常値に保つことは重要である。また，換気圧を高く設定することは右心不全を悪化させる要因となりうるので，なるべく呼気終末陽圧呼吸（positive end-expiratory pressure：PEEP），1回換気量（tidal volume）などは低く設定するよう努め，早期の抜管をめざす。

3. 抗凝固療法

HM-3の添付文章に記載されている推奨としては，「術後12〜24時間，またはドレーン廃液が50ml/時未満になった場合，ヘパリン静注を開始する。最初の24時間はPTT 45〜50（正常の1.2〜1.4倍）に調整する。さらに24時間後，ヘパリンを増やし，PTT 50〜60（正常の1.4〜1.7倍）に調整する。さらに24時間後，ヘパリンを増やし，PTT 55〜65（正常の1.5〜1.8倍）に調整する」とされている。

一方で，再開胸症例や術前機械的循環補助（術前MCS）依存状態で抗凝固薬が使用されており，凝固機能障害が残存する場合などには，早期に抗凝固療法を開始し，上述のようなペースで増量していくと，高率に再出血や心タンポナーデをきたし，再手術を要することになりうる。まず，十分に凝固能を正常化し，出血が治まっていることを確認してからヘパリンを開始する必要がある。出血再開胸に至るような状況では，血行動態悪化による臓器障害や再開胸による感染のリスクを伴い，また，再開胸後は抗凝固療法を十分に施行できないため，かえって血栓・塞栓症のリスクを高めることになる。また，大量輸血は肺血管抵抗を増し，右心不全の悪化因子となることにも注意が必要である。したがって筆者の施設では，上述のような出血ハイリスク症例の場合は，ドレーン出血量にかかわらず術翌日は投与を控え，2日目から少量のヘパリン（5,000〜8,000単位/日）から開始し，活性化部分トロンボプラスチン時間（APTT）45〜50程度を目標に1日おきに2,000〜3,000単位/日ずつ投与量を慎重に増加するという対応を取っている。ワルファリンはなるべく早期に開始し，ヘパリンの投与期間は短くするよう努めている。こういった場合の抗凝固療法については明らかなエビデンスは乏しく，それぞれの施設の経験から使用法が決定されているのが現状である。

経口摂取が開始された時点，あるいは胃管から経腸栄養が開始された時点，（通常術後2日目）でワルファリン投与を開始する。Destination therapy（DT）として承認されているHM-3では，INRは2～3に目標が設定されている。目標値に達したらヘパリン投与を中止する。抗血小板剤としてのアスピリンについては，長らくワルファリンと併用されてきたが，2023年に報告されたARIES-HM3試験では，HM-3装着患者においてはアスピリン非投与群のほうが血栓塞栓イベントを増やすことなく，出血イベントを有意に抑制することが示され，その有用性は否定された[2]。

4. 栄養管理

術後早期は経静脈栄養を開始するが，腸管蠕動が確認され次第，速やかに経腸栄養を開始することが推奨される。その理由としては，長期絶食により腸管粘膜が萎縮し，腸内細菌が粘膜上皮を越えて体内に移行して感染を引き起こすこと（Bacterial translocation），炎症性サイトカインの産生による全身の炎症や，臓器不全を引き起こすことなどが挙げられる。腸粘膜の萎縮は絶食後数時間で生じるので，早期の経腸栄養開始が感染症や臓器不全を低減し，患者の予後改善に寄与するとされている。昇圧薬投与中であっても血行動態が安定していれば投与が推奨される。中心静脈栄養（intravenous hyperalimentation：IVH）を併用した経口摂取法と比べて，中心静脈カテーテルの留置期間が短縮され，術後感染性合併予防にも寄与する。

4 合併症とその対策

1. 右心不全

LVAD装着後に強心剤が2週間以上必要な場合，右室補助循環装置〔右室補助人工心臓（right ventricular assist device：RVAD）または体外膜型人工肺（ECMO）〕が必要な場合が右心不全と定義されている。もともとの右室障害に加え，LVADによる心拍出量の増加により右心前負荷が増すこと，左室脱血により中隔が左室側に偏位して固定され，右室の拡大と収縮障害を引き起こすことなどが関与していると考えられている。

心拍出量（ポンプ流量）の低下，中心静脈圧（CVP）の上昇が右心不全の血行動態として重要な指標となるが，近年，肺動脈拍動性指数（pulmonary artery pulsatility index：PAFI）[注]が右室機能低下の指標として有用との報告がある[3]。右心不全に対しては，適切な前負荷を保ち，LVAD回転数を適切に保った上で，一酸化窒素（NO）の吸入や強心薬の使用で対処する[4]（**表1**）。

右室の機械的補助循環として遠心ポンプを用いたRVADやperipheral ECMOが用いられる。装着のタイミングは重要で，血行動態の大きな悪化（ショック）や臓器障害が生

表1　右心不全への対応

1. 右室前負荷を適切に保つ
　　CVP 10〜15mmHg
　　過度の容量負荷はさらなる右室機能低下を招く
2. LVAD 回転数調整（過殿脱血心室中隔偏位回避）
3. 低酸素血症，アシドーシスの回避
4. 大量輸血の回避
5. 強心薬（ミルリノン，ドブタミン，アドレナリン）
6. NO 吸入
7. HR コントロール（心房ペーシング）
8. 不整脈治療　リズムコントロール
9. 右室補助循環装置　RVAD/ECMO

じてからの装着は予後不良であり，むしろ右心不全の兆候があれば予防的（planned）に右室補助循環装置装着を行い，血行動態や臓器機能の開腹後に離脱（weaning）を図ることで，右心補助装置装着不要群と遜色のない成績が得られるとの報告がある[5]。時機を逸せず装着に踏み切ることが肝要である。

注：$\mathrm{PAPI}=\dfrac{肺動脈収縮期圧（PA\ systolic\ pressure）－肺動脈拡張期圧（PA\ diastolic\ pressure）}{右房圧（right\ atrial\ pressure）}$

2. 心タンポナーデ

　特に再手術例では剥離面からの出血が起こりやすく，血腫や心嚢液貯留による心タンポナーデのリスクが高い。心タンポナーデを疑った場合，まず心エコーを行うが，右室前面や左室後壁の貯留の診断には有用であるが，右房周囲や大静脈流入部などに局所的に血腫が形成されている場合などでは，診断が困難な場合が多い。心エコーでは明らかな液貯留や血腫を認めなくても，血行動態指標などから心タンポナーデが疑われる場合，CTや経食道心エコー法（TEE）などによる検索も考慮する。対応の遅れにより循環動態が悪化しないよう，タイミングを逸することなくドレナージを行うことが重要である。

3. 不整脈

　心室性不整脈が頻発する場合，まず心エコーにて左室の過脱血による虚脱や脱血管の偏位により脱血管先端が左室壁にあたっていないかを確認する。体位によって変化することもあるので，仰臥位，坐位，および左右側臥位で観察を行う。ポンプモニターでのPI eventの検出も参考になる。脱血管が左室壁にあたっている場合，回転数を下げる，輸液を増やす，利尿薬を減量するといった対策をとる。脱血管の位置異常が高度の場合，外科的修復を要する場合もありうる。心室性頻拍や心室細動が持続しても，血行動態は保たれている場合，ただちに電気的除細動を行う必要はない。しかしながら，長期に持続すると右心不全が顕在化する場合もあるので，アミオダロンなどの抗不整脈薬を使用しても無効な場合は，静脈麻酔下に電気的除細動を行う。心房細動もポンプ流量などに影響を与えな

ければ，経過観察でよいが，脳梗塞の危険因子となるとの報告もある。また右心不全の原因の1つと考えられる場合もあるので，抗不整脈薬投与または電気的に除細動をめざすことが多い。

4. 感染

術前の低栄養状態や肝障害，腎障害の合併，術前から用いられている補助循環のカニューラ刺入部からの血流感染などが要因となりうる。術前から，創部培養などで起炎菌を同定しておき，感染兆候が認められた場合は速やかに坑菌薬の投与を行う。縦郭炎は，特に再手術例で頻度が高い。縦郭，心嚢ドレーン，ペースメーカーワイヤーなどの細菌培養検査から縦郭炎を疑った場合，再開胸の上，ドレナージ，縦郭洗浄を行う。大網充填により，ある程度の期間抗菌薬投与下に移植待機しえたとの報告もあるが，ポンプ交換を行っても予後は不良である場合が多く，予防が重要である。

5. 神経機能障害

脳血管障害を疑う何らかの神経学的異常所見が認められる際には，頭部CT検査を施行し，脳出血，クモ膜下出血，硬膜外血腫などの出血性病変，脳梗塞などの虚血性病変の鑑別を行う。出血性病変の場合には，プロトロンビン複合体製剤，新鮮凍結血漿，ビタミンK，濃厚血小板投与などによる抗血栓療法のリバースを検討する。また，開頭血腫除去術を含む外科的治療法の適応の検討を行う。虚血性病変の場合，血栓による脳血管の急性閉塞に対しては脳血管内治療の適応を考慮する。

6. 溶血

周術期に溶血を起こす可能性はHM-3においては高くないが，溶血をきたしうる要因として，ポンプ内血栓と送血管の屈曲，狭窄などがあることは知っておく必要がある。後者に関しては，エコー検査により屈曲を同定できる場合もあるが，造影CT検査がより確実である。外科的な修復を要する場合もある。

7. 腎機能障害

腎機能障害の原因検索と適切な治療が必要である。まず，循環動態を良好に保つことが重要で，特に腎うっ血を回避するためCVPを低く保つことが重要である。右心不全により尿量低下を認める場合，NO吸入や強心薬の持続投与で改善しなければRVADの導入を考慮する。腎性腎不全が主体と判断される場合，利尿薬の適切な投与によっても充分な利尿が得られない状況では，右室負荷によりを右心不全の悪化を生じうるので，持続血液濾過透析など血液浄化療法の開始を検討する必要がある。

5 おわりに

　LVAD周術期の管理の実際，合併症に対する対応について解説した。適切な管理により合併症の予防に努めるとともに，合併症が発生したときにはなるべく早期にその兆候をとらえ，重症化する前に適切な対応をとることが重要である。

● 文献

1) Saeed D, et al：The 2023 International Society for Heart and Lung Transplantation Guidelines for Mechanical Circulatory Support：A 10－Year Update. J Heart Lung Transplant. 2023；42 (7)：e1-e222.
2) Mehra MR, et al：Aspirin and hemocompatibility events with a left ventricular assist device in advanced heart failure：The ARIES-HM3 Randomized Clinical Trial. Jama 2023；330(22)：2171-81.
3) Wei J, et al：Postoperative pulmonary artery pulsatility index improves prediction of right ventricular failure after left ventricular assist device implantation. J Cardiothorac Vasc Anesth. 2024；38(1)：214-20.
4) Lampert BC, Teuteberg JJ. Right ventricular failure after left ventricular assist devices. J Heart Lung Transplant. 2015；34(9)：1123-30.
5) Takeda K, et al：Outcome of unplanned right ventricular assist device support for severe right heart failure after implantable left ventricular assist device insertion. J Heart Lung Transplantat. 2014；33(2)：141-8.

第3章 | 植え込み手術および周術期管理

術中麻酔管理

| 前田琢磨

1 はじめに

　本書は『患者管理を支える心不全治療チームのためのDestination Therapy教本』であるので，タイトル通りに執筆するならば，DT適応となった植込型補助人工心臓（植込型VAD）装着を行う患者の術中麻酔管理のみ記載すべきかもしれない．しかし，実際には，麻酔科は急性心不全（INTERMACS profile 1）で，まず体外式の左室補助人工心臓（LVAD）装着にくる患者も担当せねばならない．このような患者の中には起坐呼吸をし，臥位もとれず，ほぼ意識もなくなりつつあるような患者も含まれる．いうまでもなく，このような場合では，予定手術で植込型VADを装着するよりシビアな管理が求められ，こちらのほうが麻酔科としては管理を知りたいところであろう．また，長い目で見れば，このような患者がやがてDTへ移行することもある．よって本項では，DTのみならず一般的なLVAD植え込みの麻酔管理について記述することとする．

2 周術期の血行動態のモニタリング

1. 肺動脈カテーテル（PAC）

●シナリオ①急性心不全ショック状態（主にINTERMACS profile1）

　最もシビアな管理を求められるケースである．患者の心機能は極度に低下し，心拍出量の低下に伴う体血圧の低下を避けるべく，患者は内因性のカテコラミンを出して末梢血管抵抗（systemic vascular resistance：SVR）を上げて対応している状態である．導入の肝は「ゆっくり少量ずつ」である．フェンタニルは50μgずつ，ミダゾラムは1mgずつ投与しながら様子をみるほうが安全である．それでも導入薬でのSVRの低下による血圧低下から循環破綻する可能性がある．カウンターとして血管収縮薬（フェニレフリン，ノル

アドレナリン）の使用を持続しながら体血圧の維持に努める。外科とも協議して大腿動静脈にシースを確保し，いつでも体外膜型人工肺（ECMO）を回せるようにしてもよい。

イメージがわくように1例を挙げる。

30歳で身長170cm，体重100kg男性が，拡張型心筋症の急性増悪でLVAD挿入術のために手術室に運ばれてきた。血圧は収縮期で80mmHgをギリギリ保つくらいであった。起坐呼吸をしていて酸素10L/分でSpO$_2$は95%。臥位はとれないという。患者は学生時代にはラグビー部だったとのことで，もし患者の心臓が元気であれば，麻酔薬が大量にいるだろうと予想するところだ。フェニレフリン持続3mg/時を開始しながら，慎重にミダゾラムを1mg投与した。患者は意識を失い，血圧は収縮期で40mmHgまで落ちた。

このようなことが起こりうるのが，このシナリオである。入室時にAラインがなければ，導入前に確保する。中心静脈カテーテルやスワンガンツカテーテルも導入前に確保して，中心静脈圧（CVP）や肺動脈圧（pulmonary artery pressure：PAP）をみながらボリューム管理したいところだが，このように起坐呼吸で臥位にもなれず，不穏ぎみの患者もおり，状況次第ではAラインと末梢で導入せざるをえない。

なお，このような患者の中には，前方拍出が制限されて左心房圧（left atrial pressure：LAP）が上昇している，いわゆる"心臓がパンパン"である患者も含まれる。このような患者では，過度のボリューム負荷や，中心静脈カテーテルを留置する際のヘッドダウンですら，過伸展からの循環虚脱を起こしうることを肝に銘じておく。過伸展のイメージであるが，自分が懸垂するときを考えると，腕が完全に伸びた状態よりは，少し腕を曲げた（筋肉が少し縮んだ）状態のほうが力が入ることを思い浮かべるとわかりやすいだろう。心筋も一緒で，心臓にボリューム負荷がかかり，心筋が伸びきってしまうと力が入らないわけである。

● シナリオ②病棟で強心薬への反応が悪くなるなど，準緊急でVAD植え込みになる場合（主にINTERMACS profile 2〜3）

病棟でカテコラミンをつけて様子をみていたが，徐々に腎機能が悪化してきた。今すぐではないけれど，明日あたりにLVADを準緊急で入れてほしい。

このようなケースがこのシナリオである。シナリオ①よりはマシではあるが，基本的な考え方は同様で，導入時のSVRの低下に注意しながら，時間をかけて導入を行う。

4 術中麻酔管理

- シナリオ③体外式VADから植込型VADへのシステム変更の症例もしくはImpella®が挿入されている症例

　基本的に"左心は最強"になっているパターンである。したがって，律速としては右心になる。シナリオ①②のように導入をゆっくりする必要はないが，右心機能が低下している症例では注意が必要なパターンが，このシナリオである。「導入で血圧低下→冠灌流圧低下→右心機能の低下→右心の拍出量低下→左心への前負荷の低下→LVADのサッキングやImpella®が左室壁に当たり全身への拍出量低下」となりうる。導入時の血圧低下をカウンターする血管収縮薬を使いつつ，必要ならば右心機能を改善させるため，カテコラミンなどを使用する。

- シナリオ④すでにVA-ECMOに乗っている症例

　このシナリオでは，拍出量は担保されており，調整するのはSVRだけになる。中心静脈カテーテルなどラインも入って，挿管もされていることが多いだろう。手術室に入って，薬の付け替えによるカテコラミン類の入りむらなどには注意する。執刀に向けて麻酔薬を増量し，SVRが低下して灌流圧が下がるので，カウンターする血管収縮薬を調整する。

3 麻酔導入後の経食道心エコー（TEE）評価

　麻酔導入が終わると，以下をTEEで評価していく（図1）。
①大動脈弁逆流症（aortic regurgitation：AR）の重症度
②卵円孔開存（patent foramen ovale：PFO）
③心腔内血栓
④三尖弁逆流症（TR）の重症度
⑤右心機能
⑥上行大動脈の性状

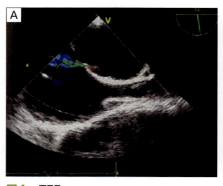
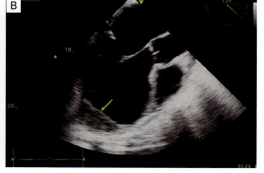

図1　TEE
A：PFO
B：LV血栓

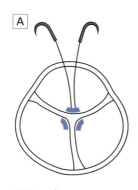 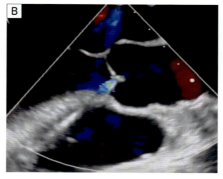

図2 パークスティッチ
A：パークスティッチの図示。
B：パークスティッチ後にわずかなARが残存したTEE。

⑦（ほぼないが）僧帽弁狭窄の有無

　ARがあると，「左室→LVAD→上行大動脈→ARで左室へ」と血流がぐるぐる回る状態になり，LVADの効率が低下する。ARと情報共有して大動脈形成すべきかどうかを協議する。大動脈弁形成は，パークスティッチ（クローバースティッチ）をかけてアランチウス結節を縫い合わせる。TEEで見ると先端が合っているのがわかるが，ズレがあると偏心性のARが残ることもある（図2）。ちなみに，Impella®入れた場合，抜去後AR増える（特に2週間を超えると）という報告[1]もあり，Impella®からHM-3へスイッチする場合には期間を短くするほうがよい可能性もある。いずれにせよ，Impella®挿入例では，抜去後のARの評価が重要である。PFOが存在すると，LVAD駆動後に左房圧が低下し，右左シャントとなるため，閉鎖をお願いする。また，動きの低下した心室では，心室内血栓もありうる。血栓が存在する場合には，塞栓症のリスクとなるため外科的摘除する。TRや右心機能は，右室補助人工心臓（RVAD）が必要となる可能性を判断する上で重要である。中等度以上のTRでは三尖弁形成を考慮する。右心の動きが悪く［三尖弁輪収縮期移動距離（TAPSE）＜8mm，面積変化率（FAC）＜25％］，大きく拡大している症例（Diastolic R/L ratio＞0.75）ではRVADになるリスクが高い。またoutflow graftを装着する上行大動脈が，プラークなどがないかを確認する。（ほぼないが）僧帽弁狭窄があれば，せっかくLVADを装着しても左房圧が十分に低下しないことになるので，僧帽弁置換する。

4 人工心肺が乗るまでの管理

　カテコラミン類がついてきた場合継続し，麻酔薬で低下したSVRをカウンターする血管収縮薬（ノルアドレナリン，フェニレフリンなど）を使用する。急性心不全で左房圧が高く左室の過伸展が疑われる場合，ニトログリセリンの使用や瀉血をすることで，多少は血行動態の改善が見込める場合もある。再開胸症例では開胸時に出血する可能性も頭に入

れておき，出血時には素早く輸血で対応する．大事なことは，人工心肺に乗るまでは，残されたわずかな心機能から最大限の心拍出量を引き出してやることで，そのために前負荷と後負荷の最適化と適切なカテコラミン・血管収縮薬を使用する．

5 人工心肺中の管理

1. 早い術者は20分で終わる：カテコラミンを切らない

手慣れた術者になると，人工心肺が乗ってから手技完了するまで，およそ20分で終了する．これくらい早くなると，術前についてきたカテコラミンは切らずにいるほうが無難である．LVADを駆動させたときには，しっかり右心もカテコラミンサポートできている状態で評価せねば，RVADが必要か否かの判断を誤る可能性があるためである．

2. コアリングの際のTEEで誘導

コアリングでは左前下行枝と対角枝の間からTEEガイド下に心尖を押すことで，おおよその方向が僧帽弁方向を向いているか確認できる（図3）．術者とコミュニケーションをとりながら，正しい方向（僧帽弁方向）を示す．

3. どれくらいフローが取れるか？ RVADは？

必須ではないが，以下のプロセスを踏むことで，VADの脱血管がいい位置にあるか，RVADが必要かなどを評価できる．コアリング終了して，脱血管が入った時点で，この左心室（left ventricle：LV）の脱血管を人工心肺の脱血管につないで，CVPを10mmHg程度かけてみる．この状態で，LVサイズが小さくなってスムーズに脱血できているかをチェックできる．この時点で脱血できていない（LVが大きいまま）場合や，高

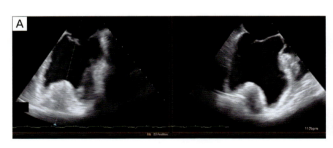
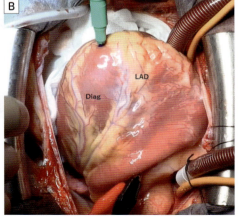

図3 コアリング位置の決定法
A：術者が指で押した方向が僧帽弁方向を向いているかTEEでチェックする．
B：実際のコアリングの位置．
LAD: left anterior descending coronary artery（左冠状動脈前下行枝），Diag: diagonal branch（対角枝）

い脱血圧が必要な場合は，脱血管の位置が悪いという評価ができる。また，そもそも右心が悪く，LVに十分容量負荷がかからないならば，右心系から脱血を追加するのか，それともRVADを追加するのかの判断材料にもなる。

6 人工心肺離脱時の管理

1. 血圧は平均65mmHg-75mmHg程度で

LVADは後負荷によって流量が変化する。次の「HQカーブ，揚程」で詳述するが，血圧が高くなると流量が減少する。まずは適正血圧（平均65mmHg-75mmHg程度）にコントロールし，その他のパラメーターを調整するのがセオリーである。

2. HQカーブ，揚程

ポンプの気持ちになってイメージして欲しいが，高い所まで水をくみ上げるのと，低い所まで水をくみ上げるのでは，どちらがしんどいだろうか？　もちろん，高いところまでくみ上げるほうがしんどい。この高さを圧差と置き換えても同じことである。この圧差と流量の関係を表したのがHQカーブである。図4に示すのはHM-3の5,000回転のときのHQカーブである。圧差55mmHgでは4.5L/分流量が出ているが，圧差80mmHgでは2.0L/分程度に低下しているのがわかる。血圧が平均90mmHgにしてしまうと，たとえば左室の拡張期圧が10mmHgであれば（揚程：90－10＝80mmHg），拡張期にはLVAD流量は2.0L/分しかとれないことになる。これをニカルジピンで65mmHgの適正血圧にしてやる（揚程：65－10＝55mmHg）だけで，LVAD流量は4.5L/分に増加するわけである。

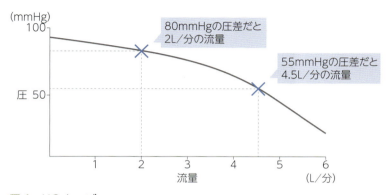

図4　HQカーブ

3. 中隔の位置による管理指標

図5に示すように，心室中隔が右方偏位も左方偏位もしていない，「ちょうどよい中隔の位置」をめざす。心室中隔が右方偏位していれば，「LVADがひけていない」状態であり，回転数の上昇，揚程が高すぎるなら適正化を行い，それでもだめなら脱血管の位置異常やLVAD自体のポンプ不良を疑う。心室中隔が左方偏位しているならば「LVADがひけすぎている」状態であり，流量が十分にとれている場合は回転数を下げる。流量もとれていないし，心室中隔が左方偏位している場合は，右心からの拍出が十分でなく，左心系にvolumeがかかっていない状態である。以下に示す「右心機能の最適化」を図る。

4. 右心機能の最適化

右心は後負荷に弱いので，NOの使用，リクルートメントで無気肺の解除，吸痰などで肺血管抵抗を十分落とす。カテコラミンで右心機能をサポートし，心拍数が十分ではない場合はAペースでHR100程度にペーシングして，左心へvolume負荷がかかるかをTEEで観察する。TRが中等度以上吹いていて，血行動態に悪影響がある場合には三尖弁輪形成術（tricuspid annuloplasty：TAP）を追加する。人工心肺離脱の際には十分なエアー抜きをしないと，離脱後に右冠動脈に空気塞栓→右室機能低下→循環破綻となりうるので，エアー抜きは十分に行う。

5. A弁の開放は？

A弁が閉じている場合，遠隔期にARが増える[2]という報告がある。また，血栓症のリスクにもなりうる（図6）。血栓からの心筋梗塞で右心がやられれば循環破綻につながるし，脳梗塞を起こせば患者のQOLは著しく低下する。これらを勘案して，最終的にはA弁が開くことが望ましい。術中にはフルサポートでA弁が閉じざるをえなかったとしても，徐々にサポートを落として，退院までにはA弁が開く管理をめざす。

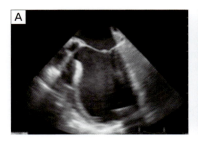 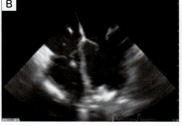 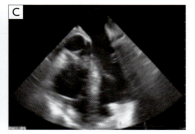

図5 心室中隔の位置の評価
A：右方偏位
B：ちょうどよい
C：左方偏位

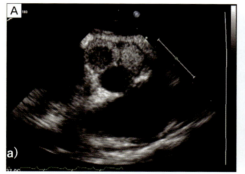
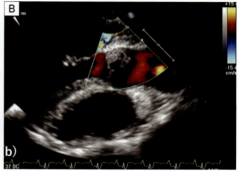

図6　大動脈弁部にできた血栓のTEE像
A：短軸像
B：長軸像

7 人工心肺離脱時の管理

1. サッキング

　　VADの脱血管と心室内腔や心室中隔の接触により，VADの流量が著しく低下する状態である。心室中隔が偏位してサッキングしている場合は，前述のように中隔を中央にもってくる管理をする。脱血管の向きによる場合は，再調整をお願いする。閉胸までは大丈夫でも，閉胸時に脱血管の向きが悪くなり壁当たりすることもあるので，閉胸時にも評価する。

2. 心タンポナーデ

　　術後に中心静脈圧が上昇して，VADの流量低下することで気付かれることが多い。血腫により，右心の拍出量低下→左心系への前負荷の低下→サッキングとなり，流量低下する。再開胸手術で血腫除去する。

3. 不整脈

　　右心からの拍出が保たれることがLVAD成立の前提となるが，不整脈によって右心拍出量低下→左心系への前負荷低下→サッキングとなると，循環成立しないこともある。なので，そのような可能性は頭に入れておく必要があるのだが，意外とLVAD患者では心室頻拍（ventricular tachycardia：VT）[ときには心室細動（ventricular fibrillation：VF）さえ]に数日耐えることもある[3]。これはVFであったとしても，Fontan循環のようになって循環が成立するからである。

8 おわりに

　以上，LVAD挿入の麻酔管理について概説した。LVAD挿入術の麻酔は，究極の心不全状態とLVAD特有の血行動態を学べるチャンスである。本書がその一助になれば幸いである。

● 文献

1)　Rao SD, et al：Treatment with Impella increases the risk of de novo aortic insufficiency post left ventricular assist device implant. J Card Fail. 2020；26(10)：870-5.
2)　da Rocha ESJG, et al：Influence of aortic valve opening in patients with aortic insufficiency after left ventricular assist device implantation. Eur J Cardiothorac Surg. 2016；49(3)：784-87
3)　Zalucka L, et al：Ventricular arrhythmias in left ventricular assist device patients-current diagnostic and therapeutic considerations. Sensors (Basel). 2024；24(4)：1124.

第4章

遠隔期管理と
合併症対策

第**4**章｜遠隔期管理と合併症対策

1

脳合併症

細山勝寛，齋木佳克

1 はじめに

　数年の待機で心移植に至るBTTと異なり，Destination therapy（DT）ではより長期間の遠隔期管理が必要となる。中でも一度発症すると患者QOLに重大な影響を及ぼしうる脳合併症対策は，DT患者コホートでは特に重要であるといえる。

2 LVAD治療における脳合併症の現況対策

　2024年のJ-MACSレジストリーからの報告によれば，わが国でのLVAD患者の脳卒中発症回避率は1年で80%，2年で75%，4年で67%とされる[1]。このデータはBTT患者がその多数を占めてはいるが，日本におけるBTT患者の左室補助人工心臓（LVAD）装着期間を鑑みれば，一般的なDT患者群とそれほど違わないことが予想される。通常，血栓塞栓症予防としてワルファリンによるプロトロンビン時間–国際標準化比（prothrombin time-international normalized ratio：PT-INR）コントロールが行われるが，遠隔期における外来患者では血液凝固分析装置（コアグチェック XSパーソナル®）によるPT-INRの自己測定を行うことで安定したPT-INRコントロールが可能となる。

　日本においてDT-VADとして唯一保険償還されているHeartMate 3™（HM-3）は，完全磁気浮上型の自律調整ローターを採用し，広く安定した血液流路によって血流シアストレスを軽減し，血液の滞留を減らすことで血液適合性プロファイルを向上させた[2,3]。HM-3に関する大規模randomized trialとして2009年に米国の69施設で行われたMOMENTUM3 studyでは，軸流型ポンプLVADであるHeartMate Ⅱ™（HM-Ⅱ）に対して，植え込み後2年のフォローアップで後遺障害を伴う脳卒中またはデバイス交換の再手術のない生存に関してHM-3の優越性が認められた[4,5]。その後，観察期間を延長した追跡研究では，後遺障害を伴う脳卒中またはデバイス交換の再手術のない5年イベントフリー

116　第**4**章｜遠隔期管理と合併症対策

生存率のKaplan-Meier推定値は，HM-3群54.0%，HM-II群29.7%で，遠隔期においても有意にHM-3が優れた結果であった[6]。しかしながら，依然，脳合併症回避率は良好に低率であるとは言いがたく，こまめなPT-INRコントロール，およびそのほかの脳卒中リスクの是正が肝要である。

3 抗血栓療法の実際とその効果

わが国のガイドラインでは，抗血小板投与についてはアスピリン81〜243mg/日（バイアスピリンでは100〜300mg/日）の投与が推奨されている[7]。抗血小板療法の効果と出血などの合併症発生のリスクを検討しつつ，必要に応じてクロピドグレルへの変更またはアスピリンとクロピドグレルなどのほかの抗血小板薬との併用が行われることがある。しかしながら，2023年に報告されたARIES-HM3試験では，HM-3新規植え込み患者において通常の抗血栓療法（ワルファリン＋低用量アスピリン）とアスピリンなしの抗血栓療法（ワルファリン＋プラセボ）で，12カ月間の脳卒中・ポンプ血栓・大出血・末梢塞栓症の発症率を比較したが，プラセボ群においても脳卒中や塞栓症は増えず，むしろ大出血は有意に減少した[8]。一方で，抗血小板薬，特にクロピドグレルの薬効については人種差や個人差が大きいとする報告もあり，今後，わが国における試験や臨床成績の報告が待たれる。

4 心房細動の影響

一般的に心房細動（atrial fibrillation：AF）を有する患者群において脳合併症発症率が有意に増加することは広く知られているが，J-MACSレジストリーのデータ解析によると，LVAD患者における術前AFの有無は1年間の観察期間で血液適合性関連合併症の有無に影響しないと報告されている[9]。一方で，欧州のレジストリー解析では，2年間のフォローアップにおいてAF合併患者で有意に脳血管合併症が増加したと報告されており[10]，LVAD植え込み時のAFや左心耳への介入に関しては，さらなるデータの蓄積が必要である。

5 他の影響因子

そのほか，脳合併症リスクとして，脱水状態が挙げられる。短期間での体重減少がみられる場合などには特に注意が必要である。概してDT-LVADの患者コホートは，BTTのコホートと比べて高齢で腎機能は不良であり動脈硬化性病変を有していることが多い。そのため，このような患者群における脱水状態は脳梗塞危険因子としてのリスクが増幅されることは想像にかたくない。また何らかの感染症の併発もリスクととらえられる。一般

に感染は血液凝固能の亢進を惹起し，血小板機能の亢進と血小板数の増加もきたす。実際，LVAD患者における遠隔期脳梗塞の危険因子としては血流感染の存在が指摘されており，ドライブライン感染やそのほかの感染の合併を有する患者では，特に慎重な管理が求められる[11]。一方で，腸内細菌叢が乱れるような下痢の併発の場合，特に抗菌薬使用下においてはPT-INRが延長することが稀ではない。そのような場合には，躊躇なく早期入院加療を勧めてPT-INRのコントロールを図り，脳出血性合併症を未然に防ぐことが肝要である。

6 脳合併症への対応

LVAD患者における脳卒中の対応は多くの困難を伴う。基本的にMRI撮像ができないため，診断に苦慮することも少なくない。また出血傾向と血栓形成傾向の間でバランスをとることも難しく，脳神経内科医・外科医であっても，LVAD症例に慣れた医師でなければ積極的な介入を避けることもやむをえないと思われる。一方で，脳卒中イベントは時間経過とともにその神経学的予後は不良となるため，疑わしい所見がみられた際には，当然ながら積極的な脳卒中専門医へのコンサルトが重要で，むしろオーバートリアージも許容されるべきと考える。

発症した脳梗塞に対しては，発症後24時間以内，比較的中枢側の限局性病変などの適応を満たせば血栓回収療法が行われる。最近の多施設研究では75%の症例で再灌流が可能であったが，術後脳出血に注意が必要と報告されている[12]。血栓溶解療法に関しては梗塞後出血の危険性があるため，慎重に考慮すべきである。脳出血に関しては致死的となることも多く，頭痛・嘔気などの症状，神経症状，意識レベルの変化時には，緊急頭部CT検査が有用である。開頭術は持続的かつ致死的な出血がみられた場合に適応とされる。出血の程度によっては，抗凝固薬および抗血小板薬を中止する必要がある。PT-INR値を急速に低下させるには，プロトロンビン複合体濃縮製剤（prothrombin complex concentrate：PCC）の点滴静注が有効であり，ビタミンK，新鮮凍結血漿（fresh frozen plasma：FFP）に比べて脳内出血の進展を抑制するという報告もある[13]。PT-INRを下げて維持する場合，血栓塞栓症が危惧されるが，この場合，ポンプ回転数を上げすぎずに自己弁の開放を促すことが，大動脈弁周囲血栓の予防には有用な可能性がある。一方で，補助流量の低下は血液ポンプ内血栓のリスクを上げるので注意を要する。

7 おわりに

脳合併症は重篤で生命予後に直結する病態になりうるだけでなく，軽症であっても患者QOLを著しく低下させる可能性がある。遠隔期においてはそのリスク因子は多岐にわたる

が，修飾・対応可能なリスク因子も多い。また発症した場合でも，迅速な対応やその後のリハビリ療法など，多職種チームで患者本人およびケアギバーと円滑なコミュニケーションをとりながら診療にあたることが重要である。

● 文 献

1) 日本胸部外科学会 J-MACS 委員会：日本における補助人工心臓に関連した市販後のデータ収集 J-MACS Statistical Report. 2024年02月.
[https://j-vad.jp/document/J-MACS%20Statistical%20Report%20_20240204.pdf] (2025年1月閲覧)

2) Bourque K, et al：Design rationale and preclinical evaluation of the HeartMate 3 left ventricular assist system for hemocompatibility. ASAIO. 2016；62(4)：375-83.

3) Bourque K, et al：In vivo assessment of a rotary left ventricular assist device-induced artificial pulse in the proximal and distal aorta. Artif Organs. 2006；30(8)：638-42.

4) Mehra MR, et al：A fully magnetically levitated left ventricular assist device— Final report. N Engl J Med. 2019；380(17)：1618-27.

5) Rogers JG, et al：Intrapericardial left ventricular assist device for advanced heart failure. New Engl J Med. 2017；376(5)：451-60.

6) Mehra MR, et al：Five-year outcomes in patients with fully magnetically levitated vs axial-flow left ventricular assist devices in the MOMENTUM 3 randomized trial. JAMA. 2022；328(12)：1233-42.

7) 日本循環器学会, 他：2021年改訂版 重症心不全に対する植込型補助人工心臓治療ガイドライン．
[https://www.j-circ.or.jp/cms/wp-content/uploads/2021/03/JCS2021_Ono_Yamaguchi.pdf] (2025年1月閲覧)

8) Mehra MR, et al：Aspirin and hemocompatibility events with a left ventricular assist device in advanced heart failure：the ARIES-HM3 randomized clinical trial. JAMA. 2023；330(22)：2171-81.

9) Imamura T, et al：Implication of preoperative existence of atrial fibrillation on hemocompatibility-related adverse events during left ventricular assist device support. Circ J. 2019；83(6)：1286-92.

10) Antonides CFJ, et al：Survival and adverse events in patients with atrial fibrillation at left ventricular assist device implantation：an analysis of the European Registry for Patients with Mechanical Circulatory Support. Eur J Cardiothorac Surg. 2022；61(5)：1164-75.

11) Yoshioka D, et al：Relationship between bacteremia and hemorrhagic stroke in patients with continuous-flow left ventricular assist device. Circ J. 2018；82(2)：448-56.

12) Kitano T, et al：Mechanical thrombectomy in acute ischemic stroke patients with left ventricular assist device. J Neurol Sci. 2020；418：117142.

13) Huttner HB, et al：Hematoma growth and outcome in treated neurocritical care patients with intracerebral hemorrhage related to oral anticoagulant therapy：comparison of acute treatment strategies using vitamin K, fresh frozen plasma, and prothrombin complex concentrates. Stroke. 2006；37(6)：1465-70.

第**4**章｜遠隔期管理と合併症対策

2 感染症（植込型左室補助人工心臓ドライブライン・ポンプポケット感染症）

| 西中知博

1 緒言

植込型左室補助人工心臓（植込型LVAD）のDestination therapy（DT）において，長期の在宅治療をめざす目的からも各種合併症の予防，診断，および治療は重要である。各種合併症の中で，感染症，特に植込型LVADドライブライン感染症とポンプポケット感染症は，生命予後，患者のQOLの両面において極めて重大な影響を与える可能性があり，その予防，診断，および治療は重要な意義をもつ。

2 周術期感染症

植込型LVAD植え込み手術は，一般の心臓血管外科手術以上に周術期感染症リスクが高く，その対策が重要である。重症心不全に伴う腎臓，肝臓などの各種臓器機能の低下を含む全身状態の悪化，低栄養状態，免疫力低下，術前からの強心薬投与などに伴う中心静脈カテーテルの留置，各種機械的循環補助（MCS）法，ならびに人工呼吸などの感染症に関連しうる因子を保有している可能性がある。植込型LVAD植え込み手術は，一般的には人工心肺による体外循環の使用を要することを含む高い侵襲性を有する。これらの因子により周術期に，創部感染症，縦隔炎，呼吸器感染症，尿路感染症，菌血症，ならびに敗血症などを罹患する可能性に留意する必要がある。いずれの感染症も迅速な診断と治療を要するが，創部感染症，縦隔炎，菌血症，敗血症は人工物である植込型LVADが植え込まれた状態での治療に難渋する可能性が高く，特に厳重な対策が必要である。創部感染症，縦隔炎においては抗菌薬投与などの内科的治療に加えて，CT，ガリウムシンチグラム検査などによる診断のもとに，早期にドレナージなどの外科的治療介入の適応の検討と実施が重要である。

3 植込型LVADドライブライン・ポンプポケット感染症

1. 植込型LVADドライブライン感染症

　植込型LVADドライブライン感染症は発生頻度が高く[1, 2]，その生命予後，患者のQOLへの影響も甚大である．予防，診断，および治療が重要である．

① ドライブラインに関する手術

　植込型LVAD植え込み手術の際のドライブライン関連の手術は，基本的にはデバイスごとに定められている方法により行われるが，ドライブライン感染症の予防と感染時の対策という面からの手術方法の一例を以下に挙げる．

　体内でのドライブライン湾曲・屈曲の程度，胸腔，腹腔との位置関係には留意する．デバイス機能確保，ドライブライン断線抑止などに留意すると同時に，ドライブライン感染症などが発生した場合のドレナージ，血液ポンプ交換などを含む外科的処置の可能性に留意して走行路を検討する．

　皮下トンネルに関してはどのように作製することがドライブライン感染症抑止などに有効であるかについては確立されてはいないが，一例を以下に挙げる．

- 筋肉（腹直筋など），およびその筋鞘とドライブラインとの関係性を重視する．
- 筋肉（腹直筋など）内および筋肉と筋鞘の間を通過する部分を可及的に長くするようにし，脂肪組織などの通過は可及的に避けるようにする．

　ドライブライン体壁貫通部は，左右については鎖骨中線付近，上下に関しては胸部肋軟骨と上前腸骨棘の間で，患者の胸腹壁の形状から体壁の窪みにならないようにするとともに，着衣による影響が少ない箇所を基本とする．臍部の上下いずれにするかは患者の体型などによって個別に判断される．ドライブライン体壁貫通部の位置を術前に確認し，マーキングを行うことが検討される．

　腹直筋前鞘から皮下組織，皮膚を含む体壁へは可及的に垂直に貫通させる．腹直筋前鞘がドライブライン体壁貫通部における動きを抑えるとともに，ドライブラインを皮膚と垂直に近い角度で貫通させると，ドライブラインによる周囲組織への圧迫による虚血，もしくは牽引などによる組織損傷を回避しやすくなる．さらに，創部の観察，処置，ドライブラインの固定が容易となるなどの利点がある．圧迫，虚血，牽引などによる組織損傷の回避，周囲皮膚組織の保護は，ドライブライン感染予防の基本原則である．

　ドライブライン体壁貫通部創の大きさはドライブライン径と可及的に一致させるが，術後の創部腫脹の可能性を考慮する．デバイスの構造の関係などにより創を大きくせざるをえない場合には，その閉鎖において創部の圧迫，虚血などによる組織損傷が起こらないように十分な注意をする．

ドライブラインには体内での癒着促進のための各種ファブリックなどが被覆されているが、これが体外に出ると感染症の発生のリスクになることから、可及的に体外に出ないようにする。また、体内においてファブリックなどに被覆されていない部分は周囲との癒着が軽度となる、または癒着しないために、感染症の発生および感染症発生時の深部進行のリスクとなる。したがって、ファブリックの断端は可及的にドライブライン体壁貫通部の直前に位置することが望ましい。ただし、周術期浮腫などが術後の経過によって改善・悪化するなどした場合、結果としてファブリックが体壁外に出てしまう、またはファブリックの断端が体内深部に位置してしまう場合もありうるので、患者によって個別の対応が必要である。

◎

ドライブラインを体壁に対して鋭角および鈍角の角度をもって貫通させる方法がこれまでのところ一般的であるが、その問題点を以下に挙げる。

- 体壁に対して鋭角な角度の部分においては組織の圧迫が起こりやすく、それに伴う創部の圧迫、虚血、これに伴う潰瘍形成、壊死などによる組織損傷が起こり、感染症のリスクとなる。
- 体壁に対して鈍角な角度の部分においてはドライブラインの牽引が発生しやすい状態になることから、ドライブラインの牽引などに伴う周囲組織の解離、裂開による組織損傷が繰り返し起こりやすく、不良肉芽の形成などの可能性がある。

② ドライブラインの固定法

ドライブラインをドライブライン体壁貫通部直近で固定する方法は一般的な固定法の1つであるが、体動などによるドライブライン体壁貫通部および固定部におけるドライブラインの動きを吸収する緩衝部位がなくなることがないように留意する必要がある。ドライブライン体壁貫通部およびドライブライン固定部のドライブラインの動きは体動によって必ず発生し、その動きの影響が緩衝されることなく直接ドライブライン体壁貫通部にもたらされると、創部の組織損傷の誘因となる可能性がある。

特に体壁に対して鋭角および鈍角の角度をもって貫通させる方法において、ドライブラインは通常鋭角の方向で固定されるが、これによりドライブライン体壁貫通部付近の組織の圧迫、虚血、これに伴う潰瘍形成、壊死などによる組織損傷、ならびに感染が発生するリスクが上昇する可能性がある。したがって体壁に対して鋭角および鈍角の角度をもって貫通させる方法においては、体動によるドライブライン体壁貫通部およびドライブライン固定部のドライブラインの動きを緩衝することができるだけの余裕をもった位置においてドライブラインを固定することが望ましい。

1つの方法として、体壁貫通部およびドライブライン固定部の間のドライブラインに変曲点を形成させることを検討する。一方、ドライブラインを体壁と垂直に近い角度で貫通させる方法においては、必然的にドライブライン体壁貫通部とドライブライン固定位置は一

定程度離れ，間のドライブラインに変曲点が形成される。その変曲点までの距離はドライブラインの貫通角度・柔軟度，患者の解剖学的特徴などによって調整される。

固定具については，様々なものが臨床使用されているが，体動によって牽引されることが必発であるので，それに対する緩衝が可能である構造であることが望ましい。緩衝ができない構造であると，体動などに伴い固定具が牽引され，固定具が外れる可能性がある。その場合ドライブライン体壁貫通部に何らかの影響を及ぼすとともに，固定具の固定されている皮膚の損傷などの問題が発生する可能性がある。一方，固定具の位置とドライブライン貫通部との距離が長すぎる場合，ドライブラインの動きによってドライブライン体壁貫通部，ドライブライン固定部に何らかの影響与える可能性があるので，患者個別の対応が必要である。

ドライブライン体壁貫通部と固定部の安定が困難な場合の対策として，柔軟なガーゼロールなどをドライブライン体壁貫通部と固定部の間のドライブラインの下部に設置して緩衝させる方法がある。また，固定位置は前腋窩線付近を超えないようにする。前腋窩線付近またはその外側で固定されると，側臥位になった際などにドライブラインの屈曲などを発生しやすくなり，それに伴う，ドライブライン損傷などのリスクがある。

③ ドライブライン体壁貫通部・固定部のデイリーケア

ドライブライン体壁貫通部・固定部およびその周囲の皮膚などのデイリーケアは，大変重要である。ドライブライン体壁貫通部ならびにその周囲の皮膚の状態，ドライブライン固定部ならびにその周囲の皮膚の状態，ドライブラインの走行状態などの定期的な観察を行う。創部，皮膚の消毒は，クロルヘキシジン製剤などを用いて行われることが一般的である。消毒には綿球を用いるのが一般的であるが，患者が自己消毒を行う上などでは綿棒などの使用を検討する。ドライブライン体壁貫通部およびその付近の皮膚などは，愛護的にケアするようにする。ドライブライン体壁貫通部付近のドライブライン自体のクリーニングは重要であり，ドライブラインの損傷をきたさないように十分留意しながら実施する。

消毒薬の繰り返し使用などに伴う皮膚損傷，接触性皮膚炎の発生などの可能性に留意する。消毒薬の使用が好ましくない場合には，生理食塩水による処置を行うことも検討する。周囲の皮膚などについて保湿状態，剥離，擦過などを含む各種所見を確認し，適切なスキンケアを行う。ドライブライン体壁貫通部に関して，一定量の生理食塩水を使用した洗浄も行われている。シャワー浴に関しては，ドライブライン体壁貫通部は防水材料によって被覆して行われるのが一般的である。

創部に消毒薬が高濃度で残存している，または生理食塩水，滲出液などによって湿潤な状況となることは回避するようにする。ドライブライン体壁貫通部周囲の皮膚炎，感染症などの原因になる可能性がある。ドレッシング材には様々なものが使用されているが，一例としては，Yガーゼによるドライブライン体壁貫通部保護と出血，滲出液の発生程度・

2 感染症（植込型左室補助人工心臓ドライブライン・ポンプポケット感染症）

部位のモニタリングが有効である。またその周りにはドライブラインの動きの緩衝になる ものを設置する。一例としては，柔軟なガーゼロールのドライブライン周囲への設置な どが挙げられる。左右に各1個，上下に各1個，または上下左右の組み合わせなどとする が，その選択はドライブラインの体壁との角度，創部の状態などから患者個別に検討する。 様々なドレッシング材使用が可能であるが，ドライブライン体壁貫通部モニタリング，ド ライブラインの乾燥，体動に対する緩衝作用，皮膚の保護などに留意して選択するように する。

　また，腹部バンドなどを用いてドライブラインの固定をサポートする方法が一般的に行 われている。腹部バンドの使用にあたっては，圧迫，ドライブラインの牽引などによりド ライブライン体壁貫通部へ悪影響を与えないように留意する。

④ ドライブライン感染症の診断と治療

　ドライブライン感染症の発生に対して，早期診断と治療が重要である。ドライブライン 体壁貫通部の発赤，排膿をはじめとして，わずかな変化も感染症の初期段階の可能性の鑑 別診断のために留意するように心がける。患者に対しては，わずかな変化であっても医療 チームに遅滞なく相談するように指導する。感染がドライブラインに沿って進行する場合 など，ドライブライン体壁貫通部に問題がないようにみえても，深部で感染症が進行して いる可能性もある。そのため，疼痛，違和感の有無，血液検査などにおける炎症反応など のモニタリングを行い，異常が観察された場合には細菌培養検査，CT，ガリウムシンチグ ラムなどを含む方法を用いて診断を行う。感染症と診断された際には，ドレナージ，デブ リードマンなどの外科的処置の適応を慎重かつ迅速に検討する。ドレナージ，デブリード マンにおいては 植込型LVAD装着患者は強力な抗血栓療法を行っていることからも，止 血には十分に留意することが重要である。

　その後，生理食塩水などによる洗浄処置，陰圧吸引閉鎖療法を用いることが検討される。 細菌培養による起因菌の同定，それに対する抗菌薬の使用は各種ガイドラインに基づいて 行う。起因菌は一般的にはグラム陽性球菌であるが，多剤耐性菌，グラム陰性桿菌，真菌 などの場合には治療に難渋することが予想されることから，慎重かつ迅速な治療介入が重 要である。

2. 植込型LVADポンプポケット感染症

　ドライブライン感染症の進行などによりポンプポケット感染症に至る可能性がある。その 予後は不良であり，予防，および的確な診断と治療が重要である。疼痛，違和感などの自 覚症状，ポンプポケット周囲の理学的所見の確認に加えてCT，ガリウムシンチグラム，血 液培養などの検査の施行を検討する。感染の確定診断が困難であるが，疑わしい場合には 試験開創も検討される。ポンプポケット感染症が確定診断された場合には，洗浄ドレナー ジの施行と抗菌薬投与などが検討される。

人工物である植込型LVADポンプ周囲の感染症のコントロールは治療に難渋する可能性が高く，抗菌薬の長期使用などに伴う各種合併症，菌交代現象などに留意する。ポンプ周囲には，筋皮弁や大網などの充填が検討される。ポンプとドライブラインなどの交換も重要な選択肢になる。重症のドライブライン感染症では，ポンプポケット感染症に至る前に早期の交換手術も検討される。感染が体内で拡大し，脱血管，送血管，ならびに心臓，肺などに感染が及ぶ可能性があり，それに伴い縦隔炎などに至ることがありうるので厳重な対策が重要である。植込型LVAD離脱が一時的にでも可能であれば，離脱実施を検討する。不可の場合には体外設置型VAD，循環補助用心内留置型ポンプカテーテルなどによる循環補助への一時ブリッジが検討される。感染を起こしている心臓周囲，ポンプポケット部などの人工物除去による感染症治療が，植込型LVAD再植え込みには必須である。

3. 患者・ケアギバーに対する教育とトレーニング：植込型LVADドライブライン・ポンプポケット感染症の予防と早期発見に向けて

植込型LVAD植え込み手術にあたっては，患者およびケアギバーに対して，術前に各種情報の提供が行われるが，ドライブライン感染症，ポンプポケット感染症に関する内容を含むようにする。植込型LVAD植え込み手術後には，全身状態の改善にともない，植込型LVADに関する機器取り扱い，デイリーケア，日常生活の仕方・各種注意点などに関する教育・トレーニングの実施が必須であるが，ドライブライン感染症，ポンプポケット感染症の予防と早期発見に関する教育・トレーニングは大変重要である。

ドライブライン体壁貫通部・固定部およびその周囲の皮膚などのデイリーケア，ドライブライン感染症，ポンプポケット感染症の予防に向けた日常生活の仕方・各種注意点に関する教育・トレーニングの実施が必須である。どのようなトラブルが起こりえるかについてと，そのトラブルシューティングに関する教育において，医療チームに早期相談すべきドライブライン感染症，ポンプポケット感染症の兆候などに関する教育は大変重要である。最終的には理解度，手技の習熟度などに関する評価テストなどを行い，全身状態，在宅治療の環境確認とともに退院・在宅治療への移行が検討されるが，その際にもドライブライン感染症，ポンプポケット感染症の予防と早期発見に向けた各種検討は重要である。

4 総括

植込型LVAD治療における感染症の中で，ドライブライン感染症，ポンプポケット感染症の予防，診断および治療は極めて重要である。植え込み手術，周術期から慢性期における医学的管理方法のさらなる進歩，ならびに経皮的エネルギー伝送システムによる全体内植込型を含む新規LVADシステムの開発が望まれる。

● 文献

1) Nakatani T, et al：Japanese registry for mechanically assisted circulatory support：first report. J Heart Lung Transplant. 2017；36 (10)：1087-96.

2) Kinugawa K, et al：The second official report from Japanese registry for mechanical assisted circulatory support (J-MACS)：first results of bridge to bridge strategy. Gen Thorac Cardiovasc Surg. 2020；68 (2)：102-11.

第**4**章｜遠隔期管理と合併症対策

3

右心不全

菊池規子

1 はじめに

　植込型左室補助人工心臓（植込型LVAD）植え込み後に右心不全を発症することがある。多くの場合，薬物療法でコントロール可能となるが，心不全増悪のために入退院を繰り返す症例も経験し，LVAD植え込み後の主要な死因の1つである。また，Destination therapy（DT）の除外基準として，「術後右心不全のために退院困難なことが予想される条件」が挙げられており，植え込み前の右心不全の予測や治療について述べる。

2 LVAD植え込み後の右心不全

　LVAD植え込み術後早期や周術期の心不全をearly HFと呼び，20～25％に発生するといわれている。術後早期の心不全の原因として，右室機能不全は最も一般的である。もともとの右室機能障害，周術期の右室の障害，過度のvolume，肺高血圧が原因として知られている。またLVAD特有のものとして，不適切なLVADポンプスピードやLVAD inflowカニューラの位置異常，LVADポンプ血栓などが挙げられる[1]。術後の右心不全では，右心系から左心系に血液がうまく送れない状態であり，心エコーでは右室が拡大しており，左室は小さく，右室から圧排されている（図1）。

　治療としては，アドレナリンやドブタミンなどの強心薬が用いられるが，肺血管抵抗も下げるミルリノンも有効なことが多い。肺血管抵抗を下げるための一酸化窒素（NO）の吸入も効果的なことがある[2]。さらに，LVADポンプスピードが適切であるかを確認し，調整することも有用である。適切なLVADポンプスピードは症例ごとに，そして時期によっても異なってくる。LVADポンプスピードが遅すぎると，左室の減負荷が不十分で僧帽弁閉鎖不全症は悪化し，左心不全を呈する。逆にLVADポンプスピードが速すぎると，過度な心拍出量により静脈還流量が増加し，右室負荷が増強して三尖弁逆流が増強する。

3 右心不全　127

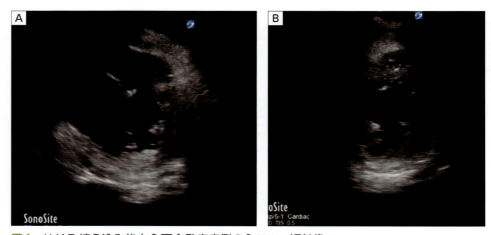

図1　LVAD植え込み後右心不全発症症例の心エコー短軸像
A：術後20日目。左室が圧排されている。
B：術後35日目。右心不全治療強化後，左室の圧排は解除。

　また，心室中隔が左室側へシフトし，右室の形がゆがむことも右心不全を増強させる[1, 3, 4]。LVADポンプスピードを変化させながら右心カテーテル検査の圧データや心エコーでの右室と左室のバランスや心室中隔のポジショニングを評価する"ランプテスト"は，適切なポンプスピードがどこかということを評価するために有用な検査である。
　これらの集学的治療を行っても治療抵抗性の右心不全では，右室補助人工心臓（RVAD）が考慮される。周術期に一過性に必要となる場合が多いが，長期的な補助が必要となる場合もある。日本では，体外設置型のRVADを使用することになるため，退院することはできず，合併症の発生も多く，予後不良である[5]。

3 遠隔期に問題となる右心不全

　LVAD植え込み後4週以上経過して問題となる心不全を，late HFと呼ぶ。左心不全か右心不全か，LVADに関連した原因かそれ以外かについて検索し，治療を検討する（**表1**）[1]。
　遠隔期に問題となる右心不全は，10％程度と報告されており予後不良である[6, 7]。LVAD植え込み後3カ月時点で右心不全を認めた群では，認めなかった群と比較し，12カ月での累積死亡率，脳卒中や消化管出血，感染症などの主要有害事象の発生率が高いと報告された[8]。また，LVAD植え込み後の大動脈弁不全による逆流の進行や心室性不整脈の発生も右心不全の進行と関与しており，これらは互いに関連している[9]。遠隔期の右心不全の治療も，基本的には上記と同様である。ホスホジエステラーゼ5（phosphodiesterase 5：PDE5）阻害薬の使用により肺動脈圧・肺血管抵抗が低下し，心拍出量が増加することで右室機能が改善するとの報告もあるが[10]，遠隔期の右心不全管理には否定的な報告もあ

表1 LVAD植え込み後の遠隔期心不全の原因

	左心不全	右心不全
LVAD関連	ポンプ血栓症 カニューラの閉塞 リード，モーター不全 ポンプスピードが遅すぎる	心タンポナーデ ポンプスピードが速すぎる
LVAD非関連	新規/増悪する大動脈弁不全 重症貧血（消化管出血など）	潜在的な右心機能不全 肺高血圧 肺塞栓 新規/増悪する三尖弁閉鎖不全 心室性不整脈

(文献1より引用)

り，有効性は確立していない[11]。LVAD装着後にも強心薬静注薬や大量の利尿薬の投与を強いられ，退院困難となる症例も経験する。

　また，LVAD植え込み前に中等度以上の三尖弁逆流（TR）を認める場合には，LVAD植え込み時に三尖弁輪形成術（TAP）の実施が検討される。LVAD植え込み後の慢性期のTRは右心不全の発症と関連しているが[12]，LVAD植え込み後にはTAPを実施しなくてもTRが改善することも多く，TAPを実施することが遠隔期の右心不全の予防にはつながらないとの報告もあり[13]，有効性については確立していない。

　日本のDTの除外基準として，「術後右心不全のために退院困難なことが予想される条件」が挙げられている[14]ことからも，LVAD植え込み前にコントロール不能な右心不全を発症するリスクを予測することは重要である。LVAD植え込み後の右心不全発症の予測因子としていくつかの研究がなされているが，確立していない。LVAD植え込み前の左室が小さいことや[15]，右房圧/肺動脈楔入圧（PAWP）が高値であること[6]，肺動脈拍動性指数（PAPI）が低値であること[16]などが報告されている。DT適応検討時に算出するJ-HMRSやJ-MACS risk scoreでの評価も予測の一助になる可能性がある。

4 おわりに

　DTとしてのLVAD治療は，LVAD植え込みにより心不全が改善することでQOLが向上し，自宅で過ごすことを目的としたものである。術前にLVAD植え込み後の右心不全発症のリスクを予測するとともに，発症後には薬物療法やLVADポンプスピードの調整などを駆使して管理する。LVAD植え込み後の右心不全はLVAD植え込み後の主要な死因の1つであり，いまだ解決されていない課題である。

● 文 献

1) Eurke MA, et al：Assessment and management of heart failure after left ventricular assist device implantation. Circulation. 2014；129(10)：1161-6.

2) 日本循環器学会, 他：2021年改訂版 重症心不全に対する植込型補助人工心臓治療ガイドライン. [https://www.j-circ.or.jp/cms/wp-content/uploads/2021/03/JCS2021_Ono_Yamaguchi.pdf] (2025年1月閲覧)

3) Dual SA, et al：Ultrasound-based prediction of interventricular septum positioning during left ventricular support-an experimental study. J Cardiovasc Transl Res. 2020 Dec；13(6)：1055-64.

4) Nir Uriel, et al：Echocardiographic changes in patients implanted with a fully magnetically levitated left ventricular assist device (Heartmate 3). J Card Fail. 2019；25(1)：36-43.

5) Takeda K, et al：Outcome of unplanned right ventricular assist device support for severe right heart failure after implantable left ventricular assist device insertion. J Heart Lung Transplant. 2014；33(2)：141-8.

6) Kormos RL, et al：Right ventricular failure in patients with the HeartMate Ⅱ continuous-flow left ventricular assist device：incidence, risk factors, and effect on outcomes. J Thorac Cardiovac Surg. 2010；139(5)：1316-24.

7) JACC：Correction. JACC Heart Fail. 2023 Aug；11(8 Pt 1)：1035.

8) J Eduardo Rame, et al：Evolution of late right heart failure with left ventricular assist devices and association with outcomes.J Am Coll Cardiol. 2021 Dec 7；78(23)：2294-308.

9) Hatano M, et al：Late-onset right ventricular failure after continuous-flow left ventricular assist cevice implantation：case presentation and review of the literature. J Cardiol. 2022；80(2)：110-5.

10) Tedford RJ, et al：PDE5A inhibitor treatment of persistent pulmonary hypertension after mechanical circulatory support. Circ Heart Fail. 2008；1(4)：213-9.

11) Grandin EW, et al：Outcomes with phosphodiesterase-5 inhibitor use after left ventricular assist cevice：an STS-INTERMACS analysis. Circ Heart Fail. 2022；15(4)：e008613.

12) Fujino T, et al：Effect of concomitant tricuspid valve surgery with left ventricular assist device implantation. Ann Thorac Surg. 2020；110(3)：918-24.

13) Nakazato T, et al：Impact of tricuspid regurgitation on late right ventricular failure in left ventricular assist device patients～can prophylactic tricuspid annuloplasty prevent late right ventricular failure？～. Cardiothorac Surg. 2021 20；16(1)：99.

14) Kinugawa K, et al：Consensus report on destination therapy in Japan—from the DT Committee of the Council for Clinical Use of Ventricular Assist Device Related Academic Societies. Circ J. 2021；85(10)：1906-17.

15) Imamura T, et al：Late-onset right ventricular failure in patients with preoperative small left ventricle after implantation of continuous flow left ventricular assist device. Circ J. 2014；78(3)：625-33.

16) Kang G, et al：Pulmonary artery pulsatility index predicts right ventricular failure after left ventricular assist device implantation. J Heart Lung Transplant. 2016；35(1)：67-73.

消化管出血

藤野剛雄

1 はじめに

　消化管出血は，HeartMate 3™を含めて現在の植込型左室補助人工心臓（植込型LVAD）として用いられている定常流型補助人工心臓（定常流型VAD）に特徴的な合併症（continuous flow pump disease）の1つと認識されており，頻度の高い合併症である。再発性，難治性となることも多く，その場合は予後を悪化させるのみならず，自宅での生活が困難となり患者のQOLを著しく低下させる。また，再入院を繰り返すことに伴い，医療コストも増大する。そのため，特にDestination therapy（DT）においては，消化管出血の合併はきわめて重要な課題である。その発生機序や最適な治療法は明らかではないことも多いが，本項では現時点での知見を整理して記述する。

2 消化管出血の疫学

　LVAD装着術後の消化管出血の発生頻度は，海外の報告では18～40％と報告されている。HeartMate 3™とHeartMate Ⅱ™のランダム化比較試験であるMOMENTUM 3試験の5年間の長期成績において，消化管出血を発症した患者はHeartMate 3™群において27.8％であり，HeartMate Ⅱ™群は33.1％であった。イベント発生率ではHeartMate 3™群はHeartMate Ⅱ™群と比べて有意に低いものの，依然として高値である[1]。
　一方，消化管出血の発生頻度はわが国では諸外国に比べて明らかに低いことが知られており，わが国の全国レジストリであるJ-MACSのレポートでは，2年以内の発生率は10％以下である[2]。わが国の単施設からの報告では，術後1年間で14％の症例が消化管出血を経験し，最も多かった出血部位は小腸出血で，最も多かった出血源はangiodysplasia（血管異形成，毛細血管拡張）であった。また，患者の年齢はリスク因子の1つであった[3]。諸外国に比べてわが国で消化管出血発生率が低い理由は明らかではないものの，これまでは

LVADがBTTでの適応に限られており，若年者が多かったこと，遺伝的背景，回転数の違い，生活習慣の違いなど様々な考察がなされている．DTにおいては，従来のBTTに比べて高齢者を対象とすることが多いため，今後はわが国においても消化管出血の発生率が変化することもありうる．

3 消化管出血の病態

LVAD患者における消化管出血の原因は単一ではなく，多くの場合は複合的である．LVADに伴う抗血栓療法（一般的にはアスピリンとワルファリンの併用）は消化管出血の大きな要因であるが，抗血栓療法を必要とするそのほかの循環器疾患と比較し，LVAD患者は著明に消化管出血の発生率が高いことが知られており，抗血栓療法のみが原因ではないことが示唆されている．LVAD患者の消化管出血に関与するそのほかの因子として，消化管粘膜におけるangiodysplasiaの形成，後天性von Willebrand病（ⅡA型），血小板凝集能の低下などが挙げられる．

後天性von Willebrand病（ⅡA型）は，ポンプ内を血液が通過する際のシェアストレスにより血液中のvon Willebrand因子（vWF）高分子マルチマーの三次元構造が変化し，ADAMTS-13により分解されることがその機序とされている（図1）[4]．診断のためには，vWFのマルチマー解析が必要である．類似の病態として，重症大動脈弁狭窄症に消化管出血を合併するHeyde症候群が有名である．HeartMate 3™においては，ポンプ内の血液流路を従来よりも広く設計することで，血液に対するシェアストレスが軽減されるよう工夫されている．

LVAD患者の消化管出血の出血源は多岐にわたるが，最も多くかつ特徴的なものはangiodysplasiaからの出血である（図2）．LVAD患者においてangiodysplasiaが生じ

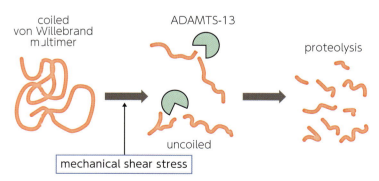

図1 LVAD患者における後天性von Willebrand病（ⅡA型）の発生機序

（文献4より改変引用）

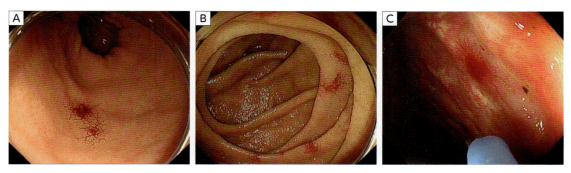

図2 LVAD患者の消化管に発生したangiodysplasiaの自験例
A：胃
B：十二指腸
C：大腸

る原因として，定常流に伴う拍動性の低下（脈圧の低下）が一因と推察されてきたが，拍動性を増加させるためにLVADの回転数を低下させることは必ずしも出血の抑制にはつながらず，むしろ適切な回転数によって血行動態を改善することが重要であることも示されている[4]。近年，LVAD患者においてTNF-αやレニンアンジオテンシン系といった血管新生に関わる様々な細胞内シグナルが活性化していることが示されており，それらの抑制が消化管出血の抑制につながる可能性が示唆されている[5]。また，ADAMTS-13により分解されたvWFフラグメントが，angiodysplasiaの形成に関わるとする基礎研究もある[6]。

4 消化管出血のマネジメント

　LVAD患者の場合，下血や吐血などの臨床症状が明らかな場合はもちろんのこと，原因不明の貧血がある場合にも消化管出血を念頭に内視鏡検査を検討すべきである。angiodysplasiaは小腸に発生して出血を生じる頻度も高いため，上下部内視鏡検査で出血源が不明の場合はカプセル内視鏡検査やダブルバルーン内視鏡検査も考慮する。活動性の出血であれば，出血シンチグラフィや造影CTが出血源の同定に有用である場合もある（図3）。DTの主な対象となる高齢者は消化管出血の頻度が高いことが報告されているため，貧血を認める場合にはより積極的に検査を行うべきであろう。また，出血を生じやすい消化管病変の有無について，術前に便潜血検査や上下部内視鏡検査など，可能な限りスクリーニングを行うことが望ましい。
　angiodysplasiaは，消化管粘膜の刺激により容易に出血し，絶食により止血を得られることも経験される。消化管出血を繰り返す患者には，患者のQOLを損ねない範囲で，再発予防のために自宅での食事を見直すことも重要である。

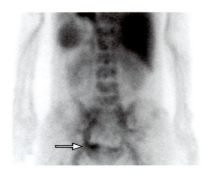

図3 消化管出血シンチ陽性の自験例
左骨盤内にRIの集積を認める(矢印)。

　治療としては，まずは各患者の抗血栓療法を見直し，抗血小板薬の減量中止や目標プロトロンビン時間国際標準比（PT-INR）値を下げることを検討する。HeartMate 3™は従来の機種に比べて血栓性合併症（ポンプ内血栓，脳梗塞，動脈塞栓症など）が著しく少ないのが特徴であり，最近の多施設無作為化比較試験では，HeartMate 3™装着後に抗血小板薬を投与しないことで血栓性合併症を増加させず，出血性合併症を減少させると報告されている[7]。この結果からは，HeartMate 3™装着後に消化管出血に難渋する症例では，まずは抗血小板薬の中止を検討すべきと考えられる。

　活動性の出血に対する治療としては内視鏡的止血術が第一選択となるが，angiodysplasiaは全消化管に多発し，難治性・再発性となることも多い。小腸に出血することも多いためダブルバルーン内視鏡により病変部に到達する必要があるなど，止血に難渋する症例も経験する。出血を予防するための薬物療法としては，オクトレオチド，アンジオテンシン変換酵素（angiotensin converting enzyme：ACE）阻害薬／アンジオテンシン2受容体遮断薬（angiotensin II receptor blocker：ARB），ジゴキシン，ω3脂肪酸，サリドマイドなどの有効性が報告されているが，いずれも症例報告や少数例の報告であり，その有効性や安全性についてはさらなるエビデンスの蓄積が期待される[4]。

5 おわりに

　LVAD患者の合併症としての消化管出血について，その疫学や病態，治療について概説した。わが国におけるDTは開始されたばかりであるが，今後は高齢患者の増加に伴い消化管出血の増加が予想される。VAD実施施設，特にDT実施施設においては，LVAD患者の消化管出血の特徴について消化管内科と十分に情報共有を行い，事前に対応について協議しておくことも重要であろう。

● 文献 ||||||||||||||||||||||||||||||||||||||||||||||||||||||||||||||||||||||||||||||||||||||||||||||||||||||||||||||||||

1) Mehra MR, et al：Five-year outcomes in patients with fully magnetically levitated vs axial-flow left ventricular assist devices in the MOMENTUM 3 randomized trial. AMA. 2022；328(12)：1233-42.

2) 補助人工心臓治療関連学会協議会 ：日本における補助人工心臓に関連した市販後のデータ収集　J-MACS Statistical Report. 2023年2月.
〔https://j-vad.jp/document/statistical_report_20230215.pdf〕（2025年1月閲覧）

3) Akiyama M, et al：The incidence, risk factors, and outcomes of gastrointestinal bleeding in patients with a left ventricular assist device：a Japanese single-center cohort study. J Artif Organs. 2020；23(1)：27-35.

4) Imamura T, et al：Therapeutic strategy for gastrointestinal bleeding in patients with left ventricular assist device. Circ J. 2018；82(12)：2931-8.

5) Tabit CE, et al：Tumor necrosis factor-α levels and non-surgical bleeding in continuous-flow left ventricular assist devices. J Heart Lung Transplant. 2018；37(1)：107-15.

6) Bartoli CR, et al：Clinical and in vitro evidence that left ventricular assist device-induced von Willebrand Factor Degradation alters angiogenesis. Circ Heart Fail. 2018；11(9)：e004638.

7) Mehra MR, et al：Aspirin and hemocompatibility events with a left ventricular assist device in advanced heart failure：The ARIES-HM3 randomized clinical trial. JAMA. 2023；330(22)：2171-81.

第4章｜遠隔期管理と合併症対策

5 大動脈弁閉鎖不全症

網谷英介

1 はじめに

　左室補助人工心臓（LVAD）装着後の心臓由来の合併症のひとつに，大動脈弁閉鎖不全症（aortic insufficiency：AI）がある。様々なリスク因子と関連し，装着期間によって徐々に増悪する傾向があり，結果として心不全悪化につながるため，適切な評価および対応が求められる。またLVADと関連がないAIとは異なる性質を有するため，注意を要する。特にAIはLVAD装着期間が長いほど徐々にリスクが高くなる合併症であり，Destination therapy（DT）の場合に介入すべきかどうか，またタイミングをどのようにするかは重要な問題である。

2 疫学

　AI発症の頻度は10〜50％とばらつきがあるものの，LVAD装着年数とともに増える傾向がある。2018年のINTERMACSからの報告では，LVAD植え込み時にAIが存在しなかった，または軽度のAIがあった10,603人の患者を対象とした解析では，6カ月の追跡調査時点で患者の55％に少なくとも軽度のAIが存在し，それは徐々に増加し，中等度以上まで進展する症例は1年後には10％，2年後には14％にまでのぼった[1]。また他の報告では少なくともLVAD植え込み時にAIが確認されなかった症例でも，3年後には37％に中等度以上のAIの進展が確認された[2]。AIが増悪するリスク因子は高齢，女性，体表面積が$2.0m^2$以下，術前に既に軽度AIがある，などが挙げられている。また高い回転数など過度な左室負荷軽減についてもAIへの関与がいわれており，適度な回転数の管理がAI発症予防には重要である[3]。最近では術前のImpella®使用との関連も指摘をされており，LVAD植え込み前のImpella®を使用することで，新たに軽度から中等度のAIが発生するリスクが有意に増加した（82％ vs. 43％）[4]。以上はいずれも患者側の要素で

あるが，送血間の位置や向きといった外科的手技に関しても注意が必要であり，AIの発症に関係するといわれている。LVADの送血菅グラフトの位置も重要で，sinotubular junctionから2cm上の位置に，血管の走行に対して60～120度の角度でグラフトをつなげることでAIの発症の可能性を抑えらえると報告されている[5]。

AIと臨床イベントとの関連では，有意なAIがLVAD植え込み2年までの再入院率の上昇と関連し（32.1％ vs. 26.6％，$p＝0.015$），植え込み2年での生存率（77.2％ vs. 71.4％，$p＝0.005$）と大きく関連した[6,7]。他の報告では，中等度以上のAIについて30％以上に外科的処置を必要とする難治性の心不全を認めている[2]。

またAIとLVADの機種との関連についても複数報告があるが，最近の一般的な機種であるHeartMate 3™の61例の報告では，regurgitant fraction 30％以上のAIについて術後3カ月で20％程度に認め，AIのある症例についてはその後1年の観察期間で死亡や心不全入院のイベントが有意に多かったことが報告されており，今後の引き続きの報告が待たれる[8]。

以上のようにAIはLVAD装着期間が長いほど顕在化，増悪する傾向のある合併症であり，そのような意味で長期のLVAD装着期間が想定されるDTにおいては，より問題となりやすい合併症のうちの1つと思われる。

3 病態生理

LVAD装着によって左室の圧負荷は軽減され，一方，送血管からの血流で循環量は増加する。その結果としては，大動脈-左室間の圧差（transvalvular pressure：TVP）は増加する。TVPがゼロになるタイミングがあれば大動脈弁は開放するが，大動脈弁の閉鎖の時間が当然長くなり，開放も不十分となる。

LVAD装着後の血行動態の変化の結果，LVAD由来のflowの影響で大動脈弁に全心周期においてshear stressによる負荷がかかり，それは大動脈弁の心内側および大動脈側両面に及ぶ。大動脈弁に繰り返し軽微の障害が加えられ，内皮障害に至り，結果として弁の変性をきたす[9]。内皮障害はNO産生低下を通じて基質の石灰化や弁の硬化をきたすこともある。また大動脈弁の開放がなされない場合に，交連部の癒合などの変化が起き，弁の変性からAIに至る。

AIが生じると左室容積が拡大，左室拡張末期圧上昇を引き起こし，僧帽弁逆流の量が増加する。実際，AIがあると，右心不全の増悪にも影響を与える。結果として右心不全が起き，また前方駆出の低下から臓器血流不全をきたす。

5 大動脈弁閉鎖不全症

4 評価法

　特に長期間のサポートが予想される患者では，少なくとも中等度のAIがある場合にはLVAD装着と大動脈弁の合併手術が望ましいため，術前にAIの評価を精確に行う必要がある。

　弁膜症で最も評価法として有効であるのは心エコーになり，定期的なフォロー時に多角的な観察を行う。LVAD装着後の大動脈弁の開放運動の観察については，今後のAIを予測するだけでなく，自己心機能の回復の程度についても有用な情報になる。M-modeで大動脈弁の観察を行い，間欠的にでも開放し，200msec以上の開放時間があることが望ましい（図1）。

　一般的な評価基準に合わせ，vena contracta幅＞3mm，ジェット幅／左室流出路径＞46％が中等度以上のAIと診断される[10]。だがLVAD後のAI評価で注意しなければいけないのは，LVAD下でのAIの場合には全心周期で逆流のフローが認められる点であり，通常の評価法では過小評価する恐れがあることである。実際にpressure half-time，

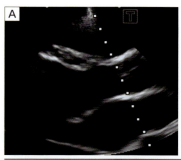

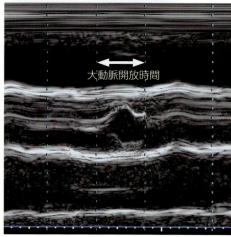

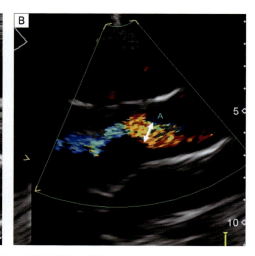

図1 心エコーによるLVAD装着後の大動脈弁の開放運動の観察
A：M-mode
B：vena contracta

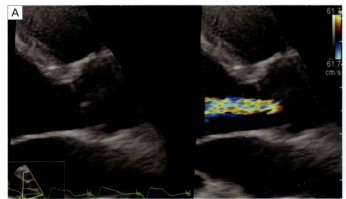
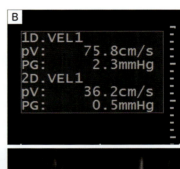
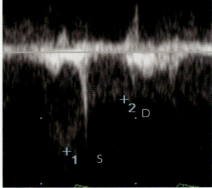

図2 peak systolic-to-diastolic (S/D) velocity ratio of the outflow cannula
A：中等度のAI
B：S/D比

vena contracta, proximal isovelocity surface areaなどのパラメーターでは，精確な評価は困難である．現在は以下の評価法が行われることがある．

・peak systolic-to-diastolic (S/D) velocity ratio of the outflow cannula（図2）
・diastolic acceleration of outflow cannula

S/D比については大動脈弁のregurgitant fractionとの相関もよく，左室圧上昇とも相関しているという意味で心負荷を精確に表しているものといえる．通常S/D比＜5.0にて有意なAIと判断される．

心不全状態を反映する自覚症状，心エコー画像によるAIの重症度評価からAIによる血行動態の障害が強いことが疑われた場合には，右心カテーテル検査にて心負荷の評価を行い，回転数調整を行いながら適正な回転数を選択するが，調整にても十分に血行動態の安定化を図ることが難しければ，外科手術などの介入を検討する．

ただ，実際には依然としてAIの評価法は確立しておらず，今後DTの場合にはより選択が困難になってくるという意味で，心不全症状や予後との関連も含めて引き続き検討していく必要がある．

5 治療

　血管拡張薬は血圧を調整することに加えて大動脈壁のストレスを軽減するため，進行性の大動脈拡張を抑制し，AIの発症を予防する効果があると考えられている。国際心肺移植学会（ISHLT）のガイドラインでは，平均動脈圧目標＜80mmHgを推奨している[11]。回転数を低く設定することで大動脈弁の開放を促進し，大動脈弁の接合異常や癒合が軽減され，最終的にはAIのリスクを軽減することが期待できるとされる。しかし，回転数を低く下げるデメリットとして心不全の増悪，臓器灌流の障害，およびポンプ血栓などのリスクは上がるため注意を要する。回転数を下げた場合には，こまめに心エコーにて心拡大の評価や僧帽弁閉鎖不全症の評価をしたり，BNPなど血液マーカーにて心不全状態の経過観察を行ったりすることが重要である。

　理想的な回転数は，肺動脈楔入圧（PAWP）＜18mmHg，中心静脈圧（CVP）＜12mmHg，心係数＞2.2L/分/m^{2}を維持し，断続的な房室開口と最小の僧帽弁閉鎖不全症をめざすのがよいとされる。

　症候性かつ中等度以上のAIで内科的治療や回転数調整で軽減しない場合には，外科手術が検討される。外科手術は弁形成，弁置換，弁閉鎖などがある。いずれの手術も手術侵襲は大きく，経カテーテル的治療で負担を軽減する試みもなされている。最も一般的な方法はPark stitch法とよばれる縫合を用いた弁修復術で，大動脈弁の弁尖先端部を縫合して縫い合わせる方法である[12]。弁尖の外側縁は可動性が維持され，大動脈基部の血流うっ滞や血栓の形成が抑制されるメリットを有する。弁閉鎖術とは，大動脈弁の自由端の縫合で完全に大動脈弁を閉鎖するものであるが，この方法により患者は完全にLVAD依存的となり，ポンプ血栓などの合併症は即座に致命的な経過をたどるものとなることは忘れてはならない。

　また，LVAD植え込み時に既に軽度のAIがある場合には，植え込みと同時に大動脈弁にも介入すべきと考えられている[13]。

　Johnらの報告では，同時に大動脈弁の介入を行った80例［弁修復（n＝18），弁閉鎖（n＝32），弁置換（n＝30）］は，介入の必要がない群に比較しより重症度が高く，早期の死亡率や右心不全のリスクが高かった[14]。またINTERMACSの報告では，手技の中では生存率において弁閉鎖（63.2％）が最も低く，弁置換（71.8％）および弁修復（76.8％）が続いた。しかしながら，その後の再発率は弁閉鎖（5％）や弁置換（9％）のほうが，弁修復（19％）に比較して低かった[15]。介入方法のリスクについてはDTであっても大きく変わらないが，全身状態によってその後の予後手術侵襲などは大きく変わる可能性があり，状態として外科手術が必要な状態が考えられたとしても，個々の症例で手術のメリット・デメリットを考え合わせて，治療法を選択する必要がある。

● 文献 ||||||||||||||||||||||||||||||||||||||||||||||||||||||||||||||||||||||||||||||||||||||||||||||

1) Truby LK, et al：Aortic insufficiency during contemporary left ventricular assist device support：analysis of the INTERMACS registry. JACC Heart Fail. 2018；6(11)：951-60.

2) Jorde UP, et al：Prevalence, significance, and management of aortic insufficiency in continuous flow left ventricular assist device recipients. Circ Heart Fail. 2014；7(2)：310-9.

3) Pak SW, et al：Prevalence of de novo aortic insufficiency during long-term support with left ventricular assist devices. J Heart Lung Transplant. 2010 Oct；29(10)：1172-6.

4) Rao SD, et al：Treatment with Impella increases the risk of de novo aortic insufficiency post left ventricular assist device implant. J Card Fail. 2020；26(10)：870-5.

5) Callington A, et al：Computational fluid dynamic study of hemodynamic effects on aortic root blood flow of systematically varied left ventricular assist device graft anastomosis design. J Thorac Cardiovasc Surg. 2015；150(3)：696-704.

6) Truby LK, et al：Aortic insufficiency during contemporary left ventricular assist device support：analysis of the INTERMACS registry. JACC Heart Fail. 2018；6(11)：951-60.

7) Kagawa H, et al：Aortic insufficiency after left ventricular assist device implantation：predictors and outcomes. Ann Thorac Surg. (2020) 110：836-43.

8) Imamura T, et al：Aortic insufficiency during HeartMate 3 left ventricular assist device support. J Card Fail. 2020；26(10)：863-9.

9) John R, et al：Aortic valve pathophysiology during left ventricular assist device support. J Heart Lung Transplant. 2010；29(12)：1321-9.

10) Stainback, RF, et al：Echocardiography in the management of patients with left ventricular assist devices：recommendations from the American Society of Echocardiography. J Am Soc Echocardiogr. 2015；28(8)：853-909.

11) Feldman D, et al：The 2013 international society for heart and lung transplantation guidelines for mechanical circulatory support：executive summary. J Heart Lung Transplant. 2013；32(2)：157-87.

12) Park SJ, et al：Management of aortic insufficiency in patients with left ventricular assist devices：a simple coaptation stitch method (Park's stitch). J Thorac Cardiovasc Surg. 2004；127(1)：264-6.

13) Atluri P, et al：American Associationfor Thoracic Surgery／International Society for Heart and Lung Transplantation guidelines on selected topics in mechanical circulatory support. J Heart Lung Transplant. 2020；39(3)：187-219.

14) John R, et al：Impact of concurrent surgical valve procedures in patients receiving continuous-flow devices. J Thorac Cardiovasc Surg. 2014；147(2)：581-9.

15) Robertson JO, et al：Concomitant aortic valve procedures in patients undergoing implantation of continuous-flow left ventricular assist devices：An INTERMACS database analysis. J Heart Lung Transplant. 2015；34(6)：797-805.

不整脈

塚本泰正

1 はじめに

　植込型左室補助人工心臓（植込型LVAD）治療を必要とする重症心不全患者は，その術前・術後に心室性・心房性不整脈を合併することが多い。LVAD装着術後は本来なら致死性不整脈となりうる心室性不整脈を発症しても，LVADによる循環サポートにより，ある程度の血行動態が維持できることも多い。一方で，長期間持続する不整脈は右心不全の原因となったり，また覚醒下での植込型除細動器作動が患者本人のQOLを著しく損ねる原因ともなったりする可能性がある。本項では，植込型LVAD〔bridge to transplant（BTT）およびDestination therapy（DT）〕患者における不整脈の管理について述べる。

2 植込型LVAD患者の心室性不整脈の管理

　心室性不整脈は植込型LVAD患者の20～50％に発生し，そのリスクは術後早期に最も高く，術後経過とともに減少する[1~3]。一般的に植込型LVAD装着後の患者においては，心室頻拍や心室細動などのいわゆる致死性不整脈が発生しても，LVADにより最低限の循環状態が維持されるため，短時間の心室性不整脈は許容されることがしばしばである。しかし，右心室機能により心拍出量が低下することがあり，長期間の不整脈持続などによる代償不全を生じた場合などは速やかな治療が必要となる[4]。LVAD装着前の心室性不整脈の既往は，装着後の心室性不整脈発生と高い相関関係にある[3,5,6]。このため，カテーテルアブレーションによる治療適応を考慮しうる心室頻拍を有している症例については，LVAD装着前にその適応について十分に検討されていることが望ましい。
　LVAD装着術直後の心室性不整脈の頻度増加には，既存の心室性不整脈基質，術後の強心薬や血管収縮薬投与，電解質異常，交感神経活性，LVAD装着に伴う心筋炎症，脱血管による物理的刺激やサクション，術後早期にみられるQT延長などが関連する[7~9]。

このため術後早期より不整脈発症のリスクを減らすために電解質補正を行い，血行動態が維持できていれば可能な限り静注強心薬や血管収縮薬の減量を行うことが好ましい。適切な疼痛管理や酸素化の維持も重要である。また利尿薬調整や輸液による循環血漿量・体液量の調整，LVAD回転数の調整を行い，脱血によるサクションを防ぎながら左室負荷が大きくなりすぎないように心室充満を最適化する必要がある。サクションイベントが生じた場合には，左室形態および脱血管位置を確認するために心エコー検査が有用となる[8]。出血などにより循環血漿量が低下している場合には，輸液や輸血により補正を行う。LVAD回転数を低下させることは，左室を充満させサクションを防ぐという意味では有用であるが，心拍出量や臓器灌流の低下に留意する必要がある。必要に応じて，Swan-Ganzカテーテルで血行動態主にタリングしながら回転数を少しずつ変化させるrampテストを施行することが望ましい。

LVAD装着後に新たに心室性不整脈を発生した場合には，まず血行動態の安定性について速やかな評価が必要なことは言うまでもないが，前述のようにLVAD装着中には致死性不整脈が発生しても最低限の血行動態が保たれており，短時間の心室性不整脈は許容されることも多い。血行動態の目安として，心係数（もしくは体表面積あたりのポンプ流量）2L/分/m²以上，平均動脈圧が65〜70mmHg以上で臓器低灌流の所見がなければ，除細動を緊急的に行う必要性は低く，準備を整え待機的に行うことが許容される[10]。特に心室頻拍においては，12誘導心電図を記録することで次の治療戦略に有用な心電図情報が得られるため，血行動態が安定していれば積極的に12誘導心電図を記録しておくことが望ましい。

一方で，心室性不整脈は右心機能障害に大きな影響を与えるため，血行動態が不安定，あるいは長時間持続する心室性不整脈，臓器低灌流を伴っている心室性不整脈に対しては，可及的速やかに電気的除細動もしくは抗頻拍ペーシングを行う必要がある。アミオダロン静注の併用は，抗頻拍ペーシングや除細動の成功率を向上させる可能性がある。

難治性かつ発生時に血行動態が不安定となる心室頻拍に対しては，カテーテルアブレーションが必要となる。近年，心室頻拍に対するカテーテルアブレーションの分野は飛躍的な進歩を遂げており，LVAD患者に対しても心室頻拍に対するカテーテルアブレーションは妥当な治療戦略と考えるに十分な多数の報告があり[11, 12, 14, 15]，生存率の向上につながる可能性もある。一方で，特に左室起源の心室頻拍に対してカテーテルアブレーションを行う場合，カテーテルなどの脱血管およびデバイスへの迷入，ブロッケンブロー法による経心房中隔アプローチ後の心房位のシャント（特に右心機能低下例においては低酸素血症の原因となる）に留意する必要がある。

植込型LVAD患者における術後遠隔期の心室頻拍（VT）に対する薬物療法に関するエビデンスは多くないが，一般的にアミオダロンなどの抗不整脈薬やβ遮断薬が多く使用される。LVADによる血行動態のサポートにより，これらの薬剤による陰性変力作用にも耐容できる。

6 不整脈

3 植込型LVAD患者におけるICD，CRT

　LVAD装着患者には術前より一次予防あるいは二次予防のため，しばしば植込型除細動器（ICD）が留置されているが，LVAD装着後は心室頻拍や心室細動が生じても最低限の血行動態が保たれることから意識消失を伴わず，ICD作動が覚醒下となる可能性も高い。覚醒下での反復したショック作動は患者にとって身体的および精神的苦痛を伴い，バッテリーも消耗する。このため抗頻拍ペーシングは最大限行う一方で，電気的除細動閾値を高めてショック作動は最小限に抑える，場合によっては致死性不整脈が生じても直ちにショック作動が起きないように設定しておくことも考慮される。二次予防によりICDを装着した患者においては定期的なジェネレータ交換の検討が必要となるが，LVAD患者においては抗血小板薬やワルファリンなどの抗凝固薬による抗血栓療法を受けていることに起因する術後血腫やデバイス感染のリスクが高く，リスクとベネフィットを慎重に判断する必要がある[16]。

　皮下植込型除細動器（subcutaneous implantable cardioverter defibrillator：S-ICD）はペーシングを必要とせず，また血管内感染のリスクがある患者の場合，経静脈ICDの代替として使用される。しかし植込型LVAD患者においては，LVADとの電磁干渉に起因する不適切なセンシングからICD不適切作動のリスクが生じる[17]。データは限定的であるが，植込型LVAD患者においては，不適切作動のリスクを最小限にとどめるためのS-ICDの再プログラミングによる最適化が必要となる。S-ICDの機能を最適化できない場合は，無効化もしくは摘出が必要となる。S-ICDを経静脈ICDに交換する必要性については，不整脈の既往や感染リスクなど，症例に応じて検討が必要である[10]。

　植込型LVAD患者における心臓再同期療法（CRT）の利点は，ICDよりも限定的である。一般的にCRTのレスポンダーとなる心不全患者は通常LVAD装着を必要とせず，また逆にLVAD装着患者においてはCRT不適応もしくはノンレスポンダーである。現在までに，LVADによる補助循環を必要とする心不全患者においては，CRTの継続は血行動態や再入院・生存率の改善には寄与せず，逆にジェネレータ交換回数を増加させることが示されている[18, 19]。このため左室リードをオフにすることで，生存率を低下させることなくバッテリー寿命を延ばすことが可能である。

4 植込型LVAD患者の心房性不整脈の管理

　心房性不整脈もまたLVAD患者に多くみられるが，死亡率や血栓塞栓症，脳血管イベントとの関連は認められていない[20]。また，頻拍性心房性不整脈に対するリズムコントロールはLVAD患者の転帰には関連していなかった[21]。

　心房細動（AF）は，LVAD装着術前・術後にみられる心房性不整脈として頻度が高い。

Momentum3試験では対象患者の42％がAFの病歴を有しており[22]，またLVAD装着後の新規心房性不整脈についてもAFが最も一般的である[20]。LVADサポートにより血行動態が安定している場合は，心室性不整脈と同様，緊急の除細動を必要としない。このため，まずは抗不整脈薬による除細動もしくは電気的除細動を試みる前に，体液量や投薬の調整を試みることが妥当である[10]。アミオダロンの静注投与は心拍数のコントロールももたらし，化学的除細動に寄与する可能性があり，術直後の心房頻拍や心房粗動も含め投与が考慮される。血行動態が不安定な場合は，電気的除細動を実施する必要がある[10]。

5 おわりに

わが国でもDTが重症心不全患者へ適応となり，ますます植込型LVAD患者の長期管理が重要になってきている。繰り返しになるが，LVAD装着患者における不整脈発症は，必ずしも緊急の対応を必要としないこともしばしばである。このため覚醒下でのICD作動を可能な限り回避し，一方で長期間持続による右心不全悪化をきたさないよう，LVAD患者の特性を理解し，適切な管理を行うことが重要であると考える。

● 文献

1) Andersen M, et al：Incidence of ventricular arrhythmias in patients on long-term support with a continuous-flow assist device (HeartMate Ⅱ). J Heart Lung Transplant. 2009；28(7)：733-5.
2) Genovese EA, et al：Incidence and patterns of adverse event onset during the first 60 days after ventricular assist device implantation. Ann Thorac Surg. 2009；88(4)：1162-70.
3) Raasch H, et al：Epidemiology, management, and outcomes of sustained ventricular arrhythmias after continuous-flow left ventricular assist device implantation. Am Heart J. 2012；164(3)：373-8.
4) Oz MC, et al：Malignant ventricular arrhythmias are well tolerated in patients receiving long-term left ventricular assist devices. J Am Coll Cardiol. 1994；24(7)：1688-91.
5) Ziv O, et al：Garan H. Effects of left ventricular assist device therapy on ventricular arrhythmias. J Am Coll Cardiol. 2005；45(9)：1428-34.
6) Efimova E, et al：Predictors of ventricular arrhythmia after left ventricular assist device implantation：A large single-center observational study. Heart Rhythm. 2017；14(12)：1812-9.
7) Bedi M, et al：Ventricular arrhythmias during left ventricular assist device support. Am J Cardiol. 2007；99(8)：1151-3.
8) Vollkron M, et al：Suction events during left ventricular support and ventricular arrhythmias. J Heart Lung Transplant. 2007；26(8)：819-25.
9) Harding JD, et al：Prolonged repolarization after ventricular assist device support is associated with arrhythmias in humans with congestive heart failure. J Card Fail. 2005；11(3)：227-32.
10) Saeed D, et al：The 2023 International Society for Heart and Lung Transplantation Guidelines for Mechanical Circulatory Support：A 10－Year Update. J Heart Lung Transplant. 2023；42(7)：e1-e222.
11) Anderson RD, et al：Catheter ablation of ventricular tachycardia in patients with a ventricular assist device：a systemaic review of procedural characteristics and outcomes. JACC Clin Electrophysiol. 2019；5(1)：39-51.
12) Herweg B, et al：Clinical observations and outcome of ventricular tachycardia ablation in patients with left ventricular assist devices. Pacing Clin Electrophysiol. 2012；35(11)：1377-83.

13) Moss JD, et al：Characterization of ventricular tachycardia after left ventricular assist device implantation as destination therapy：a single-center ablation experience. JACC Clin Electrophysiol. 2017；3（12）：1412-24.

14) Cantillon DJ, et al：Electrophysiologic characteristics and catheter ablation of ventricular tachyarrhythmias among patients with heart failure on ventricular assist device support. Heart Rhythm. 2012；9（6）：859-64.

15) Snipelisky D, et al：Effect of ventricular arrhythmia ablation in patients with heart mate Ⅱ left ventricular assist devices：an evaluation of ablation therapy. J Cardiovasc Electrophysiol. 2017；28（1）：68-77.

16) Black-Maier E, et al：Cardiovascular implantable electronic device surgery following left ventricular assist device implantation. JACC Clin Electrophysiol. 2020；6（9）：1131-9.

17) Ishida Y, et al：Electromagnetic interference from left ventricular assist devices in patients with subcutaneous implantable cardioverter-defibrillators. J Cardiovasc Electrophysiol. 2020；31（5）：1195-201.

18) Tehrani DM, et al：Impact of cardiac resynchronization therapy on left ventricular unloading in patients with implanted left ventricular assist devices. Asaio J. 2019；65（2）：117-22.

19) Gopinathannair R, et al：Cardiac resynchronization therapy and clinical outcomes in continuous flow left ventricular assist device recipients. J Am Heart Assoc. 2018；7（12）：e009091.

20) Hickey KT, et al：Atrial fibrillation in patients with left ventricular assist devices：incidence, predictors, and clinical outcomes. JACC Clin Electrophysiol. 2016；2（7）：793-8.

21) Noll AE, et al：Atrial tachyarrhythmias among patients with left ventricular assist devices：prevalence, clinical outcomes, and impact of rhythm control strategies. JACC Clin Electrophysiol. 2019；5（4）：459-66.

22) Mehra MR, et al：A fully magnetically levitated left ventricular assist device— final report. N Engl J Med. 2019；380（17）：1618-27.

第4章 遠隔期管理と合併症対策

7 再手術

藤田知之

1 はじめに

　左室補助人工心臓（LVAD）の再手術は難しい。もともとの心不全の原因にもよるが，冠動脈バイパス術，先天性手術，弁膜症手術，体外式LVAD装着／離脱術など，複数回の開胸手術を受けている場合も多い。初回の植込型LVADの手術時も出血が多く，なんとか完遂した，というケースもある。また，体外膜型人工肺（ECMO）や大動脈内バルーンパンピング（IABP）の既往があり左右の鼠径部の癒着が高度な場合や，そもそも心不全なので大腿動脈が細すぎてカニュレーションに向かない場合もあるため，簡単に「大腿動静脈を用いて人工心肺を開始する」という方針がとりにくい場合もある。また，「Destination therapy（DT）目的だから心移植はない」と考えて，Gore-Tex® sheetを用いた心臓表面のカバーをしていない場合もある。

　再手術とひと口にいっても，LVADの問題でLVADの交換をする場合もあるし，弁膜症が進んで弁置換術が必要な場合もある。ここでは，これらの困難な状況の中で冷静に合併症のない手術をするためのヒントを解説する。

2 再手術を必要とする原因

　遠隔期に再手術を必要とする原因を，考えうるだけ表1に列挙する。LVADがHeartMate II™（HM-II）からHeartMate 3™（HM-3）に変わってからポンプ血栓症は激減したが，ポンプの交換を要することはある。2023年11月時点では，HM-3は567台（うちDTは97台）装着され，摘出または交換された症例数は18例であった。12例が感染によるもので，5例は心機能回復，1例がドライブラインの不具合，ポンプ血栓症は0例であった。HM-IIの摘出理由で最も多いのはドライブラインの不具合，続いてポンプ血栓症であったことから，HM-3ではデバイスに改善が加えられたことがわかる。

表1　再手術の原因

- LVADのポンプ血栓症，ケーブル断線など本体の不具合
- デバイス感染症
- 大動脈弁閉鎖不全症
- 右心不全
- 送血管狭窄 (seromaによる)
- 脱血不良 (inflow cannula が中隔や側壁にあたる)
- 卵円孔開存 (PFO) による左右シャント (遠隔期に聞いたことはない)
- 人工血管仮性瘤

デバイス交換ではない再手術もある。最近注目されているのは，大動脈弁閉鎖不全症 (AR) と送血管狭窄である。ARはLVAD植え込み後，進行性に悪化することがいわれている[1]。送血管狭窄はベントリリーフと人工血管の間にseromaが蓄積し，人工血管を圧迫することにより起こる[2]。最近ではベントリリーフの改造 (短くしたり，穴を開けたり) が一般的となりつつある[3]。

3 再手術のときに考えること

再手術のときに考えるべきことは，①人工心肺の方法，②開胸を正中にするか肋間にするか，③剥離範囲をどこまで拡大するか，④LVADの回転数，⑤新しいドライブラインが必要な場合どこを通すか，などである。

1) 人工心肺の方法

人工心肺の送血部位は，大腿動脈，腋窩動脈，上行大動脈，送血グラフトである (**表2**)。大腿動脈や腋窩動脈が十分に太ければ開胸前に人工心肺を開始できるので，安全な手術が可能となる。そのようなalternativeな送血ができない場合は，正中切開を行い，上行大動脈を剥離して送血部位を探す。大動脈遮断が不要な場合は，送血グラフトにpurse string sutureをかけて人工心肺の送血管を挿入することができる。HM-3の人工血管のサイズは14mmであるので，普通に行えば狭窄することはない。メスで横切開して送血管を挿入するとよい。なお，送血グラフトは心室側でクランプしないと左室圧が上昇し，

表2　人工心肺送脱血の部位

送血部位	脱血部位
大腿動脈	大腿静脈
腋窩動脈	内頸静脈
上行大動脈	右房 (2 stage)
LVAD送血管	下大静脈 上大静脈

肺水腫を引き起こすので忘れてはならない。大動脈遮断が必要なとき，または剥離が容易であった場合は上行送血をする。前回の送血部位を結紮糸を頼りに探し出し，同じような場所（少し末梢側）で送血する。脱血は正中切開であっても大腿静脈を利用する場合が多く，右房を切開する場合は上大静脈に脱血管を追加する。または，右房に直接入れることもある。低侵襲心臓手術（MICS）のときのように，内頸静脈も選択肢の1つである。

2) 開胸を正中にするか肋間にするか

HM-IIからHM-IIへの変更，（個人では経験はないが）HM-3からHM-3への変更では，ポンプの交換のみなので肋間開胸でも可能である。肋間開胸で逆L字型に腹部へ切開を延長し，肋軟骨を切離すると視野が確保できる。HM-IIの場合はinflow cannulaをそのままにして本体で取り替え，outflow graft吻合は一番平易なところで行う。HM-3の場合はinflow cannulaが一体となっているので，本体を取り出す必要があるだろう。いずれにせよ，空気抜きも要注意なので，人工心肺のボリュームの入れ方や体位にも繊細な気配りが必要である。左室が張らないように，常にventingは意識する必要がある。うまくいけば出血も少なく，短時間で終わることも可能となる。上行大動脈周囲を剥離しなくてよいことや胸骨を温存できることが有利な点である。

正中切開が必要な場合とは，弁膜症手術，感染での取り出し，そのほかクリティカルな状況である。この場合は丁寧な剥離が必要で，手順としては開胸後，ベンドリリーフ→心臓下面〜右房→送血グラフトを剥離し，少なくとも下大静脈と送血グラフトを用いた人工心肺が開始できる。上行送血する場合は無名静脈から上行大動脈全面の剥離を行い，上行へ送血する。無名静脈を見つけると，比較的上行大動脈へはアプローチしやすい。大動脈をとらえてそのまま上大静脈方向に剥離を進めれば，大動脈と上大静脈の間には何もないので剥離は容易である。その後，上大静脈脱血を追加し，トータルを得たのちに呼吸を止める。人工心肺中も左室のベントは必要なので，LVADは低回転で運転しておく。右房からの2 stageカニューラの使用，または上大静脈を剥離し，脱血が追加できたら呼吸を止めると，さらなる剥離は容易となる。

3) 剥離範囲をどこまで拡大するか

人工心肺を開始するまでの剥離方法は前述したが，剥離範囲は必要以上にしないこともポイントである。送血管の狭窄解除などは，その部位だけのオフポンプの手術である。ポンプを剥離する場合は，肺動脈から左心耳，心臓のOM領域からPL領域までを剥離し，ポンプに到達する。次に横隔膜面からベンドリリーフ，ケーブルを剥離しポンプに至る。ポンプがGore-Tex® sheetでカバーされていれば剥離は容易で，心尖とポンプを持ち上げて取り外す準備を行う。

4) LVADの回転数

LVADは大切な左室ベントであるので，可能な限り最小回転数で作動させておかねばならない。もし停止するならポンプを通じて逆流するので，クランプすることが大切である。

それを忘れると左室圧が上昇し，肺動脈圧（PAP）が上昇する。

5) 新しいドライブラインが必要な場合どこを通すか

ドライブラインは前回のドライブラインと距離を保ち，クロスしないようにする。感染が波及しないように配慮する。一般的に1度目の手術では臍上を通しているので，2度目は臍下を通すことが多い。前もって自己消毒できる位置を，患者とともに確認しておく必要がある。

4 ハートチームの役割

心臓血管外科医だけで，このハイリスクの手術は成功しない。チームメンバーそれぞれの役割をこなすことで，初めて患者に寄り添った治療となる。

1) リーダーとしての循環器内科医

循環器内科医はまず本当に手術が必要か，予後を改善するのは何なのかを見きわめなければいけない。十分な内服加療や回転数の調整は行っているのかどうか，十分な検査を行い手術が正当かどうかを判断する。最も気をつけなければいけないのは，手術のタイミングである。心不全の状態を長引かせたり感染状態が遷延させたりすると，心臓悪液質つまりADL低下，筋肉量の減少，低栄養，腎機能や肝機能の低下をまねく。決断は速やかに行う。そのためにはチームでの情報共有が重要であり，ハートチームのリーダーは循環器内科医であり，チームの特性や外科医の技量も考え，提案する手術の内容も考えておくとよい。

2) 臨床工学技士

人工心臓の特性を理解し，調整するのは臨床工学技士である。人工心肺，心肺中のポンプ管理，そのほかの補助循環の準備など，あらゆるオプションに備える。人工心肺管理や術中のポンプ管理は，心臓外科や麻酔科医と協調する。ポケット感染のあるときは，一度経支的LVAD（Impella®）やVA-ECMO（veno-arterial ECMO）でブリッジする可能性もあるので，術中の方針転換となる可能性も考えておく。

3) コーディネーター・看護師

看護師やコーディネーターは患者に一番近い位置にいるので，患者の希望を汲み取り，不安を聞き取ってチームで共有する。DTはLVADとともに有意義な人生を送ることを目的としているので，合併症が発生し医学的には再手術が必要であったとしても，患者が望まない場合はその気持ちを尊重するべきである。後悔しない意思決定のために，十分な説明と「shared decision making（共同意思決定）」が鍵である。手術を希望しない場合でも「医師の提案を受け入れなかったために治療を放棄された」と感じさせないように，別の解決策を提案し，前向きな気持ちにさせる。1つの解決策だけが正しいはずはなく，様々なオプションをチームで話し合って提案できる治療選択を複数持っておくことが重要

で，そのためには患者や家族の考えや希望を普段から理解しておくとよい。コーディネーターは専門家集団となりがちなチームにおいて，患者とチームをつなぐ重要な役割を担っている。

4) リハビリ

リハビリが循環器疾患，特に心不全において重要であることは，あらゆるガイドラインで述べられている。再手術を要する患者の術前および術後のリハビリに積極的に関与する。主には下肢の筋力の低下を防ぐことが重要である。

5) 栄養士，薬剤師，ソーシャルワーカー，そのほかの職種

これらの職種が重要なことは他項にゆずるが，ハートチームとして再手術の際も議論に参加し，治療に専門的知識を用いて関与する。

5 おわりに

再手術は難しいので，できるだけ再手術にならないように，初回手術のときに必要な弁膜症治療［大動脈弁形成術や三尖弁輪形成術（TAP）］や心房中隔欠損の修復（Brockenbroughの後も含めて）などは行っておくのがよい。ドライブライン感染の悪化からポンプ感染症に至った場合，再手術するかどうかも患者の選択である。エビデンスは乏しいものの，ドライブラインの皮下トンネルを長くして時間を稼ぐ準備は必要である。seromaの蓄積による送血グラフトの狭窄にも，予防的なベンドリリーフ処置も必要である。再手術に備えてGore-Tex® sheetは用いたほうがよい。

いざ，再手術になった場合は，十分な準備をして手術にのぞむ。LVADを一時的に離脱することも選択肢であるので，あらゆる可能性を排除しないことも成功のポイントである。

● 文献

1) Truby LK, et al：Aortic insufficiency during contemporary left ventricular assist device support：analysis of the INTERMACS registry. JACC Heart Fail. 2018；6(11)：951-60.
2) Hsu S, et al：Late-stage obstruction due to preventative wrapping of left ventricular assist device outflow graft. Interact Cardiovasc Thorac Surg. 2019；29(3)：489-90.
3) Färber G, et al：Bend relief fenestration might prevent outflow graft obstruction in patients with leftventricular assist device. Interact Cardiovasc Thorac Surg. 2022；35(2)：ivac149.

第5章

在宅管理

第5章｜在宅管理

1 在宅復帰訓練（患者教育・ケアギバー教育）

| 櫛引勝年

1 はじめに

植込型補助人工心臓（植込型VAD）を用いたDestination therapy（DT）の目的の多くは，在宅療養をできるだけ長く継続し，充実した時間を過ごしながら人生の最期を迎えることである。当然，bridge to transplantation（BTT）と違って移植というゴールはない。ただし，DTの適応[1]は幅広く，BTTでは除外条件に該当する65歳以上の患者や併存疾患を有する場合から，病状や既往によってはbridge to candidacy（BTC）の側面をもつ場合まで多岐にわたる。そのため在宅復帰訓練は，患者がDTを選択した理由や目的を充分に理解した上で行われる必要がある。また，その目的は経時的に変化する可能性があることを想定しなければならない。以下に，65歳以上の患者がDTを選択した場合に想定される在宅復帰訓練について，患者教育・ケアギバー教育の点から述べる。

2 患者・家族に関する情報収集

通常，患者はVAD装着術後1.5〜3カ月程度で退院する。その間に患者や家族に対して必要な教育を有効に行うためには，術前からの情報収集が重要である。DTは65歳以上の患者も対象とすることや，BTT-VADの実施基準[2]と比較して社会復帰に重きを置いていることを理解する必要がある。また，家族への教育に関しては，退院後6カ月以降はサポート体制に変化が起こりうるため，十分に確認しながら計画的に対応する必要がある。以上をふまえて，患者の医学的側面，心理的側面，社会的側面から情報収集を行う。

1. 医学的側面について

患者がBTTではなくDTを選択する場合，「臓器提供を受けることを希望しない」と患者が意思表示しない限り，その理由の多くは医学的適応が規定するものと考える。患者の

154 第5章｜在宅管理

年齢が高くなると，認知機能・感覚器官への加齢性低下[3]により，様々な物事に対する理解や判断に時間を要する。また，一度習慣化された生活スタイルを再構築することは困難である場合が多く，患者教育にも工夫を要する。ほかには，患者が悪性腫瘍の治療に関連してDTを選択する場合，将来的に根治性や予後に関する根拠に基づいて，DTからBTTへ治療方針が転換される可能性も考慮し，移植を見据えた患者教育が求められる場合もある。医学的観点から，患者がなぜDTを選択したのかを明らかにしておくことは重要である。

2. 心理的側面について

DTは，BTTと違って移植という明確なゴールがない。VADを装着して以降，患者は必要な管理を生涯にわたって継続する必要がある。VAD装着以前の闘病生活において，様々な制限や障害をどのように乗り越えてきたのか，ストレスとの向き合い方などを把握しておく必要がある。在宅療養生活を継続する上で発生する大小様々なストレスを適切に回避するためには，「ストレスとなるでき事の知覚」「社会的支持」「対処規制」の3つが重要である[4, 5]。患者および家族のストレスコーピングについて把握することは，必要なサポート体制を維持する上でも重要である。

3. 社会的側面について

患者がDTを選択した理由に，仕事や趣味の継続，家族の成長を見守ることなど，様々な患者の大切にする「生きがい」の継続について挙げるケースは少なくない。患者の家族内役割や，社会との繋がりなど，周囲から求められる役割を理解する必要がある。治療に伴う様々な制限や管理の範囲内で，患者が満足して治療を継続できるように支援するためには，ケアギバーやサポート体制，職場の同僚や友人・知人などについて把握しておくことは重要である。患者の年齢が高くなると収入も限られるため，経済的な側面からも周囲の支援が得られる状況にあるかどうか，情報収集が必要である。

3 患者教育

患者に求められる在宅での様々な自己管理について，BTT-VADの使用にかかわる体制などの基準とVAD-DT実施基準とを比較すると，その内容の多くはほぼ同一である。ただし，「年齢」や「社会復帰」「再教育」という点において，いくつか違いがある。

1) 年齢

BTTと比較して，DTを希望する患者の年齢は高くなりやすい。患者が65歳以上の場合には，認知機能・感覚器官への加齢性低下に配慮して行う。具体的には60歳以上の約70％は白内障を，10％に緑内障を有するため[6]，オリエンテーションなどの説明資料で扱う情報量は必要最低限とし，フォントも大きいものが好ましい。患者のタイミングで繰

1 在宅復帰訓練（患者教育・ケアギバー教育） **155**

り返し学習できるように，視聴覚教材を用いることも有効である。また，難聴の有病率は65歳以上から急激に増え，男性の約40％，女性の約10％は軽度難聴といわれている[7]。加齢性難聴は加齢によって進行する感音難聴であり，特に高音域の聴覚が低下することが特徴であることから，VAD機器の取り扱いに関する教育場面では各種アラーム音の聞こえ方について注意が必要である。

2) 社会復帰

BTTの基準では，職場や学校などのサポーターに対して行う講習の内容について，VAD機器に関する知識やコントローラー交換の手技などを「必須」としている。一方，DT実施基準では「緊急時対応を指導するとともに，危機に対する一定の知識を共有してもらうべく努めることが望ましい」と，サポーターに求める内容が緩和されている。そのためDT患者の社会復帰については，BTT患者とは区別して柔軟に対応を検討する必要がある。

3) 再教育

移植というゴールがないことから，生涯にわたって患者の自己管理能力を適宜評価し続けなければならない。経年的な身体機能や認知機能の低下にも配慮し，そのときどきの状況に応じた（または妥当な）管理が，事前指示書に表現される患者の意思表示内容と矛盾せずに継続できるように，必要な支援や工夫について検討しなければならない。

1. 院内トレーニング

院内トレーニングは，ICUやHCUなどの特殊病床から一般病床に転床後，ある程度の身の回りのことが行えるようになった頃から開始される。トレーニングの内容や開始時期などについては，各施設によって異なる。また，トレーニング内容は患者の個々の状況に応じて適宜調整される必要がある。よって，ここでは当院での基本的なトレーニングの大まかな流れと，その内容について説明する（図1）。

院内トレーニングは多職種が協働して行う。当院では術後1～2週間程度は，術後せん妄に注意し，昼夜のリズムを整えることや疼痛管理を行いながら，ベッド上で実施できるトレーニング内容を開始する。患者日誌（バイタルサインズの計測・記録，飲水カウント，VADパラメーターの確認・記録など）の記載や，VADに関する機器学習から始めることが多い。早期離床は当然重要であるが，活動量が増えるとドライブライン貫通部への負担にも繋がるため，創部の治癒経過について医師と情報共有しながら，トレーニング内容は適宜調整される必要がある。

抗凝固療法に関して，当院では退院後1～2回/週に，規定の曜日に自己検査用血液凝固分析器（コアグチェック® XSパーソナル）（以下，コアグチェック®）を行い，測定結果に応じてワーファリンの服用量を調整している。プロトロンビン時間–国際標準化比（PT–INR）が目標治療域の範囲外である場合には，適宜ワーファリンの服用量を調整し，連日測定することも少なくない。術後，食事摂取量が安定し，PT–INRの変動が少なくなってきた頃

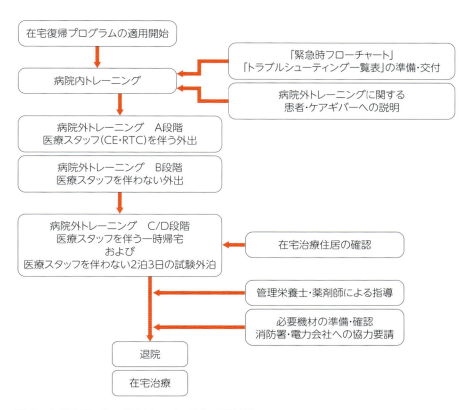

図1 在宅復帰プログラムについて（一部改変）
施設によってプログラムの流れや内容は異なるが，通常多職種が協力して行う。また，昨今はCOVID-19の流行などにより外出・外泊訓練の実施が難しい状況があり，安全に在宅療養生活を継続できることを念頭に各施設の工夫が必要である。

から，コアグチェック®の自己管理について指導のタイミングを検討する。同時に複数の物事について学習を進めると，混乱をまねくことも少なくないため，貫通部の管理や機器の学習などが終了してから行われることが多い。ただし，抗凝固療法は在宅でも確実に継続されなければならない管理の1つであり，患者の自己管理能力によって習得に時間を要することが予想される場合は，優先順位を検討しながら早期に練習を開始する。コアグチェック®を用いて正しくPT-INRを測定できるようになってからは，術後の定期的な採血で確認した検査値と，コアグチェック®を用いて測定したPT-INRとを比較し，測定誤差について傾向の有無を確認する。入院中からコアグチェック®を用いてPT-INRを測定し，ワーファリンの増減について指示にしたがって適切に服用量を調整できるか練習を行う。患者や家族が必要な管理について知識や技術を習得できることが好ましいが，DTの場合には経年的に変化する自己管理能力をふまえて，積極的に公的サービスの活用について検討し，コアグチェック®や貫通部の管理などについても適宜支援が得られるように調整できるとよい。

2. 院外トレーニング

院外トレーニングでは，在宅療養を想定し，試験外出・試験外泊を行う。感染症の流行などによって，トレーニングは適宜調整される必要がある。当院でもCOVID-19が流行する以前は，医療者を伴う外出，医療者を伴わない外出，試験外泊（医療者が同行する在宅療養環境の確認を含む）を各1回ずつ行っていた。しかしここ数年は，試験外出を病院外周辺の活動に縮小し，試験外泊は中止していた。試験外泊時に行っていた在宅療養環境の確認については，ケアギバーに自宅の中を撮影してもらい，必要な療養環境が整っているか画像を用いて確認することで代替した（**表1**）。

特にDTにおいては，運動療法士の視点から転倒のリスクについてアセスメントし，必要に応じて患者の動線の工夫や，家具の配置調整，手すりなどの設置について検討が必要である。患者の療養環境を確認することは，患者や家族が在宅療養を安全に継続できるかどうかを判断するだけでなく，患者や家族の生活観や衛生観念などを知る貴重な機会でもあり，有効に活用したい。

4 ケアギバー教育

患者はVADを装着することで，ADLが回復しQOLの改善が期待できる。しかし，常に合併症や機器トラブルといったリスクを抱え，突然意識を消失するような状況も起こりうる。毎年着実にVAD装着患者と実績は増えているが，医療全体の中ではその認知度はまだまだ低い。心臓移植やVAD治療に携わる医療関係者以外の医療者が，トラブルに適切に対応することは現実的に困難である。そのため，患者の傍に付き添うケアギバーは，VAD治療に関する十分な理解だけでなく，患者が必要とする体調管理やVAD機器の取り扱いを含め，患者と同等に必要な知識や技術を習得できることが理想である。ただし，DTはBTTと違って移植といったゴールがないために，ケアギバーやサポーターは患者が人生の最期を迎えるそのときまで，VAD治療に関する専門的な管理を継続する必要がある。また，状況によっては患者の介護を担う可能性もある。そのため，ケアギバーやサポーターのストレスや人生についてもその意思を十分に尊重し，可能な限り早期から訪問看護・介護やデイサービスなどの支援が受けられるように調整を進める必要がある。

1. 自宅内での生活

患者の自己管理能力に応じて，ケアギバーに求められる支援の内容は異なるが，患者の多くはVADを装着することで体調が改善する。そのため，VAD装着前と比較して，生活のリズムや食生活が崩れやすい。特に食生活が乱れて体重が増えてしまうと，体重を減らすことは難しい。体重管理（≒体液管理）に難渋すると，安定して在宅療養生活を継続

表1　居住環境等の確認について

	管理目標	確認場所	確認ポイント
移動・搬送	1. 自宅周辺環境について	①自宅 ⇔ 駐車場の動線 ②自宅前 ⇔ 玄関の動線 ③最寄りの消防との距離	・これまでに救急車での救急搬送の経験の有無 ・最寄りの消防署等から救急車が到着するまでの想定される時間 ・在宅療養中に救急搬送を要す状況が発生した場合に,救急車が自宅の目の前まで乗り入れが可能かどうか ・道路幅など,患者の搬送に支障がない,充分なスペースがあるか ・段差や階段,道路の傾斜や凹凸の有無など転倒のリスク ・車いすや歩行器等の活用を想定した場合,支障の有無など
	2. 自宅内の動線について	①玄関 ⇔ リビング ②患者の部屋(寝室) ⇔ トイレ	・段差や階段,スロープの有無 ・緊急搬送の際に支障となる障害物の有無 ・車いすや歩行器活用の可否 ・各部屋のドア下のスペースの有無(パワーモジュールケーブルを挟む可能性の有無) など
療養環境	1. トイレの確認	①トイレ環境について	・排泄時の失神など,体調変化の経験の有無 ・トイレの広さ,手すりの有無や,状況に応じた介助スペースの有無 など
	2. 浴室の確認	①脱衣スペースの広さ・環境 ②浴室スペースの広さ・環境 ③シャワーバックの設置場所	・VAD機器の取り扱いに支障のないスペースがあるかどうか ・手すりの有無や段差など転倒のリスクについて ・脱衣所と浴室の温度差,冷暖房の有無など ・シャワー中にVADを安全に設置できるかどうか ・ドライブラインを引っかけたりなど,貫通部の損傷リスクにつながる要因の有無 など
	3. 寝室の確認	①ベッド位置(乗り降りや柵の有無など) ②VAD機器設置場所(3Pコンセントのアース確認を含む)	・ドライブラインの導出側に合わせて,貫通部に負担がないように乗り降りが可能かどうか ・就寝中にアラームが鳴った場合に,同居家族などにアラームが聞こえる位置関係かどうか など
	4. 貫通部ケアの実施環境について	①専用作業スペース有無 ②貫通部ケア物品の保管場所など	・貫通部ケアにふさわしい,衛生的な環境が確保されているか ・貫通部ケア物品(衛生材料)が,適切に保管できる場所かどうか など

することが難しくなるため減量が必要となる。ただし,運動などでカロリーを消費することには一定の限界があるため,基本的には厳しい食事制限を必要とする。しかし厳しい食事制限は,場合によってはDTを選択した目的を損なうことに繋がってしまう可能性がある。患者がよりよい在宅療養生活を長期にわたって継続するためには,日頃からのケアギバーの協力は不可欠である。

2. 自宅外での活動

　　復職や復学を希望する場合には，程度は様々であるが何らかの形でサポーターの支援を必要とする。サポーターには患者が行っている治療や，想定される合併症や機器トラブルなどのリスクについて理解を得る必要があるが，どの程度患者の治療に対して協力が得られるか，患者・家族，医療者，サポーター間で情報共有が必要である。また，万が一合併症などのトラブルが発生した場合に必要とされる病院やケアギバーとの連絡体制については，確実に共有されなければならない。

5 再教育について

　　患者やケアギバーの再教育については，日頃の外来受診時の様子などから内容やタイミングなどをアセスメントする。日本における補助人工心臓に関連した市販後のデータ収集（J-MACS）に関連する検査入院のタイミングなどは活用しやすい。ただし，患者の病状や治療経過，ケアギバーや家族の様々な経年的変化やQOLの維持についても考慮が必要である。再教育の内容やタイミングについて多職種で検討し，安全に在宅療養を継続できるよう，患者や家族への負担を考慮して調整される必要がある。可能な限り積極的に訪問看護・介護を利用し，様々な制限や状況が許せば，デイサービスやショートステイなどを活用しながら，患者や家族にとって負担が少なく，在宅療養を継続できるような方法を模索できることが好ましい。

6 おわりに

　　DT–VAD患者に対する在宅復帰訓練は，これまでBTT–VAD患者に対して行ってきた教育や指導など，多くの知識や経験を活用することができる。ただし，DT–VAD患者には「移植」というゴールが存在しない。そのため，患者は自分や家族の人生が少しでも豊かであるように，様々な工夫や努力を惜しまない。医療者は患者のDTを選択した理由や目的を十分に理解し，人生の最期を迎えるときまで，少しでも長く患者が目的を達成し続けられるように試行錯誤する必要がある。

　　DT–VADには介護の問題が発生するが，VADを装着していることで問題解決を複雑にしてしまう。植込型補助人工心臓実施施設や管理施設以外の様々な医療施設・関係者が，柔軟に患者や家族を支援できるようになることが理想である。少しずつ訪問看護などの公的サービスの導入実績は広がっているが十分とはいえず，DT治療を行う専門施設と在宅で訪問看護や介護等のサービスを提供する施設との連携強化・拡大は今後の大きな課題である[8]。

●文献

1) 補助人工心臓治療関連学会協議会：植込型補助人工心臓DT実施基準（2023.8.7改定）．[https://j-vad.jp/dt-lvad/]（2025年1月閲覧）
2) 補助人工心臓治療関連学会協議会：植込型補助人工心臓の使用に係る体制等の基準（BTT版）．[https://j-vad.jp/document/植込型補助人工心臓の使用に係る体制等の基準(BTT版).pdf]（2025年1月閲覧）
3) 稲富　勉：感覚器とフレイル．医学のあゆみ．2022；286（6）：586-92．
4) 櫛引勝年：体外式補助人工心臓装着患者家族の心臓移植待機期間における経験と危機介入．人工臓器．2014；43（2）：S-188．
5) ドナ・C・アギュララ：危機介入の理論と実際他―医療・看護・福祉のために．小松源助，他訳．川島書店，1997．
6) 福岡秀記：感覚器疾患と転倒．Loco CURE．2018；4（3）：226-31．
7) 稲富　勉：感覚器障害に関連するフレイルと認知機能障害．老年精医誌．2024；35（6）：552-8．
8) 大橋由紀，他：植込型補助人工心臓（IVAD）装着者の在宅療養支援における訪問看護師の困難と専門施設へ希望する支援内容．日在宅看会誌．2022；10（2）：69-75．

第5章｜在宅管理

2 在宅での心不全セルフケア

秋場美紀

1 はじめに

　一般的にセルフケア（self-care）とは，「ある人が生活し，生きていくのに必要なあらゆる活動を個々人が意のままに行える能力」と考えられている。慢性疾患患者の場合は，健康の維持・増進のために患者自身の生活態度や習慣を改めることが必要になることが多い。すなわち，個人の決断と自己責任が重要になる。そのため，医療者としては患者に対し，「自分の健康は自分で管理していく」という意識づけを行うことが大切である。

2 体調管理

　心不全を予防するには，生活習慣を整えることが大切である。一般的に，生活習慣が整うと心不全の進行速度が緩やかになり，しだいに心不全とうまく付き合いながら自宅での生活を送ることができるようになる。たとえば，よい生活習慣は「減塩・バランスのよい食事」「内服薬の継続」「禁煙」「適度な運動」などが挙げられる。反対に悪い生活習慣は「過剰な塩分摂取」「内服薬や通院の自己中断」「喫煙」「寝たきり」などが挙げられる。

　日常的な健康状態の指標として，血圧や脈拍数，体温，体重，運動量，食事量，飲水量，服薬状況等の項目が挙げられる。在宅管理においては，これらの項目を毎日継続して測定し記録することが大切であり，その習慣が合併症の早期発見に結びつくと考えられる。その際，医療者は患者自身の目標血圧や理想体重，目標飲水量などをきちんと説明しておくことが重要である。

　これらの記録を外来受診時に持参してもらい，医療者は患者がどのような生活を送っているのか，バイタルサインに異常はなかったのか，急激な体重増加はないか，自覚症状の悪化はないかなどを確認し，合併症の早期発見に努める。また，異常を早期発見するために，患者個々に合わせた体調管理カードを提供することも有用である（図1）。退院時に，

162　第5章｜在宅管理

＿＿＿＿＿＿＿＿様　　　　　体調管理シート

良好	注意	危険
目標血圧（　　）で安定している	血圧（　　）以上 or（　　）未満が続く	血圧（　　）以上 or（　　）未満が続く
脈拍（　　）回/分	脈拍がいつもより10回ほど速い or 遅い	脈拍（　　）以上 or（　　）未満が続く
目標体重（　　）kg	体重が2kg以上増加または減少する	体重が5kg以上増加または減少する
足や顔にむくみがない	手足や顔がむくんできた（押すと少しへこむ）	むくみが強い（押すと明らかにへこむ）
熱なし	発熱（37度台）	38度以上の発熱
創部の状態に問題がない	創部に変化がある（軽い痛み，赤みなど）	創部が痛い，血・水が出ている，腫れている
頭痛，手足のしびれ，吐き気がない		頭痛，手足のしびれ，吐き気がある，しゃべりにくさがある
コアグチェック®目標量（　　　）		コアグチェック®値が目標範囲外
機器がアラームなく作動している	アラームが鳴ったがすぐに解消し続かない機械の値がいつもと違う	アラームが頻回または鳴り止まない
食欲がある，飲水目標（　　）mL		食欲がない，水が飲めない，黒や赤い便が出る，強い腹痛がある
尿の色が黄色		尿の色が赤いワイン色
問題なく歩行できる（目標歩数　　　）		水っぽい痰が増えた，息切れがする

連絡先	電話番号・アドレス
東北大学病院	
基幹病院（　　　　）	
管轄消防署	
訪問看護ステーション	

緑ゾーン：問題ありません。
黄色ゾーン：食事や運動を注意するなど，体調管理に無理がないか見直してください。
赤ゾーン：すぐに連絡が必要です。具合が悪い場合は救急車を要請してください。

図1　体調管理シート

(資料提供：東北大学病院「VADマニュアル」より引用)

　体調管理カードの使い方を患者やケアギバーに説明し渡しておくことで，症状が出現したときに病院へ連絡すべき状態なのか，患者自身がそのことを容易に判断できる。医療者は症状がどのように変化したら報告すべきかを具体的に指導するとともに，病院の連絡先を説明する。退院前に，患者とケアギバーと医療者で，万が一の場合に備えて緊急時のシミュレーションをしておくとよい。

　患者自身のセルフケアが不十分と考えられる場合は，積極的に地域の医療支援者と連携していくことが重要である。すなわち，患者やケアギバーと相談し，訪問看護の導入を検討する。訪問看護師に期待することを事前に説明することが肝要で，具体的な役割として，右心不全症状の有無，内服管理の状況，体重の増減などの確認を依頼することが有用である。地域によっては24時間対応の訪問看護ステーションを利用することができ，夜間に自覚症状が悪化した場合でも，訪問看護師に対応を依頼できる。特にDestination therapy（DT）

2 在宅での心不全セルフケア

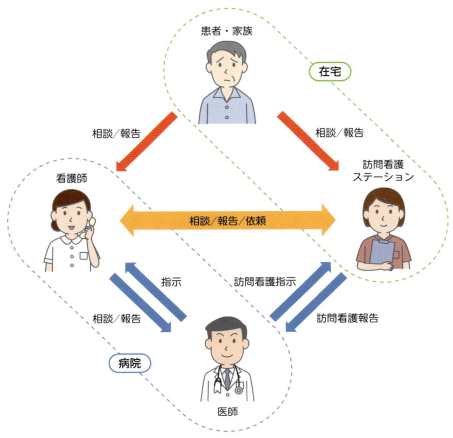

図2 地域の医療支援者との連携

の場合，1人暮らしも想定されることから，訪問看護師とかかりつけの病院の医療者が，患者の身体症状や生活状況を継続して共有することが必要である．地域の医療支援者との連携体制が構築されることで，患者が補助人工心臓（VAD）装着による合併症を発症した場合，重症化する前に医療者による早期対応が可能となる（図2）．

3 栄養管理

　一般的に，慢性心不全に対する栄養療法は，栄養状態を保ち身体活動能力を維持しながら心不全の増悪を予防することが目標である．具体的には，①1食に主食・主菜・副菜を揃えること，②食欲がないときは食べられるものを食べること，③塩分は1日6g（小さじ1杯）に抑えること，④適切な飲水量を保つこと，が挙げられる．過剰な塩分摂取は，体の水分貯留を引き起こし，全身の浮腫や体重の増加をまねき，心不全症状を呈する要因となる．また，慢性期管理中には腎機能低下や脳血管障害を合併する危険性があり，減塩を意識した食生活を送ることが重要である（図3）．

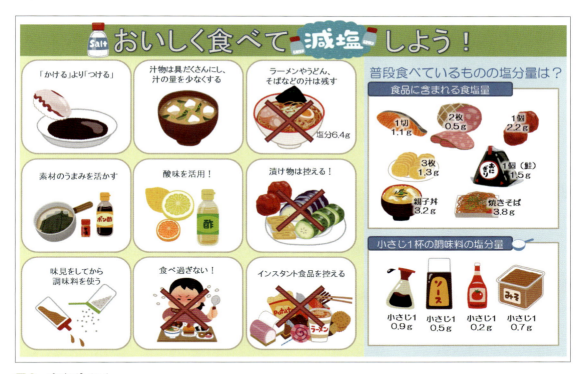

図3　食事ポイント

(資料提供：東北大学病院「ハート手帳」より転載)

　　医療者は，退院時に患者やケアギバーに患者自身の理想体重を明確に提示する。理想体重より大きく外れてしまった場合，どのような症状が出現するのか，その症状に対してどのような治療を行うのか事前に説明しておくことが必要である。また，管理栄養士による栄養指導も有効である。

　　患者は在宅で生活を継続していくうちに，自分自身に合った水分摂取量や食事量，塩分摂取量などを習得していくことが必要である。その習得が不十分の場合は外来受診時に適宜指導が必要であり，もし限度を超えてしまった場合は，教育入院も考慮すべきである。逆に，食事摂取量がなかなか増えない場合は，栄養補助食品を取り入れることを考慮する。

　　DTの最終的な目標は，患者自身が最期をいかに自分らしく過ごすかということ，QOLを損なわない生活を過ごすことであると考える。その目標を実現するために，医療者や家族が患者をサポートしていくことも大切である。もし，患者に食に対しての希望があるならば，可能な限り患者の希望に応えることも必要である。患者自身が好む食べ物を摂取することや食事摂取量が増えることが，患者や家族の喜びや励みとなり，高いQOLを得ることができ，体力を維持することができると考える。患者自身の食に関する価値観や習慣，嗜好などの思いを家族や医療者と共有し，患者個々に合わせた適切な食事の検討を行う必要がある。この場合，管理栄養士による栄養評価と食事指導を定期的に行い，継続した観察を行うことが大切である。

DTは，心臓移植適応基準を充たせない事項を有する患者の左室補助人工心臓（LVAD）装着が適応となるが，その基準に抵触する事項の1つとして肥満も挙げられる。そのような適応患者において，さらなる急激な体重増加はドライブライン貫通部感染のリスク因子にもなりうるため避けるべきである。逆に体重減少が続けば，サルコペニアやフレイルをまねく危険性がある。したがって，DT-VAD装着患者の長期生存をめざすには，体重や体力を維持することも重要となる。そのため栄養管理の重要性が増すことになる。

4 運動管理

「2021年改訂版 重症心不全に対する植込型補助人工心臓治療ガイドライン」においても，「継続した運動は心肺機能を高めるうえでも重要であり，可能な範囲での活動拡大は推奨される」とされている。特にDT-VADの適応患者に対しては，加齢に伴う身体の変化や筋力低下，認知機能の低下などを考慮し，定期的に心身の評価を継続することが大切である。適度な運動については，年齢や筋力，握力，定期的な6分間歩行試験結果などから。理学療法士と相談して在宅での運動量の目安を決定していく。留意すべきことは，過度な運動は心不全を悪化させる可能性があることであり，その観点から運動量の目安を超えないように継続することを指導する。VAD装着後に右心不全を合併し，その管理のための入院歴がある患者については，理学療法士と相談して運動量を減らすか，中断するかの見直しを行い，寝たきりになることを防ぐ方針に切り替えることも必要である。また，医療者は外来受診時に患者の活動範囲，運動量を把握し，継続できるような指導を行うことが重要である。患者自身が在宅での運動が難しい場合は，訪問リハビリテーションなどを活用することも考慮する。

高齢者がフレイル状態に陥ると，有効な治療法はなく，さらなる心身機能の低下を防ぐためのリハビリテーションや生活改善を行うことが大切である（図4）。具体的には適正な筋肉量や骨量，嚥下や咀嚼などの食事を摂ることに関わる機能を維持するために，必要な栄養バランスのとれた食事，適度な運動の習慣，趣味やボランティアなどの社会参加をうまく取り入れた生活を送ることが大切と考えられている（図5）。

5 内服薬管理

VAD装着後も心不全に対する内服治療は継続される。そこで大切になるのが，服薬アドヒアランスである。心不全治療には複数の内服薬が必要であり，検査結果や自覚症状によって種類の増減，用量の増減などの対応が必要になる。特にワルファリンの管理は重要である。患者の治療に対する意識が薄い，内服薬の作用副作用の知識が不足している，薬を内服する必要性を理解できないという場合，服薬アドヒアランスが低下する可能性があ

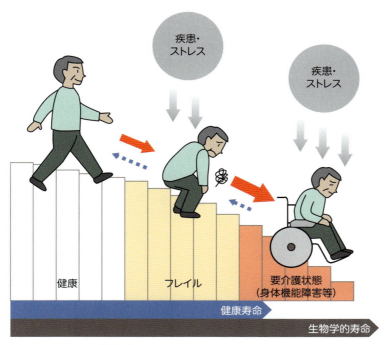

図4 フレイルの位置づけ

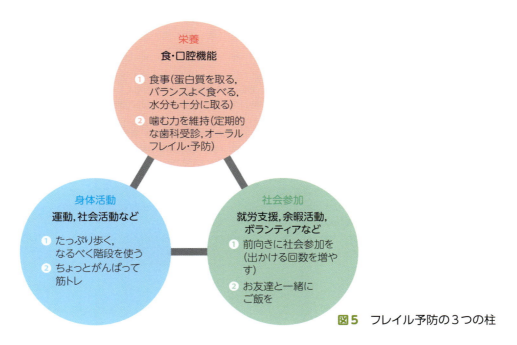

図5 フレイル予防の3つの柱

る。服薬アドヒアランスが低いということは、患者がしっかり服薬できていないと考えられる。しっかり服薬していれば期待できるはずだった薬の効果が得られなくなり、治療に時間を要したり十分な効果が出なかったりすることもある。

これらの事象を回避するために，服薬指導を行い，患者の服薬に対する理解度や内服薬に関する知識を適宜確認していくことが大切である。また，患者が飲みにくいと感じている薬はないか，自分の生活リズムの中で内服が難しい用法で処方されていないか，薬の種類が多いと感じていないかなど，適宜確認することも必要である。さらに，加齢に伴い嚥下機能の低下，認知症の合併など服薬アドヒアランス不良をまねく事象も考えられる。内服薬を整理したり，服薬の回数を減らしたり，薬の形状を変えるなど，患者個々の状態に合わせて工夫していくことも大切である。

慢性期管理においても基本に立ち返り，医師から処方された服用量を，指示された用法で忘れずに内服することを継続して指導する。決して，患者自身の判断で，増量や減量，中断を行ってはならない。

6 おわりに

DT-VAD装着後は合併症に留意しながら在宅での生活を送ることが，患者自身の人生における目標や生きがいを達成するためには大切である。特に，遠隔期の右心不全の合併は，長期間の入院加療を必要とする可能性が高く，患者は常日頃から心不全を予防する行動を心がけて生活を送ることが大切である。

● 参考文献 ||||||||||||||||||||||||||||||||||||||||||||||||||||||||||||||||||||||||||||||||||||||||

- 日本循環器学会，他：2021年改訂版 重症心不全に対する植込型補助人工心臓治療ガイドライン．
[https://www.j-circ.or.jp/cms/wp-content/uploads/2021/03/JCS2021_Ono_Yamaguchi.pdf] (2025年1月閲覧)
- 日本心不全学会ガイドライン委員会：心不全患者における栄養評価・管理に関するステートメント．
[https://www.asas.or.jp/jhfs/pdf/statement20181012.pdf] (2025年1月閲覧)
- 日本循環器学会，他：2021年改訂版 心血管疾患におけるリハビリテーションに関するガイドライン．
[https://www.j-circ.or.jp/cms/wp-content/uploads/2021/03/JCS2021_Makita.pdf] (2025年1月閲覧)
- 日本心不全学会：心不全手帳．第3版．
[https://www.asas.or.jp/jhfs/topics/shinhuzentecho.html] (2025年1月閲覧)
- 厚生労働省：食事摂取基準を活用した高齢者フレイル予防事業．
[https://www.mhlw.go.jp/stf/seisakunitsuite/bunya/0000089299_00002.html] (2025年1月閲覧)

第**5**章｜在宅管理

3 ドライブライン管理

| 金萬仁志

1 はじめに

　ドライブライン感染（driveline infection：DLI）やポンプポケット感染症は植込型補助人工心臓（植込型VAD）治療の三大死因（神経機能障害，感染症，装置の不具合）の1つとなっており，ドライブライン皮膚貫通部（以下，皮膚貫通部）管理は重要な管理項目である。デバイスの進化により神経機能障害や装置の不具合の発生件数は減少してきているが，感染症に関しては大きな改善がみられていない現状がある[1]。

　DLIを発症すると疼痛により日常生活に支障をきたし，頻回の外来受診が必要となるなどQOLを低下させる要因となる。さらに，悪化すると患者やケアギバーによるケアや管理が難しくなり，外来管理が困難な場合は，入院加療が必要となる。一度発症すると根絶することは大変難しく，最悪の場合，敗血症から死に至ることもある。

　DLIは，日々の管理で発症率が大きく左右される。Destination therapy（DT）においては生涯にわたって皮膚貫通部の管理を行っていく必要があるため，DLIの発症を予防するための皮膚貫通部の統一した教育と管理が大変重要である[2]。

2 DLI発生原因と管理のポイント

　DLIの起炎菌はブドウ球菌もしくは緑膿菌の場合が多い[3]。DLI発生原因は，**図1**のようにドライブラインの動揺によって皮膚貫通部にストレス（引っ張られる，押される，持ち上げられるなど）がかかると，ドライブラインと皮膚貫通部組織の癒合剥離や損傷から炎症が引き起こされる。皮膚貫通部周囲に細菌などが付着している場合，それをきっかけに細菌などが侵入し，DLIが引き起こされる。また，長期管理になることで皮膚貫通部周囲はダウングロースしてくるため，汚染除去が不十分になりやすくDLI発症率を高める原因となっている。そのため，皮膚貫通部のトラブルを予防するポイントとして，皮膚貫

3ドライブライン管理　169

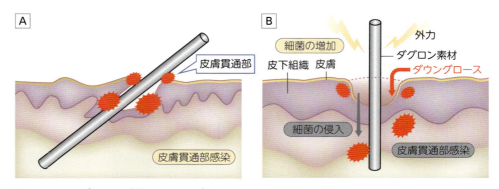

図1 ドライブライン感染のメカニズム
A：ドライブライン皮膚貫通部の特徴
B：皮膚貫通部感染のメカニズム

通部の衛生管理と固定管理の2つが大きな軸となる[2]。

3 ドライブライン衛生管理の実際

1. 皮膚貫通部ケア物品

施設によって皮膚貫通部ケア物品は異なる。しかし，皮膚貫通部ケアの目的である汚染除去を行うことは同じであるため，各施設のVADチームで検討し，最適な物品を選択している。以下は九州大学病院でのケア物品である（図2）。

- 基本的な被覆材：Sorbact®を使用している。Sorbact®はAg系被覆材のように抗菌作用はないものの，シートに菌を固着させ，剥がすたびに表在菌などを減らす効果がある。
- 消毒剤：クロルヘキシジングルコン酸塩（chlorhexidine gluconate：CHG）エタノール液1%を使用している。以前は皮膚トラブルが起こる可能性を懸念し0.05%クロルヘキシジングルコン酸塩液（0.05% CHG）を使用していたが，より除菌作用の強い消毒剤に変更した。変更後も皮膚トラブルなく使用することができているのを観察し，アルコールが使用できない患者の場合は，0.05% CHGを使用している。
- ケアの頻度：SORBAVIEW®管理であれば週2回，ガーゼ管理の場合は毎日交換し，滲出液が多い場合などは交換頻度を増やす必要がある。

2. 皮膚貫通部ケア手順

一般的に，患者やケアギバーは汚染除去や消毒の処置に注目してしまう傾向にある。標準予防策が不十分なことで皮膚貫通部に菌が付着する原因となるため，手指衛生や環境整備の徹底を指導することが重要となる。そのため，表1のように手指衛生などのタイミング

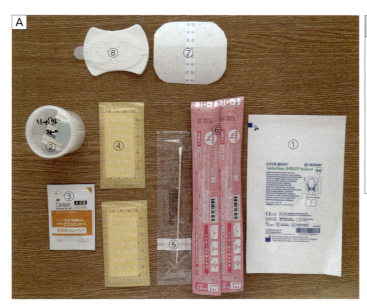
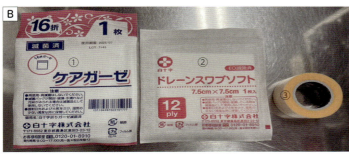
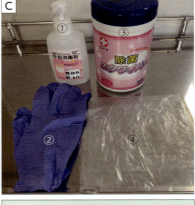

図2 ケア物品一覧

を手順書に加え，感染予防が十分に行えるようにしつつ，患者が確実に実施することが可能なシンプルな手順としている。

急性期はVADコーディネーターが処置を行い，亜急性期からは病棟看護師が処置を行うとともに，患者へ指導を開始する。皮膚貫通部のトラブルがなければSORBAVIEW®管理とし，少しでもトラブルが認められる際にはガーゼ管理にしている。在宅でも同様の手順で患者とケアギバーが処置を行い，適切な処置ができているかを外来受診時に確認し，指導を行っている。

また，皮膚貫通部周囲および全身の皮膚のバリア機能を維持するために，シャワー浴などで全身の皮膚の清潔を保ち，適切な栄養状態を維持できるように支援しなくてはならない。

表1 ドライブライン管理手順

ドライブライン貫通部の付け替え手順書

	手順		チェック	ポイント・注意点
1	手洗いまたは手指消毒	・石鹸と流水による手洗い，または速乾性手指消毒剤による手指衛生を行う		
2	台を拭いて必要物品の準備	・台を片づけ，アルコールクロスで拭き，手指消毒をする ・必要物品を並べ，ドレッシング材(SORBAVIEW®，Yガーゼ，ガーゼ)を開ける ・手指消毒をし，ドレッシング材の上に被覆材(Sorbact®フォームドレッシング，Sorbact®コンプレス，アクアセル®Ag)を準備する		【必要物品】 SORBAVIEW®(またはYガーゼ，ガーゼ，優肌絆)， Sorbact®フォーム(またはSorbact®コンプレス)，剥離剤，清浄綿，個包装綿棒，クロルヘキシジングルコン酸塩エタノール液1%2本，手指消毒，アルコールクロス，ビニール袋，手袋 ※手指消毒，アルコールクロスは自費購入
3	手指消毒後，手袋の装着	・手指消毒し，清潔な手袋をつける		
4	ドレッシング材，剥離剤の除去	・剥離剤を使用し，ドレッシング材(SORBAVIEW®，Yガーゼ，ガーゼ)と被覆材(Sorbact®フォームドレッシング，Sorbact®コンプレス，アクアセル®Ag)を剥がす		
5	清浄綿で貫通部とドライブラインの汚染除去	・清浄綿1枚目を使用し貫通部周囲を中心から外側に向けて円を描くように拭く ・清浄綿2枚目で貫通部の汚れを拭き取る。清浄綿の面を替えてドライブラインを挟み，ドライブラインの内側から外側に向けて，圧をかけて汚れを拭き取り，貫通部を乾燥させる		・アジャスタブルアンカーからドライブラインを外し，ドライブラインの裏の汚れを取る ・貫通部の際に汚れがある場合は，個包装綿棒を使用し汚れを取る ・**清浄綿で拭き取り後はしっかり乾燥させる**
6	手袋除去し，手指消毒，手袋の装着	・汚れた手袋を外し，手指消毒をする(手が汚れている場合は石鹸と流水で手洗いする) ・清潔な手袋を装着する		・清潔な手袋を装着した後は，不要なものは触らないようにする
7	貫通部の消毒	・1本目のクロルヘキシジングルコン酸塩エタノール液1%消毒で貫通部の中心から外側に向けて円を描くように消毒する ・1本目の1%クロルヘキシジングルコン酸塩エタノール液1%消毒でドライブラインの内側から外側に向けて面を替えながら消毒する		・消毒はクロルヘキシジングルコン酸塩エタノール液1%が望ましい ・クロルヘキシジングルコン酸塩エタノール液1%が使用できない場合は，0.05%クロルヘキシジン酸塩を使用する ・**消毒後はしっかり乾燥させる**
8	被覆材とドレッシング材の貼付	・被覆材(Sorbact®フォームドレッシング，Sorbact®コンプレス，アクアセル®Ag)をドライブラインに挟む ・ドライブラインを少し立てるようにドレッシング材(SORBAVIEW®，Yガーゼ，ガーゼ)を貼る		・SORBAVIEW®管理の場合は，週2回交換する ・出血や滲出液，疼痛などを認める場合にはガーゼに変更し，看護師または移植コーディネーターに相談する ・ガーゼ管理の場合は毎日交換する
9	手術除去，手指消毒	・手袋の表面に触れないように手袋を外し，破棄する ・石鹸と流水による手洗い，または速乾性手指消毒剤による手指衛生を行う		

シャワー浴の際は，緑膿菌付着の予防として皮膚貫通部をフィルムドレッシング材で防水保護し，濡れないようにする必要がある。

4 ドライブライン固定管理の実際

　ドライブラインの皮膚貫通部位置は，術前に患者の体形や生活スタイル，動作の習癖を確認し，個々の患者に合わせてマーキングを行う。最終的な角度や皮膚貫通部の位置は，術者や外科手技によるところが大きく，施設や患者によって異なる。

　急性期はドライブラインの皮膚への癒合が不十分であり，ルーズで動きやすい状態にある。そのため，少しの動きがトラブルのきっかけや治癒遅延の原因になることがあるため，術後1～2週間程度は外科医，VADコーディネーターによる定期的な評価が必須となる。この時期の皮膚貫通部トラブルの多くは，皮膚貫通部の安静が不十分で発生することが多い。特に，離床開始時やADL拡大時は，皮膚貫通部へストレスがかかっていないか注意する必要がある。しかし，貫通部を安静に保とうとすることでリハビリテーションの遅延につながる可能性もあるため，術直後からしっかりとした固定管理を行い，早期からリハビリテーションが行えるようにすることも重要である。

　慢性期では，さらに活動量が増加する傾向にある。腹部を強く曲げる，大きくねじるなどのような皮膚貫通部に刺激が加わる動作は行わないように指導を行っている。一方で，激しい運動が禁忌となっているため，運動習慣の維持が難しく，体重増加により腹壁の変化が生じる場合がある。皮膚貫通部，固定位置が大きく動揺し固定が不安定になることで，トラブルが容易に生じやすくなる。管理栄養士からの栄養指導や理学療法士による運動指導など，多職種で関わりながら体重管理をすることも皮膚貫通部管理で重要となる。

1. ドライブライン固定器具の選択

　当院では，基本の固定方法としてアジャスタブルアンカーを用いている。アジャスタブルアンカーは固定サイズを3段階に変更が可能であり，様々な機器に用いることができる。また，バンドの着脱が容易なことから，固定位置の微調整を行うことができる。しかし，アジャスタブルアンカーは粘着物質が強く，表皮剥離を起こす可能性があるため，フィルムドレッシング材を貼付し，皮膚を保護してから使用する必要がある。

　交換の頻度は，皮膚トラブルがなければ週に1回の交換としている。しかし，患者によっては皮膚が弱く，粘着物質による接触性皮膚炎や剥離による皮膚刺激，ドライブラインが引っ張られる物理刺激，汗の貯留などが原因で固定部およびその周囲に皮膚トラブルを起こす場合がある。VAD装着中，長期間にわたり同じ部位に固定器具を貼付することになるため，患者の皮膚の状態に合わせた固定器具を選択することが重要である。皮膚トラブルが生じた場合は，視診や問診によりトラブルの原因をアセスメントしていく。皮膚排泄

3ドライブライン管理　173

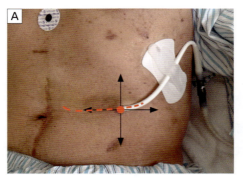 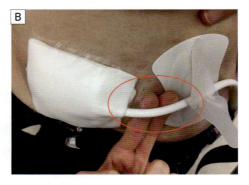

図3　固定のポイント
A：アンカーの位置・角度。基本的には貫通部から30度上に固定。
B：ラインにゆとりをもたせるように固定。指2本分くらいが目安。固定した後，患者に体を左右にねじる動作，前屈動作をしてもらい，貫通部へのストレスがかかっていないか確認。

ケア認定看護師や皮膚科医へ相談しながら，多職種で対応を検討していく必要がある。

2. ドライブライン固定方法の実際

　ドライブラインの走行を考慮して，皮膚貫通部から30度上に固定位置がくるようにし，ドライブラインと皮膚貫通部の間に屈曲点ができるように，指2本分のゆとりができる位置でドライブラインの固定を行う（図3）。屈曲点をつくることで，体幹のねじれに伴うドライブラインの動揺を吸収することができる。固定位置が皮膚貫通部に近すぎると，体幹を動かしたときにドライブラインが直に引っ張られ，貫通部に直接ストレスがかかる。一方で，固定位置が遠すぎると，体幹のねじれや起き上がり動作でドライブラインがたわみやすくなる。

　固定した後，身体を左右にねじる動作，前屈動作をしてもらい，貫通部にストレスがかかっていないかを確認する。

　アジャスタブルアンカーの固定位置の決定は患者のみで決めることが難しいことが多く，ケアギバーや訪問看護師などの協力が必要な場合がある。

5 皮膚貫通部管理におけるshared care

　DTの場合，患者だけではなくケアギバーも高齢である場合が多く，生涯にわたって皮膚貫通部が安全に管理できる体制を構築することは必須である。当院では，月に1度または数カ月に1度の外来受診の際に貫通部の評価を行っているが，そのほかは在宅で自己管理を行っている。患者やケアギバーによる日々の皮膚貫通部評価やケアの負担を軽減するためにも，管理施設や訪問看護ステーションとのshared careを積極的に導入している。

　導入後は，訪問看護師などと皮膚貫通部の写真を共有し，日常の評価をしている。写真

を共有する際には，貫通部の正面とドライブライン裏側の2方向を撮影することで，皮膚貫通部全周を評価できる。また，遠隔期には体重コントロールに難渋することが多い。体重が増加すると，皮膚貫通部とドライブライン固定位置の関係に悪影響を及ぼす場合がある。そのため，体重の変化をモニタリングすることは，皮膚貫通部管理にとっても心不全管理にとっても重要となる。

6 おわりに

　　ドライブライン管理は，エビデンスが確立していないなか，各施設が衛生管理と固定管理に注力しながら管理を行っている。そのため，遠隔期にいかにDLI発症を予防できるかがDTにおいてはきわめて重要である。長期にわたる在宅管理でも質が担保された管理を継続できるように，ケア方法の簡素化や，多職種の介入やshared careの導入を積極的に行っていく必要がある。

● **文　献**

1) 補助人工心臓治療関連学会協議会：J-MACS Statistical Report．2023年2月．
[https://j-vad.jp/document/statistical_report_20230215.pdf]（2025年1月閲覧）
2) 日本人工臓器学会，監：必携！　在宅VAD管理．松宮護郎，他編．はる書房，2019，p79-97．
3) 日本循環器学会，他：2021年改訂版 重症心不全に対する植込型補助人工心臓治療ガイドライン．
[https://www.j-circ.or.jp/cms/wp-content/uploads/2021/03/JCS2021_Ono_Yamaguchi.pdf]
（2025年1月閲覧）

第5章｜在宅管理

4

在宅機器管理

┃ 柏　公一

1 在宅療養を開始する前に行うこと

1. 介護体制の確認

「植込型補助人工心臓DT実施基準」（以下，DT実施基準）[1] には，「初回退院後6カ月程度は同居によるサポートが可能なケアギバーがいること」と記されているため，患者だけでなく，少なくても初回退院後に同居する予定であるケアギバーに対しても，機器取り扱いのトレーニングを実施する必要がある。また，65歳以上の高齢の患者においては認知機能が補助人工心臓（VAD）装着時よりも悪くなっていくことが考えられるため，「初回退院後6カ月以降もケアギバーまたは公的サービスによる介護の継続が可能であることが望ましい」と記載されている通り，継続的に介護が行われるような環境を整えておくことが望ましい。

ケアギバーが1人しかいない場合，介護疲れによってケアギバーが心身に不調をきたしてしまうこともあるため，複数名に対してトレーニングを行い，負担を分散させながら介護が継続できるようにしておくことも重要である。また，在宅診療を行うクリニックの訪問看護師や訪問リハビリテーションのスタッフに対してトレーニングを行っておけば，短い時間であってもケアギバーが介護から解放される時間をつくることができる可能性が出てくるため，ケアギバーの介護疲れを軽減させることにつなげられるかもしれない。訪問看護や訪問リハビリテーションを導入する場合は，ケアギバーの介護疲れの軽減という観点からも，在宅診療を行うスタッフとVAD装着患者のサポートのあり方について話し合っておくことが望ましい。高齢な患者の主たるケアギバーが配偶者である場合は，ケアギバーの認知機能もVAD装着時より悪くなっていくことが考えられるため，VAD装着後に起こりうるケアギバーの状態の変化に対しても柔軟に対応ができるように考えておくことが必要である。

2. 自己管理能力の確認

　前述した通り，DT実施基準には在宅療養を開始してから6カ月以降も介護が継続できるような環境を整えることが望ましいと記載されているが，長期にわたってケアギバーが患者と同居できないようなケースもある。よって，DT実施基準では，65歳以上の患者に対してはトレイルメイキングテスト（TMT）-Bとミニメンタルステート検査（MMSE）を実施し，それぞれの結果が300秒以下，24点以上であることを確かめ，患者自身がデバイス管理や薬剤管理などを問題なく行える状態にあるか確認するように記されている。筆者らが過去に行った検討では，TMT-Bの結果が該当する年齢の平均値＋1SD[2]を超えている患者やケアギバーは機器取り扱いのトレーニングに難渋する傾向にあったため[3]，高齢者がケアギバーの候補に挙がっている場合は，患者だけでなくケアギバーの候補者に対してもTMT-BおよびMMSEを行い，トレーニングが完遂できるか，すなわちケアギバーとして患者のサポートを行うことが可能かどうかについて見きわめたほうがよい。しかしTMT-Bは，特異度は高いが感度は低いため，TMT-Bの結果に問題がなくてもトレーニングに難渋する可能性があることに注意する必要がある[3]。

3. 機器取り扱いのトレーニングの方法

　植え込み手術から2週間ほど経過した頃から，在宅療養に向けて各種トレーニングが開始されていく。機器取り扱いのトレーニングで用いられる資料や進め方はそれぞれの施設によって違いはあるが，多くの施設が数日にわけてトレーニングを実施し，最後に理解度を評価するための筆記テストと実技テストを行っているようである[4]。東京大学病院では3日にわけて講義とテストを実施しており，1日目は機器の概要とコネクタの抜き差しの仕方についての説明を行い，2日目は主に電源管理の方法とトラブルシューティングに関する説明を，3日目には日常管理や取り扱い上の注意点を説明し，最後に筆記と実技のテストを実施している。このように，Destination therapy（DT）を目的としてVADを装着した患者とそのケアギバーに対するトレーニングも，BTTを目的としてVADを装着した患者やそのケアギバーを対象にして行うトレーニングと同じように進めていく。

2 在宅療養を開始した後に行うこと

1. 日常管理

1) パラメータの推移の把握

　DTで用いられるHeartMate 3™はコントローラのディスプレイに回転数，ポンプ出力，流量，拍動指数（PI）の値が表示されるため，それぞれの値を患者もしくはケアギバー

に毎日記録してもらう。医療スタッフはこれらのパラメータの推移を把握し，患者の状態に変化がないか確認を行っていく。以下にそれぞれの値を確認する上でのポイントについて記載する。

①推定流量[5]

　HeartMate 3™は，低流量域において流量とポンプ出力が比例関係にあり，ローターを回転させるためのポンプ出力を測定しているため，比較的精度の高い流量の推定値が表示される。しかしながら，高流量域においては流量とポンプ出力の関係は非線形性となるため，高流量域の推定流量値は正確ではないということも理解しておく必要がある（図1）。

②PI

　PIは次の式で毎秒計算され，システムモニタには15秒間のPIの平均値が表示される。

$$(\text{power max} - \text{power min}) / \text{power average}$$

　PIが45％以上変化した場合，血液ポンプの回転数は設定されたlow speed limitまで自動的に低下し，その後，毎秒50回転のスピードでfixed speedへと戻っていく。これをPIイベントと呼び，拍動ごとの左室容積の変化，咳やくしゃみ，不整脈，サクションイベントなどに伴って発生する。このイベントはevent logに記録されるので，外来受診時にシステムモニタで確認し，発生頻度が高い場合はその原因を探っていく。

③患者の状態の変化に伴う流量とPIの変化[5]

　HeartMate 3™の流量とポンプ出力の関係性を考えると，流量とPIは患者の状態の変化に伴って以下に示したように変化する。

- 高血圧：後負荷が上昇するため，推定流量の値は低下する。前述した通り，HeartMate 3™は高流量域を正確に推定することができないため，最大流量に大きな変化は認められないが，平均流量と最小流量は大幅に低下するため，PIは上昇する。

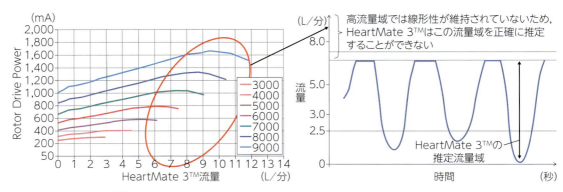

図1 HeartMate 3™の流量とポンプ出力の関係，正確な流量の推定が可能な領域

（アボットジャパン合同会社提供の資料より改変引用）

- 循環血液量の減少，右心不全：左室の前負荷が減少するため，推定流量の値は低下する。高血圧の時と同じで，循環血液量が減少したときや右心不全が顕在化してきたときも最大流量に大きな変化は認められないが，平均流量と最小流量は大幅に低下するため，PIは上昇する。
- 心タンポナーデ：左室内容積が減少する（左室の前負荷が減少する）ため，推定流量の値は低下する。心タンポナーデの初期は最小流量が減少するものの，最大流量には大きな変化が出にくいため，PIは上昇する。しかし，徐々に拍動性が低下してくるため，PIは低下に転じる。
- 送血グラフト・脱血カニューレの閉塞：送血グラフト・脱血カニューレが閉塞した場合は，最大・最小流量ともに低下するため，PIは低下する。
- 大動脈弁閉鎖不全（AI）：最小流量の上昇に伴って，推定流量の値は上昇し，PIは低下する。

2) 電源管理

　HeartMate 3™は緊急バックアップバッテリーによって安全性が確保されているため，電源管理の不備によって大きなトラブルに発展する可能性は低い。しかしながら，ヒューマンエラーによって緊急バックアップバッテリーが使用されるケースは少なからず発生しているため，患者やケアギバーには油断することのないように注意を呼びかける必要がある。具体的には，バッテリー駆動のまま寝てしてしまったという凡ミスや，就寝直前まで使用していたバッテリーを充電せずに寝てしまい，起床時にその充電されていないバッテリーを装着したために緊急バックアップバッテリーが一時的に使用された，といった管理上の不備に起因するようなエラーが報告されている。

2. 長期管理を見据えたデバイス管理

　DTでは，一度VADを装着したら基本的に長期にわたってそのデバイスを使用することになるため，特にドライブラインの取り扱いには十分に注意するように指導する必要がある。HeartMate 3™のドライブラインはポンプケーブルとモジュールケーブルで構成されており，モジュールケーブルが損傷した場合は交換することができる。しかし，非常に高価な構成品であり，モジュールケーブルの損傷に対する補償はHeartMate 3™の保守管理契約には含まれていないため，ケーブルの損傷を防ぐような対策を施すことが望ましい。モジュールケーブルの被覆材として用いられているポリウレタンは耐摩耗性や耐衝撃性に優れている反面，紫外線や水分などによって経年劣化が起きやすい特徴がある（図2）。当院では経年

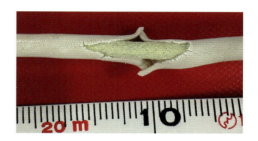

図2　劣化したモジュールケーブル

劣化を遅らせ，その交換頻度を減らす目的で外出時には配線保護用のカバーをつけるように患者に依頼している。また，シャワー浴の際にはこのカバーを外し，水分をよく拭き取るようにも指導を行っている。このようにデバイスを長期にわたって管理していくためには，使用されている材料の特性を把握し，対策を講じていくことが求められる。

● 文献

1) 補助人工心臓治療関連学会協議会：植込型補助人工心臓 DT 実施基準（2023.8.7 改定）．[https://j-vad.jp/dt-lvad/]（2025年1月閲覧）
2) 豊倉　穣：情報処理速度に関する簡便な認知検査の加齢変化—健常人における paced auditory serial addition task および trail making test の検討—．脳と精の医．1996；7（4）：401-9．
3) 柏　公一，他：植込型補助人工心臓の機器取り扱い上のミスを引き起こす要因に関する検討—植込型補助人工心臓装着患者が引き起こすミスを減らすためには？—．体外循環技．2018；45（4）：375-9．
4) 柏　公一：補助人工心臓治療の未来を考える—補助人工心臓治療をさらに促進させるために—．医工治療．2022；34（3）：164-9．
5) Belkin MN, et al：Physiology and clinical utility of HeartMate parameters．J Card Fail. 2022；28（5）：845-62．

第**5**章｜在宅管理

5 地域連携と緊急時対応

| 定松慎矢

1 はじめに

　植込型補助人工心臓（植込型VAD）は，重症心不全患者の生活の質を改善し，生命予後を改善する重要な手段となった。わが国でのVADは，心臓移植までの橋渡し（BTT）として認められていたが，2021年5月より心臓移植を前提としない長期在宅治療であるDestination therapy（DT）として保険収載され，重症心不全に対するVADの適応は拡大した。

　VADに関連した緊急事態の代表は脳血管障害と機器トラブルであり，これらへの対応は一刻を争うため，患者や家族は自宅での生活中も突然の事態に備えて，日頃から対応できるよう準備しておくことが重要となる。また，患者の居住地を管轄する救急隊との情報共有も重要である。当院から遠隔地に在住の患者では，居住地に近いVAD管理施設もしくは地元の基幹病院と緊密な連携を図ることで，初期治療までの時間が短縮できる。本項では，VAD在宅管理における緊急時対応と，それを安全に行うための地域連携について概説する。

2 VADの在宅管理と緊急時対応

　VAD患者の退院前には，在宅で状態が急変し，緊急の医療対応が必要となった場合に備えて，患者の初期受け入れ先を決めておき，また当院との連絡体制を確立しておくことが重要である。緊急時の連絡先や対応策を事前に確認し，適切な指示が出せる環境の構築が大切である。現在，患者の退院前にWEBを利用して受け入れ先となる病院との打ち合わせを行い，患者の情報共有を実施している（図1）。

　当院における在宅VAD患者の緊急時対応を図2に示す。患者もしくは介護者は，受け入れ先の病院へ連絡する際，必ず「補助人工心臓をつけている○○○○です」とVAD患者であることをしっかりと伝える。医療従事者へ「受診したほうがいいですか？」もしくは「受診

5 地域連携と緊急時対応　181

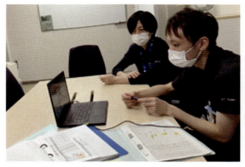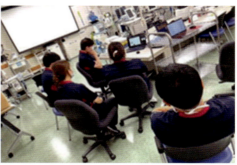

図1 VAD管理施設とのWEBミーティングの様子

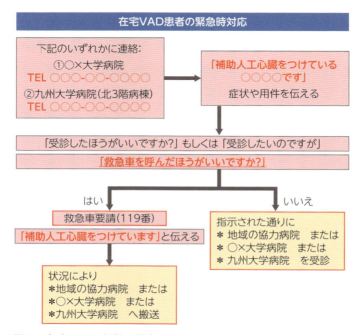

図2 在宅VAD患者の緊急時対応

したいのですが」「救急車を呼んだほうがいいですか？」と症状や要件を伝え，指示を仰ぐ。状況が落ち着いている際は，指示された通りに当院もしくは地元の受け入れ先病院を受診する。救急車要請（119番）が必要な際は，消防署へ「補助人工心臓をつけています」とはっきりと伝える。状況に応じて，当院もしくは地元の受け入れ先病院へ搬送する（図2）。

次に，病院側の対応については，24時間対応可能なハートセンター病棟の電話が緊急時連絡先となっている。連絡を受けた病棟看護師は要件を確認し，緊急性の有無を判断することが重要である。原則として，平日17時まではVADコーディネーターに要件を取り次ぐ。コーディネーターが対応困難な場合や時間外・土日祝日の場合は，VAD担当医へ取り次いで対応をする。緊急性がないドライブライン貫通部の相談や機器の不具合，一過性のアラームについては，コーディネーターと臨床工学技士が対応することもある。また，時

に緊急を要する連絡のこともあるため，フローチャートに従って迅速に対応することと，必要な情報を的確に伝えることが重要である。

3 機器トラブル時の対応

　　VADのトラブル発生時は，まず患者の状態を確認することが重要である。意識や血圧などの指標に注目し，トラブルの影響を把握する。HeartMate 3™においては，システムコントローラーでアラームの履歴を確認することができる。ディスプレイで最新のアラーム6件を閲覧することができ，患者自身が状況を確認できるため，病院に連絡する際に，履歴からアラームの内容を確認するよう指示している（図3）。

　　機器に関する問い合わせで多いのは，携帯型リチウムイオンバッテリーとバッテリークリップの接触不良による「power cable disconnected（電源ケーブル外れ）」アラーム（30秒間持続）である。携帯型リチウムイオンバッテリーの金属部分（バッテリークリップとの接続部分）にホコリが溜まり，接触不良を生じていることが多いが，いくら清掃してもバッテリークリップとの相性が悪い場合もあり，その際はバッテリークリップの交換が必要となる。また，「low flow（低流量）」アラームを経験することも多い。この際は，ふらつきやめまいなどの自覚症状の有無を確認し，自覚症状がある場合には来院を指示する。自覚症状がなく短時間のみの場合は，飲水の量や体位を確認し，脱水の誘因となりうる下痢や鼻血がないかも確認する。両電源喪失やポンプ停止は，頻度は低いものの致死的なトラブルである。介護者によるバッテリー交換や，予備のシステムコントローラーへ交換といった知識と技術を身につけておくことが必要であり，定期的なトレーニングが必要である。

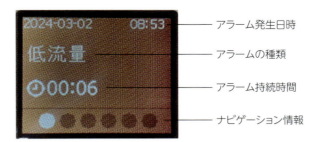

図3　Heart Mate 3™アラーム履歴

4 救急隊との連携

　　在宅VAD患者の救急搬送に備え，救急隊との情報共有は必要であり，退院前にはWEBもしくは対面で患者の病状や居住地などの情報を共有している。また，搬送経路（救

急車かヘリ搬送か，どこの病院に搬送するかなど）を確認し，搬送時の注意点などを説明している。搬送時の注意点として，ドライブラインは短いため，ドライブラインを引っ張ったり損傷したりしないように，常に患者とVADを一緒に搬送するように注意喚起している。VAD患者本人が消防署まで行くことができれば，実際のVADの機械音を救急隊員に確認してもらうこともある。また，当院では次のことを救急隊員へ説明している。

①**意識がない場合**

VADが作動しているかどうかをまず確認する。

VADが作動しているかどうかは，聴診器を心窩部に当てて機械音を聴いて判断する。

VADが動作している場合には胸骨圧迫はしない。

②**正常な呼吸がない場合**

呼吸補助は通常通り行う。

③**モニター上，VT/VFの場合**

除細動器は通常通り可能であるが，意識がある場合は鎮静下に除細動を行う。

④**機械のトラブルの場合**

救急隊は機器を扱うことはない。機器トラブルに対してはトレーニングを受けた介護者が対応する。

⑤**そのほかの注意事項**

定常流であるため，脈拍の触知は困難である。血圧計での血圧測定も困難なことがある。

循環が保たれているかどうかは，意識レベルと呼吸が正常かどうかで判断せざるをえないことが多い。

5 医療機関との連携

以前より，当院では遠隔地在住のVAD患者に対して，地元の医療機関と綿密に情報共有し，緊急時の初期対応を依頼することで，居住地によらず安全な在宅管理ができるような体制をめざしてきた。2018年に補助人工心臓管理施設の制度が開始されて以降は，各地域の管理施設が緊急時対応を担うことが増えている。管理施設であっても，いつでも当院が適切に相談や連携をできる環境の構築は必要であり，VAD患者の初回退院前には管理施設と事前に打ち合わせと情報共有を行っている。

地元にVAD管理施設がない地域に在住の場合は，地元の病院（多くは紹介元の病院）に緊急時の初期対応を依頼し，入院が必要な事態の場合はそのまま当院へ搬送することもある。また，必要に応じて訪問診療や訪問看護，訪問リハビリなどの在宅医療を依頼することもあり，その場合はそれらの医療機関にもVAD特有の緊急時対応について説明して

おくことが重要である。

6 災害時の対応

　自然災害などの非常事態に際しては，VAD患者は特別な注意を払う必要がある．特に重要なのは電源の確保であり，当院では災害時に発生した停電時のフローチャートを図4のように作成している．また，避難する場合には，すべての機器や創部ケア物品を持参する必要がある，飲料水を多く確保する必要があるなど，患者自身も日頃から災害に備えてシミュレーションを行い，避難経路や避難場所の確認などを行うように周知することも重要である．台風や大雨などの予想できる災害に対しては，災害発生が予想される地域にあらかじめ注意喚起することにしている．

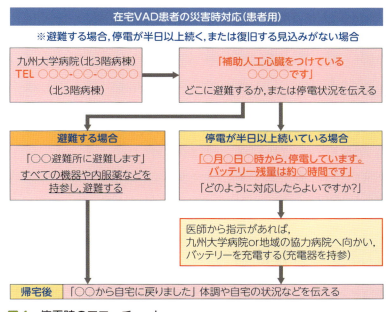

図4 停電時のフローチャート

● 参考文献

- Yin MY, et al：Impact of shared care in remote areas for patients with left ventricular assist devices. JACC Heart Fail. 2020；(4)：302-12.
- Cowger J, et al：Predicting survival in patients receiving continuous flow left ventricular assist devices：the HeartMate II risk score. J Am Coll Cardiol. 2013；61(3)：313-21.
- Shah M, et al：Shared care to destination therapy left ventricular assist device site：a novel strategy to start a successful mechanical circulatory support program. Curr Cardiol Rep. 2021；23(8)：112.

リハビリテーション

天尾理恵

1 はじめに

到達目標が移植のみであった補助人工心臓（VAD）治療に，恒久的に在宅診療を継続するDestination therapy（DT）という新たな目標が加わり，重症心不全に新たな生きる道が創生された。移植適応外とされてきた患者が，「VADと共に生きる人生」を手に入れることができる現在，VAD装着に伴うリスクを抱えながらも自分らしく生きることが可能になった。一方，DT患者は，VAD管理という永遠の課題を抱えながら生きることになる。その課題を含めて自分らしく生きるDT人生において，身体機能の維持はあらゆる場面で基盤となり，重要であることは想像に難くない。

本項では，DT患者のリハビリテーションを，目標や注意点を中心に具体的にイメージできるよう概説する。

2 DT患者の背景と身体的特徴

海外からの報告では，高齢患者においてもVAD装着により装着前よりも心肺機能やQOLが向上することが報告されており，高齢重症心不全患者におけるVAD治療の有効性が示されている[1]。一方，DT患者は移植目的の患者（BTT）患者よりもフレイルの割合が高く，VAD装着後のフレイル改善率が低いこと，また，フレイル患者はフレイルでない患者よりも1年生存率が有意に低く，フレイルが生命予後にも関与することが報告されている[2,3]。

わが国のDT患者は65歳以上の患者は全体の25％であり，比較的若年齢の患者にDT治療が行われている現状である[4]。今後，高齢患者や治療の副作用により体力低下をきたしている担癌患者が増加すると，日本においてもフレイルを有するDT患者の割合が増えることが予想される。また，DT・高齢患者においても，術後の合併症発症は十分に考えられる。DT患者だからこそQOL高く自宅で療養生活を送ることが望ましく，合併症に

伴う再入院を最小限にとどめることが目標となる。自宅療養生活の実現のためにはVAD装着術後，遠隔期においても心機能を含めた全身状態の維持・改善を目標に，治療の一環として運動を継続していくことが非常に重要である。

3 リハビリテーションの目標

補助人工心臓治療関連学会協議会により出された「植込型補助人工心臓DT実施基準」の選択基準には，「他の治療では延命が望めず，また著しくQOLが障害された患者で，植込型補助人工心臓治療を受けることで高いQOLが得られ，長期 在宅治療が行え，社会復帰が期待できる患者」と定められている[5]。DT患者はVADを装着して障害をまっとうし，QOLを維持しながら社会に属して生きていくことが最大の目標となる。

心血管疾患におけるリハビリテーションに関するガイドラインでは，VAD装着患者に対する心臓リハビリテーションの目的を，デコンディショニング改善，運動耐容能改善，ADL確立，QOL回復，移植に備えた準備としている[6]。DT患者においては長期のVAD装着が予想されるため，維持期におけるADLとQOLの維持という重要な目標が加わる（**表1**）[6]。VAD装着後の人生において，様々なタイミングで，どのような生活を想像し，目標としているのかを明確にすることがDT患者にとって大切であり，それに応じてリハビリの目標設定を行う必要がある。患者の希望がすべて達成できる状態・状況ではないこともあるため，医療者は現状の評価に加え，患者背景（既往歴，生活環境，患者のhopeなど）をより詳細に理解し，患者・家族と十分にディスカッションを重ね，患者が納得する在宅療養生活となるように目標設定を行うことが重要である。術後遠隔期には合併症や加齢に伴う全身状態の変化をきたす可能性が考えられるため，アドバンス・ケア・プ

表1 補助人工心臓（VAD）装着患者に対する心臓リハビリテーションの目的

時相	目的と意義
急性期	・長期の安静・廃用によるデコンディショニングの改善 ・自宅での生活が可能な日常生活活動能力の獲得 ・VAD装着下での安全な日常生活動作の確立
前期回復期	・長期のVAD装着下での社会復帰に向けた運動耐容の改善と精神的健康・QOLの回復 ・VADの安全な管理とドライブラインのケア，抗凝固療法の管理についての教育・支援 ・VAD関連合併症やその予防・認識・対処についての教育と支援
後期回復期～維持期	前期回復期の内容に加えて， ・（介護者も含めた）VAD装置の安全管理の教育・支援 ・（心臓移植待機患者の場合）心臓移植手術に備えた教育・支援

日本循環器学会/日本心臓リハビリテーション学会. 2021年改訂版 心血管疾患におけるリハビリテーションに関するガイドライン. https://www.j-circ.or.jp/cms/wp-content/uploads/2021/03/JCS2021_Makita.pdf.（2025年1月閲覧）

ランニング同様，適宜，生活目標を患者・家族と話し合い，それに応じた運動目標を設定することが望ましい。

4 リハビリテーションの実際と注意点

1. リハビリテーション実施における評価項目

DT患者のリハビリテーション実施における評価項目はBTT患者と同様であるが，合併症発症後は治療方針を十分に理解し，医療チーム内でリハビリテーション実施基準・管理目標を確認する必要がある（表2）。また，在宅療養中に体調の自己管理が行えるよう指導を行うことが重要である。患者が把握可能な指標，たとえば心拍数，自覚的運動強度指数Borgスケールなどを入院中のリハビリテーションでも運動指標とすることで，在宅療養中にも同様の指標を用いて自己管理が可能となる。遠隔期には右心不全を中心とした心不全の増悪，大動脈弁閉鎖不全症（AI），不整脈などを合併する可能性があり，評価項目の目標値を状態に応じて設定すべきであり，主治医としっかりとディスカッションを行うことが重要である。

2. 適切な運動量の把握

術後のリハビリテーションを通して，どの程度，身体機能の獲得が可能かを把握し，退院後の運動量を判断，目標を設定する。自宅療養中に自身で管理できるような指標を用いて，具体的な目標を提示し，患者にとって安全・安心な運動目標を設定することが望ましい。当院では入院中から歩数をカウントして運動目標として提示しており，スマートウォッチ

表2 DTを目的としたVAD装着患者の心臓リハビリテーション実施時の評価項目（管理目標と中止基準）

評価項目	管理目標	運動中止基準
自覚症状	・Borg指数11－13	・Borg指数15以上 ・めまい，ふらつき，失神，頭痛，嘔気，胸部不快，呼吸困難
VAD流量	・運動前と比較して有意な低下がない	・低流量 ・消費電力の著明な上昇
血圧	・平均血圧80mmHg以下で低血圧症状なし	・平均血圧90mmHg以上または低血圧症状出現
心拍数	・安静時心拍数＋安静時心拍数20％以下 ・致死的不整脈なし[#]	・安静時心拍数＋安静時心拍数20％以上 ・致死的不整脈出現[#]
酸素飽和度	・$SpO_2 \geqq 90\%$	・$SpO_2 \leqq 90\%$
VAD機器	・ドライブライン貫通部の固定良好 ・ドライブライン貫通部の疼痛・出血なし ・ドライブランの過度な屈曲・牽引なし	・ドライブライン貫通部の固定不十分 ・ドライブライン貫通部の疼痛・出血あり ・ドライブランの過度な屈曲・牽引あり

不整脈出現時の運動は、主治医に相談の上、実施の可否を決定

や歩数計を活用している。同じ目標歩数であっても，右心不全の合併がある場合など背景によって連続運動時間・距離の設定を変更するなど，過負荷となって運動が負の効果を引き起こさないような配慮が必要である。

3. 運動継続のための工夫

患者が頑張りすぎず，毎日継続できる目標を設定することが重要である。可能であれば退院後も，運動のモチベーション維持のために対面・監視下でのリハビリが継続できることが望ましい。そのためには患者居住地近隣の管理施設や紹介元病院などと連携し，外来リハビリテーションを継続する，または訪問リハビリテーションを導入するなど，地域での連携を確立していくことが重要である。

対面でのリハビリテーション実施が困難な場合，自宅で運動を継続する工夫が必要である。当院では，退院指導時に運動パンフレットを用いた指導や，いつでもアクセスできる運動動画の提供を行っており，患者の状態やキャラクターに応じた運動指導を心がけている（図1）。無理なく，長期間にわたり適切な運動を継続することを目標に，外来受診時に医師・看護師の診察で運動状況をチェックすることに加え，半年に1回，理学療法士が身体機能やADL状況，QOLを評価し，状態に応じて運動目標を設定し指導している。

このように院内のみならず，連携病院・施設を含めた医療チームで連携し，治療の一環として運動のサポートを行うことがDT-VAD患者のリハビリテーション目標である。

図1 東京大学医学部附属病院における運動動画パンフレット
東京大学医学部附属病院では，自宅でも運動が継続できるよう運動動画を提供している。運動目標は理学療法士が指導を行い，患者に適切であると考える運動動画を提案，継続を促している。

4. 長期装着に伴う合併症

DTはVAD装着が長期にわたることが前提の治療であり，装着中の主要合併症（感染，脳血管障害など），遠隔期合併症（右心不全，AI，不整脈など）発症後のリハビリテーションは非常に重要である。積極的なリハビリテーション実施が必要な状況と，逆に運動制限を要する（右心不全を含めた心不全増悪，AI増悪，など）状況もあり，運動負荷の指標は患者の状態に応じて，適宜，主治医と相談が必要である。特に遅発性右心不全，AIを合併した場合，運動耐容能低下，QOL低下，死亡率上昇をまねく可能性があり[7, 8]，医療チーム内で治療方針を十分に検討した上で，至適な運動量の決定が必要である。

合併症により再入院となった場合，体力低下をきたすことも多く，特に脳血管障害合併患者では運動麻痺や高次脳機能障害を呈すると，著しく日常生活動作（ADL）能力の低下をきたす可能性がある。また，活動性の低下からフレイルの合併，QOL低下を引き起こしかねないため，合併症発症後の機能維持・改善のリハビリテーションは非常に重要である。

また，DTとしてVADを装着したが，BTTへ移行した患者においては，移植適応を維持するために運動耐容能の向上，ADL能力維持はもちろん，高次脳機能の維持は非常に重要であり，脳血管障害発症後のリハビリは積極的に実施すべきである。

5 おわりに

VAD装着患者における身体機能は，患者のADL能力・QOL向上には必須の要素である。DT患者が望む「VADと共に生きる自分らしい生活」のために，医療チームと共にその希望や目標を共有し，目標達成のための道のりを検討し，実践していくことが重要である。患者だけではなくVAD医療チームメンバーの各々が，日々の生活における運動・活動がVAD治療の一翼を担うことを心にとどめて，DT治療をまっとうすることに期待したい。

● 文 献

1) Emerson D, et al：Contemporary left ventricular assist device outcomes in an aging population：an STS INTERMACS analysis. J Am College Cardiol. 2021；78（9）：883-94.
2) Maurer MS, et al：Can a left ventricular assist device in individuals with advanced systolic heart failure improve or reverse frailty？ J Am Geriatr Soc. 2017；65（11）：2383-90.
3) Sunita RJ, et al：The prevalence and prognostic significance of frailty in patients with advanced heart failure referred for heart transplantation. Transplantation. 2016；100（2）：429-36.
4) 絹川弘一郎：わが国におけるDestination Therapyの夜明け. 循環器専門医. 2022；31：22-30.
5) 補助人工心臓治療関連学会協議会：植込型補助人工心臓DT実施基準（2023.8.7改定）.
[https://j-vad.jp/dt-lvad/]（2025年1月閲覧）
6) 日本循環器学会, 他：2021年改訂版 心血管疾患におけるリハビリテーションに関するガイドライン.
[https://www.j-circ.or.jp/cms/wp-content/uploads/2021/03/JCS2021_Makita.pdf]（2025年1月閲覧）

7) Hatano M, et al：Late-onset right ventricular failure after continuous-flow left ventricular assist device implantation：case presentation and review of the literature. J Cardiol. 2022；80(2)：110-5.

8) Imamura T, et al：Preoperative Prediction of Aortic Insufficiency During Ventricular Assist Device Treatment. Int Heart J. 2016；57(1)：3-10.

第**5**章｜在宅管理

7 社会復帰・就労支援

八木田美穂

1 はじめに

　植込型補助人工心臓（植込型VAD）装着後，心不全症状からの改善や循環動態の安定が得られることで，在宅療養が可能となりQOLは大幅に向上する。就労は収入の増加という経済的メリットばかりでなく，社会復帰という意味においても重要であり，VAD患者に対する就労支援の果たす役割は大きい。一方で，VAD患者の社会復帰や就労に関しては，いまだ様々な障壁がある。Destination therapy（DT）の適応となった病態は多様であるが，わが国でのDT患者の約3分の1が65歳以上の高齢者である（2023年9月時点）[1]ことをふまえると，社会復帰は必ずしも「社会に出て仕事をする」ということに限らず，就学や主婦業をまっとうする，家族と過ごす，地域行事やボランティアへ参加する，趣味に勤しむなど幅広い意味をもつと考えるべきである。したがって，我々医療スタッフは，個々の患者の置かれている状況や希望に沿った社会復帰を支援し，継続したサポートを行う必要がある。

2 社会復帰の条件

　社会復帰の条件としてまずは，循環動態が安定しVAD装着後の日常生活に慣れていること，社会復帰や就労を希望しているということが前提となる（**図1**）。

3 就労支援

1. 就労支援

　VAD患者は，VAD装着前の心不全による長期罹患のため，経済面で困窮するケース

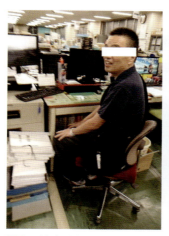
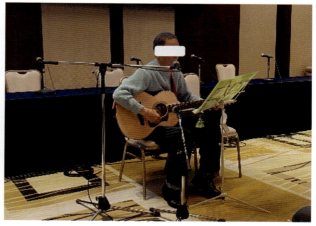

図1 社会復帰した患者の職場写真

(患者の許可を得て掲載)

も少なくない。VAD患者は，身体障害者1級の取得により公共交通機関の割引や医療費の助成，公共施設の割引，障害者就労継続支援などが受けられる。その点について情報提供することも重要となる。VAD患者の就労を経験した職域は少なく，支援体制も整備されていないが，身体障害者雇用や就労支援事業を活用するなどの情報提供を行うことも重要となる。「障害者の日常生活及び社会生活を総合的に支援するための法律（障害者総合支援法）」における就労系障害福祉サービスには，就労移行支援，就労継続支援A型，就労継続支援B型，就労定着支援の4種類がある（**表1**[2]，**2**[2,3]）。

表1 障害者総合支援法における就労系障害福祉サービス

就労移行支援	就労を希望する障害者であって，一般企業に雇用されることが可能と見込まれる者に対して，一定期間就労に必要な知識および能力の向上のために必要な訓練を行う
就労継続支援A型	一般企業に雇用されることが困難であって，雇用契約に基づく就労が可能である者に対して，雇用契約の締結等による就労の機会の提供および生産活動の機会の提供を行う
就労継続支援B型	一般企業に雇用されることが困難であって，雇用契約に基づく就労が困難である者に対して，就労の機会の提供および生産活動の機会の提供を行う
就労定着支援	就労移行支援等を利用して，一般企業に新たに雇用された障害者に対し，雇用に伴う生じる日常生活または社会生活を営む上での各般の問題に関する相談，指導および助言等の必要な支援を行う

(文献2をもとに作成)

表2　就労継続支援A型とB型の対比

	就労継続支援A型	就労継続支援B型
雇用契約	あり	なし
年齢制限	18歳以上65歳未満	なし
月平均賃金（2021年度）	給与は最低賃金もしくはそれ以上（81,645円）	工賃として支払われる（16,507円）
仕事内容	飲食店のホールスタッフ，データ入力などのオフィスワーク，インターネットオークション作業代行，車部品加工作業，パッキング作業など	飲食店の調理，WEBサイト，農作業，部品加工，パンやクッキーなどの製菓づくり，衣類クリーニング，刺繍など手芸（A型と比較すると労働時間の縛りが少ない）

（文献2，3をもとに作成）

2. 復職に向けて

　もともと仕事に就いている患者の場合，VAD装着後に退院の目途がつき次第，就労先への説明を行っていく。就労を受け入れる側は，疾病やVADについて理解していることが必要となる。VAD患者を受け入れる職域にとって，本人が就労可能な状態なのか，医療知識のない社員にVADという高度な医療機器を装着した患者のサポートが可能であるのか，どの程度職場の環境調整が必要であるのかなど，情報がないために不安な要素が多く，受け入れに慎重にならざるをえない。したがって，職場とVAD医療チームと地域医療サービス，患者家族との情報共有が重要となる。産業医が在籍している職域では，医師間でも情報共有することが必要である。就労先職員と医療スタッフが相互に連絡を取り合い，職場環境の確認や整備のための情報交換を行うことは，就労先職員の不安の軽減にもつながる。また，職場でのトラブルに際しての緊急時連絡先などを明確にし，医療スタッフがいつでも対応できるように体制を整えておくことも重要となる。就労前の説明対象が多い場合（たとえば，学校や大企業など）には，WEBなどを利用し，日程調整を行うなど双方が負担なく患者家族と対面できるように配慮することも必要となる。

3. 職域におけるサポーターの講習

　VAD患者が就労する職場の職員が，VADに関する講習を受講することは必須である。あくまで，VADの機器操作はせず緊急時連絡のみを依頼し，就労先にも心理的負担がかからないよう配慮することが重要である。

　講習内容としては，患者および患者家族が受講する機器の概要や緊急時対応などに準じたものとなる。就労先に対しては，VADの日常生活上の注意点（VADアラーム音，就労中の注意点，緊急時対応や連絡体制など）について説明を行う。

　就労の準備には1～2カ月程度の期間を要するため，患者の復職に向けてできるだけ早めに支援体制を構築する必要がある。さらに，職域におけるサポーターは，異動や不在な

ども考慮すると常に複数名いることが望ましいため，講習は定期的に継続して開催する必要がある。

サポーターとは

復学，復職，在宅治療に際して，教師，職場同僚，介護ヘルパーなどを植込型LVAD患者のサポーターに認定できる。このサポーターは，ケアギバーではないが，一定の講習を受けたのち，（主にポンプ停止時の）緊急時対応をお願いすることができる。この講習を受けることは一種の自己研鑽であり，あくまでその人の自発的意思による。特にヘルパーにおいては業務内容に含まれない。したがって，サポーターが緊急時に対応できないことも許容される。また，最初期の緊急時対応は同時に必ず医療機関や救急に連絡し，連絡後はその指示に従う。

サポーター認定に伴う講習内容の詳細や試験の要否は事例ごとに実施施設に判断を委ねるが，1）機器の概要，2）使用上の注意，3）緊急時の対応方法（連絡先を含む），4）コントローラ交換の方法を含むことを必須とする。ここには患者の自己管理能力やDT／BTTであるかなどの判断も含まれる。事前に患者家族とサポーター間で緊急対応の結果に対する受け取り方について十分な話し合いを持つことも必須である。

(文献4より引用)

---

4. 通勤方法

VAD患者は，突然の血液ポンプの停止や脳血管障害の発生により意識を失って大事故につながる可能性があるため，自動車，バイク，自転車など，車両の運転は禁止である。バイクの後部座席への乗車に関しても，接触による機器の損傷や，転倒の危険性があり禁止である。乗用車に同乗する際やバスや電車を利用する際は，コントローラとドライブラインの取り扱いに十分な注意が必要である。特にシートベルトを着用する際に，ドライブラインを巻き込んだり，ひっかけたり，ドライブライン皮膚貫通部を圧迫しないよう注意する。また，バスや電車などの公共交通機関を利用する際には，できるだけ混雑時は避け，乗車中は可能な限り座席に座ってVAD本体を膝の上に置く，または体の前に保持するなどの配慮をする必要がある。

DTにおいては，退院後6カ月を目途に介護者を必須としていないため，BTTと比較すると自由度は上がるが，体調不良時の連絡体制などは確認しておく必要がある。また，通勤時も介護者は必須ではないため，本人の理解度やADLに応じて多様な選択が可能となる。

5. 職務内容

肉体労働は避ける必要があるため，基本的にはデスクワークとなる場合が多い。できるだけ周囲にサポーターの講習を受けた社員が複数いる部署であることが望ましい。重要なことは，患者が「1人にならない，アラームが聞こえる範囲に人がいる」という環境づくりである。

6. 緊急時対応

職場においてアクシデントが発生したときの連絡体制を整えることは重要である。救急搬送に備えるため，本人から同意を得た上で，消防署に情報提供を行っておく。搬送時の注意点（VAD本体は患者の体から肌身離さず搬送すること，ポンプ音の聴取，心臓マッサージは医師の指示に基づき実施する）などについて重点的に説明を行う。搬送先の病院の連絡先（電話番号および担当者），緊急時の手順を確認し，管轄消防署との連携ができるように準備しておく。また，連絡先については一本化し，各施設でフローチャートを作成しておくこともポイントとなる。

7. 就労後の注意点

就労後も定期的に職場環境や就労状況の確認を行っていく必要がある。外来受診時には，職場環境や就労状況（出勤・退勤時間，交通手段，超過勤務の有無，労働内容），緊急時の体制を確認する。また，生活スタイルの変化で患者や患者家族に身体的負荷や精神的ストレスがかかっていないかも確認する。

4 就労以外の社会復帰

1. 旅行

病院外で自由に移動できることは，QOLを高める上で重要な意味をもつ。ただし，自由に旅行を楽しむ上では，移動時の安全性を確保することが重要である。

遠方へ移動をする際には，近隣の施設へ緊急時対応を依頼する事態も想定されるため，事前に診療情報提供書を共有するとともに，家族介護者も持参できるよう準備しておく（表3）。また，緊急時の対応手順を，患者家族および依頼先医療機関と確認しておく。

宿泊を要する旅行に際しては，宿泊先に3Pコンセント設置の有無の確認を行う必要がある。旅行計画に合わせて必要な持ち物を準備する（表4）。バッテリーは，旅行前にすべてを充電しておく。機器は緩衝材などで保護して破損の予防を行い，車輪のついたスーツケースに入れておくとよい。

表3　診療情報提供書に記載する情報

- 氏名，年齢，性別
- 疾患名
- VAD装着日および機種
- VAD回転数および消費電力
- 病歴，合併症
- 処方
- 検査データ：胸部X線，心電図，心エコー，血液検査データ（PT-INRなど）

表4　旅行での移動時に必要な持ち物（患者の状況により追加・修正する）

- 予備コントローラ
- 予備バッテリー
- 内服薬（旅行日数の2倍の日数分を目安とする）
- 保険証
- 身体障害者手帳
- 医療機関の受診カード
- 患者日誌
- 診療情報提供書
- 診断書（航空会社所定）

　航空機への搭乗も，状態が安定しており主治医の許可があれば可能である（現時点では国内に限る）。ただし，医療機器を使用するので航空会社所定の診断書提出が必要な場合がある。そのため，一般には搭乗日を含めて14日以内に発行されたものを用意しておく必要がある（**図2**）[5]。事前（便出発の48時間前まで）に航空会社に連絡し，機内での医療機器使用許可ならびに保安検査時の金属探知機回避について依頼する。診断書に関しては，事前に航空会社にFAXやメールで提出しておく必要があるが，患者自身にも診断書を持参してもらうことと搭乗時の注意点について説明を行っておく。ただし，診断書の有効期限や提出方法，提出期限などは航空会社によって異なるので，詳細についてあらかじめ確認をする。

　航空機での移動では，機器を収納したスーツケースは機内持ち込み可能サイズとし，必ず機内に持ち込む。予備のコントローラとバッテリーは座席の下に収納する。内服薬は旅行日数の2倍をめどに余裕をもって持参し，航空機に搭乗する際には，内服薬を預け入れ荷物とはせずに，必ず機内持ち込み手荷物とする。

2. スポーツ

　継続した運動は心肺機能を高める上でも，高齢者のデコンディショニングを予防する上でも重要であり，可能な範囲での活動拡大は推奨される。ただし，ドライブライン皮膚貫通部の悪化や，機器の損傷や出血の危険性もしくは体がぶつかる可能性があるスポーツは，推奨しない（**表5**）。退院後の運動量の目安として，退院前に心肺運動負荷試験（CPX）や6分間歩行などを行い，適正な運動強度を確認しておくことも重要である。

診断書 MEDICAL INFORMATION FORM (MEDIF)　　（医師による記入）

以下のすべての欄にご記入ください。"はい"、"いいえ"の欄については、該当する方に（∨）印をご記入し、航空旅行に際して必要な記述をお願いいたします。
- ＜注1＞ MEDA3については、医師以外の人でも判る病名、症状を併記してください。MEDA4については、旅程が身体に及ぼす影響も考慮願います。
- ＜注2＞ 客室乗務員は、応急処置の訓練を受けておりますが、注射、薬物の投与、医療酸素ボトルの操作等の医療行為を行うことは許されておりません。また、お客さまの身の回りの世話等（トイレのお手伝い、飲食のお手伝い等）を行うことは出来ませんので、あらかじめご了承願います。
- ＜注3＞ 医療器具の設置のための座席確保や、医療器具の用意、設置に伴う経費等は別料金・費用を申し受ける場合もございます。
- ＜注4＞ 搭乗日含め14日以内（ストレッチャーご利用の場合は10日以内）の日付で作成いただくようお願いいたします。なお、医師により定められた有効期間がある場合には所見欄に有効期限を記載願います。

MEDA1	お客さま（患者）のお名前 フリガナ					年齢		性別
MEDA2	医師	お名前 医療機関名／専門科			住所			
		電話番号（医療機関）			（緊急時の連絡先）			
MEDA3 ＜注1＞	診断（病名）・症状							
	症状の始まった日 （手術を行った日）							
MEDA4 ＜注1＞	経過（予後）と航空旅行の適否	適 □	否 □		復路便での適否 （往復旅程の場合）	適 □	否 □	
MEDA5	感染性疾患ですか？	はい □	いいえ □	"はい"の場合、詳細をご記入ください（他者への感染の可能性、予防策など）				
MEDA6	お客さま（患者）容態、および状態は、ほかのお客さまに危害等を与えますか？またはその可能性にありますか？	はい □	いいえ □	"はい"の場合、詳細をご記入ください				
MEDA7	離発着時、およびベルトサイン点灯時に背もたれを立てたままの状態で着席できますか？	はい □	いいえ □	"いいえ"の場合は、ストレッチャー手配が必要ですか？ ※ストレッチャー手配につきましては、別途搭乗便の調整・料金が必要となります。		はい □	いいえ □	
MEDA8	お客さま（患者）おひとりでの搭乗は可能ですか？＜注2＞	はい □	いいえ □					
MEDA9	付き添いの方が必要な場合は、医師・看護師または医師が認めた方ですか？＜注2＞	はい □	いいえ □					
MEDA10	機内で酸素吸入を必要としますか？	はい □	いいえ □	"はい"の場合は、酸素量（ℓ/分）をお知らせください	酸素量（ℓ/分） □		ℓ/分	
	離発着時含め常時使用しますか？	はい □	いいえ □	使用方法をお選びください※	同調 □	連続 □ （吹き流し）		
	酸素ボトルの操作は、お客さま（患者）ご自身又は付き添いの方で可能ですか？	はい □	いいえ □	※呼吸同調器は、呼吸にあわせて酸素を吸う時だけ酸素ボンベから酸素を供給する器機				
MEDA11	空港・機内で、薬物等を用いた医療行為を行う必要がありますか？＜注2＞ また医療機器を使用されますか？＜注3＞ （例 人工呼吸器、吸引器など）	(a) 空港において はい □ いいえ □ (b) 機内において はい □ いいえ □		"はい"の場合、医療機器の詳細をご記入ください ■メーカー名：＿＿＿＿＿＿＿＿＿ ■製品名（型番）：＿＿＿＿＿＿＿				
MEDA12	医療機器に使用するためのバッテリー（予備を含む）は生命維持のために必要ですか？	はい □	いいえ □	■バッテリー：＿＿＿＿＿＿＿＿＿＿ ※バッテリーは航空輸送上の制限品にあたるため、種類や個数・容量によって輸送が制限されております。				
MEDA13	乗り継ぎ時や到着後入院が必要ですか？	(a) 乗り継ぎ時（含、宿泊） はい □ いいえ □		"はい"の場合は、手配の内容をご記入ください				
MEDA14		(b) 到着後 はい □ いいえ □		"はい"の場合は、手配の内容をご記入ください				
MEDA15	その他、特殊な食事、機内サービス等、特に留意すべき点はありますか？	はい □	いいえ □	"はい"の場合は、詳細をご記入ください＜注3＞				
MEDA16	その他、手配されたことがありましたらご記入ください。							

お客さま（患者）の現在の状態について、検査所見と治療状況を含め細述をお願いいたします。

（お客さま（患者）からの要請により、適正があると判断された場合はご記入ください。）
病状・体調などが安定しているため、診断書は　　　　年　　　月　　　日　まで有効と判断いたします。

上記のとおり診断します。　　　　　　　　　　　　　　　　　　　　　　　フリガナ

発行年月日＜注4＞　　　年　　　月　　　日　医療機関名＿＿＿＿＿　　　医師名（ご署名）＿＿＿＿＿

(Ver. OCT21)

図2　航空会社（日本航空）に提出する診断書― Medical Information FORM (MEDIF) ―
※全日本空輸のWＥBページにも同様の診断書が掲載されている。

（文献5より引用）

表5 VAD患者に推奨されるスポーツの種類

推奨されるスポーツ	ウォーキングやジョギング，ゴルフ，ボーリング，ゲートボール，卓球など
推奨されないスポーツ	バスケットボール，ラグビー，テニス，バドミントン，野球，サッカーなどの球技，水泳

5 おわりに

　DTでは，心臓移植に到達することが第一の目標であるBTTと異なり，患者家族のQOLの維持が重視される。DT患者の就労は，本人の社会参加という意味において意義が大きい。DTの普及に伴って，職域においてもVAD患者への対応が求められる機会はますます増加すると予想されている。DTにおいて，生涯にわたり"VAD患者として社会とつながりをもち続ける"ということが，VAD患者の生き甲斐にもつながる。

　今後，VAD実施施設や管理施設は，VAD患者の就労に取り組んでいる企業の情報を積極的に共有し，より多くの企業がVAD患者の就労・社会復帰に取り組むことができるよう，社会に向けて情報を発信し支援していくことが期待される。

● 文献

1) 絹川弘一郎：わが国もでもやっと始まったdestination therapy：現状と課題．Heart View．2024；28(3)：294-301．
2) 厚生労働省：ホームページ：障害者の就労支援対策の状況．
[https://www.mhlw.go.jp/stf/newpage_40524.html]（2025年1月閲覧）
3) 日本福祉事業者協会：就労移行支援，就労定着支援，就労継続支援A型，就労継続支援B型のちがい．
[https://fukushi-jigyousya.com/news/就労移行支援，就労定着支援，就労継続支援a型，/]
4) 補助人工心臓治療関連学会協議会：植込型VAD在宅治療中のサポーターについて（2022.9.27）．
[https://j-vad.jp/dt-lvad]（2025年1月閲覧）
5) 日本航空：診断書の記入に際して．
[https://www.jal.co.jp/jalpri/common/pdf/pdf-medif_jal.pdf]（2025年1月閲覧）

● 参考文献

・橋本光人，他：職域における植込み型補助人工心臓装着者の復職支援経験．日職災医会誌．2021；69(4)：185-9．
・日本人工臓器学会，編：必携! 在宅VAD管理．はる書房，2019．
・許　俊鋭，監：補助人工心臓治療チーム実践ガイド．改訂第2版．絹川弘一郎，他編．メジカルビュー社，2018．

7 社会復帰・就労支援

第**5**章 | 在宅管理

8 緩和ケアとアドバンス・ケア・プランニング（ACP）

| 佐藤琢真，安斉俊久

1 はじめに

近年，心不全緩和ケアの重要性が認識され，心不全が症候性になったStage Cの段階からの多職種による意思決定支援，全人的苦痛の評価と対応が望ましいとされている[1]。Destination therapy（DT）目的の左室補助人工心臓（LVAD）治療に関しては，国際心肺移植学会のガイドラインにおいて，LVAD治療適応検討時の緩和ケアへのコンサルトが推奨Class Ⅱa，LVAD導入前の終末期の事項も含めた議論の促進や事前指示の確立のための緩和ケアへのコンサルトが推奨Class Ⅰで推奨されている[2]。DTはQOLを重視した治療であるため，終末期を含めた将来への病状変化に備えるためのアドバンス・ケア・プランニング（ACP）がより重要である。質の高い緩和ケアを提供するためには，患者やケアギバーの希望や価値観を医療者が共有した上で治療を行う必要があるが，特にDTにおいては，現在の病状や予後，今後の見通しを医療従事者と患者，ケアギバーが十分に共有した上で，今後の治療・ケアの目標を話し合うことが重要である。

2 緩和ケアチームの構成と役割

患者の抱える潜在的な問題点を抽出し，全人的な苦痛に対して包括的に介入するためには，多職種がそれぞれの専門性を活かしながら協働して診療にあたることが必要である。医師（循環器内科，精神科，緩和医療科），看護師，薬剤師，理学療法士，臨床心理士，管理栄養士，VAD・レシピエント移植コーディネーター，医療ソーシャルワーカーなどによるバランスの取れた多職種チームを構成することが望ましいが，医療機関や地域の状況に応じて柔軟に対応することが重要である。各メンバーはそれぞれの専門性を発揮して職種に関わりのある問題点に対してアプローチするだけでなく，各専門職が果たす役割を拡大させて連携し，補完体制を強化していくことがチームパフォーマンスの向上につながる。

3 緩和ケアチームによる包括的評価

　循環器診療の現場で実践されるべき主要な緩和ケアの内容は，①緩和ケアニーズの評価，②ACP，意思決定支援，③全人的苦痛の評価，④苦痛への基本的マネジメント，⑤必要に応じた専門的緩和ケアチームへの相談，などが想定されており[3]，それぞれがチームの役割を理解しながら目標を設定して取り組むことが求められる（図1）[3]。

　緩和ケアを提供するためには，まず患者やケアギバーの苦痛や苦悩に気づくことが必要であり，包括的評価ツールの運用はその一助となりうる。患者報告アウトカム尺度（patient reported outcome measures：PROMs）のひとつとして，Integrated Palliative care Outcome Scale（IPOS）を用いた包括的評価がある。IPOSは身体症状だけでなく社会的側面，精神的側面の評価を含むことが特徴であり，心不全を含めた非癌患者の評価に広く使用されている。本ツールは主観的評価のみならず，医療者による代理評価にも対応が可能である。主観的評価を原則としているが，身体機能や認知機能の低下，意識レベルの低下などにより，自らの症状を訴えることが難しい場合は，代理評価によって症状や患者を取り巻く状況の評価を行うことが可能である。患者のニーズをとらえ，多職種協働が患者に還元されやすい環境を整備することが重要である。IPOSと同様に患者

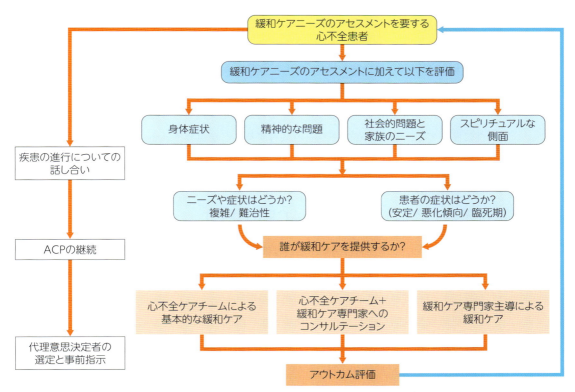

図1 心不全患者における緩和ケアの提供体制

（文献3より作成）

のニーズ評価に優れているツールとして，The Needs Assessment Tool：Progressive Disease-Heart Failure（NAT：PD-HF）がある[4~6]。本ツールは患者の全人的苦痛だけではなく，ケアギバーの苦痛評価にも重点が置かれていることが特徴的である（**図2**）[6]。LVAD治療においてはケアギバーのサポートが重要であるが，診療の中で時にケアギバーの苦痛は見逃されがちである。本ツールによりケアギバーの精神的・経済的苦痛を定期的に評価し，必要に応じて介入することで，結果的にケアギバー，そして患者自身のQOL向上に還元されることが期待される。

4 DTにおける意思決定支援

1. 今後の見通しの共有

図3に示されるように，DT目的にLVADを装着した場合は大きくわけて，次の4つの転帰が想定される[7]。

①合併症などにより術後急性期あるいは90日以内に院内死亡する。

②LVAD装着後も右心不全や腎機能低下により全身状態やQOLが改善せず，臓器不全による入退院を繰り返す。

③LVAD装着後に生命予後やQOLが改善するが，LVAD関連合併症や癌などの疾患により再び全身状態が徐々に悪化する。

④LVAD装着後に生命予後やQOLが改善するが，突然のイベント発症（脳出血，不整脈，装置不具合など）により発症後14日以内に死亡する。

ACPのプロセスにおいてDTに関する意思決定支援を行う際は，①～④いずれの可能性に関しても，患者やケアギバーと共有することが重要である。DT治療を受けること，またDT治療を受けずに内科的治療を継続することに関して，十分に理解し，納得した上で治療を選択できるように配慮することが望ましい。

2. 事前指示書の作成（広義・狭義ACPの共有）

DTにおいては，LVAD術前あるいは術後6カ月までを目途に，事前指示書を完成させることが推奨されている。事前指示とは，患者が将来の場面において意思決定能力を失った際に，自らに行われる医療行為に対する意向を前もって示すことである。ACPには患者の価値観や大切なこと，将来の医療・ケアに関する希望について話し合う広義のACPと，患者が自分自身の意思決定能力を失った際に，自らに行われる医療行為に対する意向や代理意思決定者について話し合う狭義のACPがあるが（**図4**），狭義のACPの話し合いの結果がまとめられたものが事前指示書となる（**図5**）[8]。

以前，米国で行われた研究では，事前指示の取得のみでは最期の場面において患者の意

セクション 1：まず初めに

	はい	いいえ	＊欄にチェックがついた場合は緩和ケア専門チームへの紹介を検討して下さい（以下同様）
1. 患者にはケアギバーがいますか？		＊	
2. 患者やケアギバーは緩和ケア専門チームへの紹介を希望していますか？	＊		
3. あなた（記載者）は，本患者のケアに緩和ケア専門チームからの支援が必要ですか？	＊		

セクション 2：患者のウェルビーイング／全人的苦痛の評価（適宜，別ページの補足事項を参照して下さい）

	程度			対応		
	なし	少し	とても	自身	診療チーム	紹介
1. 現在，身体症状（息切れ，浮腫，不眠，咳嗽等）を抱えていますか？						＊
2. 日常生活動作に問題はありますか？						＊
3. 日常生活に支障をきたすような精神症状がありますか？						＊
4. 薬や治療の自己管理について心配されていますか？						＊
5. スピリチュアルな問題について不安を感じていますか？						＊
6. 経済的問題について不安を感じていますか？						＊
7. 医療の提供に差し障る患者と家族の健康観，文化的・社会的要因はありますか？						
8. 以下に関する情報を求めていますか？（該当する選択肢をチェックして下さい） □疾患のこと　□予後　□治療選択肢　□事前指示／蘇生行為の希望　□経済的問題　□医療／福祉サービス □社会的／心理的問題						

コメント：

セクション 3. ケアギバーの介護力の評価（適宜，別ページの補足事項を参照して下さい）

誰から得た情報ですか？（一つ選んでください） □患者　□ケアギバー　□双方　　**本人との関係：**　年齢：	程度			対応		
	なし	少し	とても	自身	診療チーム	紹介
1. 患者の身体症状について悩んでいますか？						＊
2. 患者の身体介護を行うことに困難はありますか？						＊
3. 患者の精神症状について悩んでいますか？						＊
4. 患者の薬や治療の管理に困難はありますか？						＊
5. 経済的問題について困っていますか？						＊
6. 現在，家族機能や人間関係に支障をきたすような問題はありますか？ もしくはそのような事が以前にありましたか？						＊
7. 以下に関する情報を求めていますか？（該当する選択肢をチェックして下さい） □疾患のこと　□予後　□治療選択肢　□事前指示／蘇生行為の希望　□患者死亡時の対応　□経済的問題 □医療／福祉サービス　□社会的／心理的問題						

コメント：

セクション 4. ケアギバーのウェルビーイング／全人的苦痛の評価（適宜，別ページの補足事項を参照して下さい）

誰から得た情報ですか？（一つ選んでください） □患者　□ケアギバー　□双方	程度			対応		
	なし	少し	とても	自身	診療チーム	紹介
1. 日常生活に支障をきたすような身体症状，精神症状，社会的な問題，スピリチュアルな問題はありますか？						＊
2. 患者が亡くなることを考えると，悲しみのあまり日常生活に支障をきたしますか？						＊

コメント：

より詳細な評価が必要な場合や，ニーズへの対応を行うために緩和ケア専門チームへの紹介が必要な場合には下記に記載して下さい

1. 紹介先：名称＿＿＿＿＿＿＿＿＿＿＿＿＿＿＿＿
2. 紹介先（分野）：□一般開業医　□循環器科医 □ソーシャルワーカー　□精神科医　□緩和ケア専門医　□その他＿＿＿
3. 緊急度：□緊急（24時間以内）　□準緊急（2-7日以内）　□待機的（次回受診まで）
4. 患者やケアギバーとの事前相談：□あり　□なし
5. 患者やケアギバーの承諾：□あり　□なし
6. 紹介元：名前　　　　　　　　　　　　　　　　役職
　　署名

図2　NAT：PD-HF

（文献6より引用）

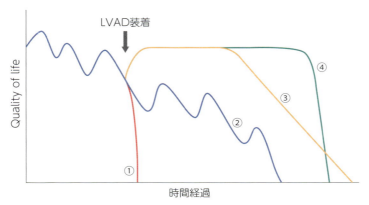

図3　DT患者において予想される臨床転帰

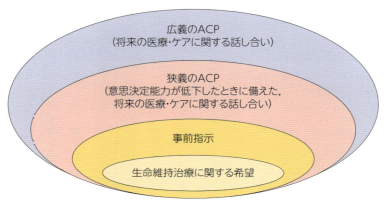

図4　ACPの概念図

向が反映されないことが多く，QOLも向上しないことが明らかにされた[9]。そのため事前指示書を作成する場合は，なぜ患者がその選択に至ったのかの背景とプロセスを共有することが重要である。患者がDTを選択した理由−人生における終着地点を延長させる目的や，患者が大切にしていることを患者とケアギバー，医療者が共有するプロセスを経ることは，ケアギバーによる推定意思の質を高め，最期の場面においても患者の人生を患者らしく生きることができるための一助となるであろう。

植込型補助人工心臓装着後の人生の最終段階に関する事前指示書

実施施設名：＿＿＿＿＿＿＿＿＿＿＿＿病院
ID番号：＿＿＿＿＿＿＿＿＿＿＿＿＿＿

私は以下のように、人生の最終段階の医療の内容を希望します。（必ずご本人による記入） 氏名：＿＿＿＿＿＿＿＿＿＿＿＿＿	記載日：（西暦） 　　　年　　　月　　　日

　　□ 話し合いの上、私の意向は、前回（　　　年　　　月　　　日）と同じです。
　　　以下1〜3は省略します。

1. 人生の最終段階を「自分らしく過ごす」ために希望すること

（↓希望するものにチェックをしてください）

1）最期を過ごしたい場所（自宅・病院・介護施設・その他）はどこですか？

　　□ 自宅　□ 病院　□ 介護施設　□ わからない　□ その他（　　　　　　　）

2）大切にしたいことは何ですか？（複数回答可）

　　□ できる限り自立した生活をすること
　　□ 大切な人との時間を十分に持つこと
　　□ 弱った姿を他人に見せないこと
　　□ 食事や排せつが自力でできること
　　□ 静かな環境で過ごすこと
　　□ 回復の可能性がある限りあらゆる措置を受けること
　　□ その他（　　　　　　　　　　　　　　　　　　　　）

3）あなたは「苦痛／痛み」を出来るだけ抑えることを希望しますか？

　　□ 希望する　　　□ 希望しない

4）あなたの「苦痛／痛み」に対して鎮痛剤などを使用しても、効果がない場合、
　　意識を低下させて「苦痛／痛み」を緩和する薬剤の使用（鎮静）を希望しますか？

　　□ 希望する　　　□ 希望しない

5）4）で「希望する」と答えられた方にお尋ねします。
　　あなたはどの程度の鎮静を希望しますか？

　① （主として家族・付添者との）意思疎通が図れるくらいの鎮静
　　 （※意図せずに意思疎通が図れなくなる場合はあります）

　　□ 希望する　　　□ 希望しない

　② （「苦痛／痛み」の緩和のためであれば）意思疎通が図れなくなるくらい
　　 （意識を低下させる程度）の鎮静

　　□ 希望する　　　□ 希望しない

図5 植込型補助人工心臓装着後の人生の最終段階に関する事前指示書

次頁につづく→

2. 人生の最終段階において「希望する医療処置」と「希望しない医療処置」について

私の病状が軽快する見込みがなくなり、追加処置を行っても単に死期を延長させるだけ（延命治療）と医師が判断した場合、以下のことを希望します/希望しません。

（↓希望するもの/希望しないものにチェックをしてください）

治療の種類	希望する	希望しない	わからない
植込型補助人工心臓による補助の継続	☐	☐	☐
点滴による強心薬の使用	☐	☐	☐
輸血	☐	☐	☐
人工呼吸（人工呼吸器の使用、気管内挿管を含む）	☐	☐	☐
人工心肺装置	☐	☐	☐
心臓マッサージ	☐	☐	☐
人工透析	☐	☐	☐
胃ろうによる水分栄養補給	☐	☐	☐
鼻チューブによる水分栄養補給	☐	☐	☐
点滴による水分栄養補給	☐	☐	☐
その他の希望　：　☐ なし　／　☐ あり　　（ありのときは具体的に書きましょう）			

3. 代理意思決定者について

私が自分自身で医療処置やケアに関する判断・決定ができなくなった時、以下の人を代理意思決定者とします。代理意思決定者はこのことについて了解しています。

氏　名：　　　　　　　　　　　　　　　（続柄：　　　　　　　　　）

住　所：　　　　　　　　　　　　　　　（連絡先：　　　　　　　　）

※当書類は、代理意思決定者の方を含めて話し合ったことを踏まえて記載してください。
※事前指示書の内容変更はいつでも何回でも可能です。医療チームに申し出てください。
※その時点での医療制度を始めとする社会的事情、法律的側面、代理意思決定者の希望などにより、必ずしもご本人の希望には沿えない場合があり得ますが、可能な限りご本人の希望を尊重しながら代理意思決定者と相談して判断してゆきます。

≪実施施設　記載欄≫

☐　　同意文書の複写を渡した。（複写を渡した後、原本にチェック）
☐　　受領日：（西暦）　　　　　年　　　　月　　　　日
☐　　受領者：医師／看護師／その他　　医療従事者氏名：

（文献8より引用）

● 文献

1) 日本循環器学会，他：2021年改訂版 循環器疾患における緩和ケアについての提言．
   [https：//www.j-circ.or.jp/cms/wp-content/uploads/2021/03/JCS2021_Anzai.pdf]（2025年1月閲覧）

2) Feldman D, et al：The 2013 International Society for Heart and Lung Transplantation Guidelines for mechanical circulatory support：executive summary. J Heart Lung Transplant. 2013；32(2)：157-87.

3) Sobanski PZ, et al：Palliative care for people living with heart failure：European Association for Palliative Care Task Force expert position statement. Cardiovasc Res. 2020；116(1)：12-27.

4) Remawi BN, et al：Palliative care needs-assessment and measurement tools used in patients with heart failure：a systematic mixed-studies review with narrative synthesis. Heart Fail Rev. 2021；26(1)：137-55.

5) Waller A, et al：Facilitating needs-based support and palliative care for people with chronic heart failure：preliminary evidence for the acceptability, inter-rater reliability, and validity of a needs assessment tool. J Pain Symptom Manage. 2013；45(5)：912-25.

6) Tatsuta D, et al：Validity and reliability of the palliative care needs assessment tool in Japanese patients with heart failure. ESC Heart Fail. 2024；11(5)：2967-76.

7) Dunlay SM, et al：Dying with a left ventricular assist device as destination therapy. Circ Heart Fail. 2016；9(10)：e003096.

8) 補助人工心臓治療関連学会協議会：事前指示書．
   [https：//j-vad.jp/dt-lvad/]（2025年1月閲覧）

9) Connors AFJr, et al：A controlled trial to improve care for seriously ill hospitalized patients. The study to understand prognoses and preferences for outcomes and risks of treatments (SUPPORT). The SUPPORT Principal Investigators. JAMA. 1995；274(20)：1591-8.

第5章｜在宅管理

9 患者と介護者の心理的サポート

| 豊沢真代

1 はじめに

　Destination therapy（DT）における左室補助人工心臓（LVAD）患者は，補助人工心臓（VAD）機器を装着して生涯生活を送るため，今後LVAD患者数は増加することが各研究会などでも提唱されている。DT患者は通常の体調管理に加えて，機器管理やドライブライン貫通部などの管理が長期にわたるため，介護者（VAD機器を扱えるように知識と技術を学んだ家族および付き添い者）のサポートは重要である。また，患者の認知機能低下やADL低下，合併症の出現などにより介護者の負担がさらに増えることが予測される。医療者はこれらの負担を考慮し，適切なタイミングで患者や介護者の思いを確認しながら意思決定支援を行い，心理面のサポートを行う必要がある。

2 患者，介護者の抱える心理的課題

　LVAD患者は，機器管理や体調管理を行うことで自宅での生活が可能となるが，機器装着中には様々な苦悩を感じている。機器管理の失敗が命にかかわる可能性があるほか，緊張や合併症への不安，機器装着によるボディイメージの変容，単独行動が行えないことによる行動制限，介護者の負担への気遣い，社会復帰の困難感などがある[1]。介護者は患者と同様の苦悩を感じるとともに，患者に対して介護者は24時間のサポートを行う必要があり，さらに負担が大きい。

　DT症例の選択基準として，「初回退院後6カ月程度の同居によるサポートが可能なケアギバーがいること（6カ月以降もケアギバーまたは公的サービスによる介護の継続が可能であることが望ましい）」[1, 2]が示されている。介護者のサポート内容は，機械管理，体調管理，ドライブライン貫通部の管理，緊急時の連絡や，緊急時のコントローラー交換など多岐にわたる。特に体調不良時やアラームが鳴った場合の対応は予期できないため，介

護者にとっては精神的な負担となりやすい。主介護者は日常生活や社会生活全般において患者を優先しなくてはならず，「想像を超える自己犠牲」を払い，患者の安全・安楽を確保している[3]。また主介護者の中には自身の疾患治療でさえ先延ばしする者がおり，患者の気持ちを優先し「介護者の感情を押し殺す」ことで，心身への負担・疲労が蓄積し，抑うつや頭痛，睡眠障害といった身体症状が出現する者がいる[3]と報告されている。そのため，このような症状が出現する前から介護者自身も休息する時間をつくり，疲労やストレスを緩和できるようにサポートする必要がある。また，介護者数が少ないと個人への負担が増える。さらに高齢DT患者の場合は，介護者も高齢である可能性がある。したがって，介護者の年齢や長期的生活をふまえ，介護者を増やすなどの充実したサポート体制を構築することが課題である。

3 植え込みに向けたサポート

図1に，DT-LVAD患者と介護者の気持ちの変化とサポートについて示す。LVAD治療を必要とする重症心不全患者はLVAD装着前から全身状態が悪く，日常生活に支障をきたしている場合が多い[4]。その場合，救命のためにLVAD治療を選択せざるをえない

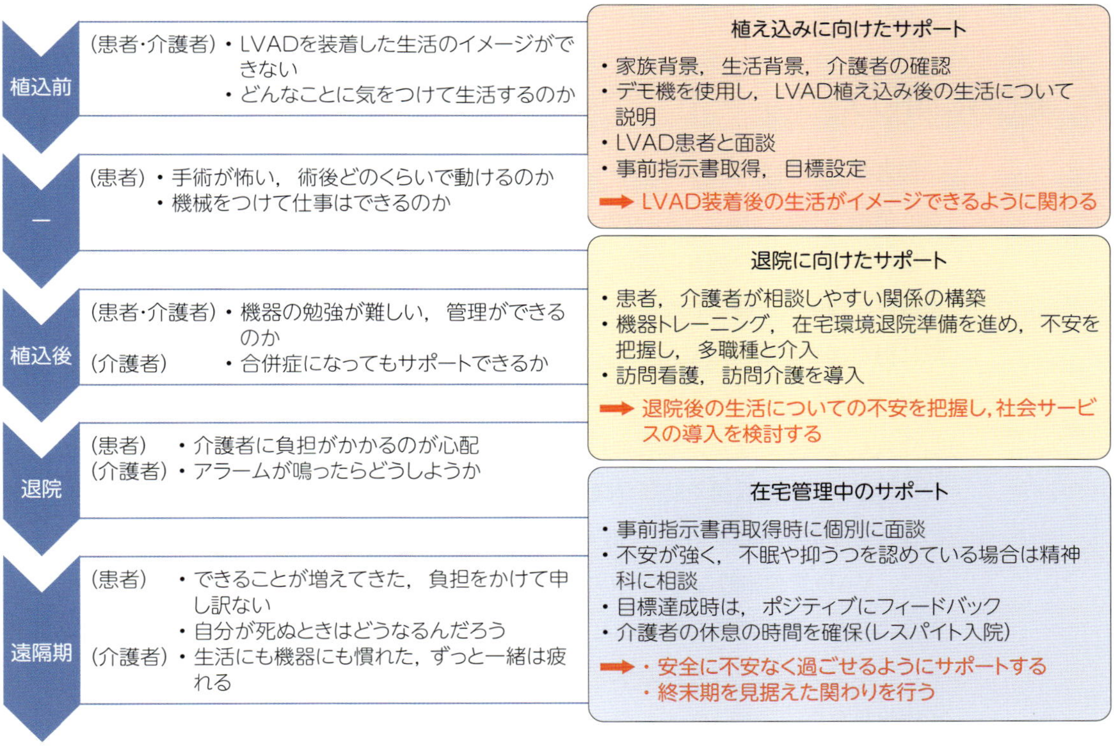

図1 DT-LVAD患者，介護者の気持ちの変化とサポート

9 患者と介護者の心理的サポート　209

こともある。患者はLVAD装着後の生活についてイメージできないことや，機器管理の勉強や試験を乗り越えることができるか，侵襲を伴う手術についての不安や恐怖，焦りを感じる。LVAD装着の目標はQOL向上であり，患者や介護者が望む生活を自宅で送ることである。そのためには術前のLVADを選択するときから，患者や介護者が望む生活について，介護者のサポート状況，介護者の相談相手の有無など，十分な情報収集を行うことが必要である。また，患者や介護者の理解度に応じて，LVAD術後のリハビリや機器のトレーニング，試験，自宅環境の確認，コンセント設置工事，日常生活，合併症を含めた説明を行っている。さらに，事前にLVADのデモ機を見て触ってもらい，アラームの音を聞いてもらうようにしている。患者や介護者の希望があればLVAD装着後の患者と面談する機会をつくり，実際の生活のイメージができるようにサポートしている。術前からLVAD装着後の生活，生きがいや趣味，社会復帰などを想定して目標を立ててもらうこと，継続的にアドバンス・ケア・プランニング（ACP）を十分に行うことがメンタルケアにつながると考える。終末期に関しては，LVAD装着し最期をどのように迎えることになるか，脳合併症などを認めると長期入院が必要になり，その後は自宅で介護が必要になる可能性があることも，あらかじめ医師から説明している。事前指示書の取得は可能な限り初回は植込後6カ月までに，その後は最低でも1年に1回の更新を行うこととする[2, 5]とされている。事前指示書について説明し，終末期の治療選択，代理意思決定などについて，患者，介護者と共に考えてもらう必要がある。

4 退院に向けたサポート

患者や介護者とともに機器トレーニングや自宅の環境確認など退院準備を進めていくと，機器管理の困難さや緊急時の対応についてなどの不安が浮き彫りになってくる。DTの場合は，患者や介護者も高齢な場合が多く，説明する際はできるだけわかりやすい言葉を選び，理解度を確認しながらトレーニングや自宅の準備を進めている。トレーニングの際に得た様々な情報はVADカンファレンスや冠状動脈疾患集中治療室（coronary care unit：CCU），病棟看護師とのカンファレンスで情報共有し，その都度必要なケアを検討し介入している。また，患者の日常生活動作（ADL）やリハビリ状況，家族のサポート状況に応じて，訪問看護や訪問介護，訪問リハビリ，デイサービス利用などの社会サービスの導入をサポートしている。DTの場合は，患者と介護者の機器トレーニングが終了した後に，VAD管理施設などにリハビリ転院することが多い。転院や退院前にはVAD管理施設のスタッフや訪問看護師などと事前にWEBミーティングを行い，機器の管理状況やトレーニング状況，介護者のサポート，患者と介護者の不安などのメンタル状況についても情報共有を行っている。

また，再度終末期も念頭に置いたインフォームド・コンセント（IC）を医師が実施して

いる。事前指示書に関しては，術前に考えた内容と変更がある場合は，再度，患者や介護者と共に話し合い記載している。取得した事前指示書の内容は，病棟看護師とのカンファレンスやVADカンファレンスで情報共有している。

5 在宅管理中のサポート

在宅管理中のサポートとして，「患者とケアギバーに対するメンタルケアを医療チームメンバーにより必要に応じて（最低年1回以上）施行する」[2, 5]とされている。当院では外来受診時に，コーディネーターや臨床工学技士による問診を行い，患者や介護者と十分にコミュニケーションを図るようにしている。その中で，表情や言葉，介護者との関係などに注意し，患者の不安や介護者の負担についても把握し，少しでも解決方法を見出せるように関わっている。事前指示書の再取得時には，できるだけ個室で患者や介護者と話す機会をつくっている。また必要に応じて，患者と介護者を個別に面談し，双方から不安なことや困っていること，負担に感じていることなどの話を聞く時間を設けている。外来の問診や面談の際に不安を強く認めている場合や，不眠や抑うつ，食欲低下などの症状を認めている場合，自分たちで対応困難な場合は，精神科受診を勧めることを外来主治医に提案している。また，VADカンファレンスで，精神科医師に関わり方や対応について，適宜相談している。

VAD管理施設，訪問看護や訪問介護，訪問リハビリとの連携は重要である。訪問看護師は日々患者と密に関わるため，患者や介護者の精神面の変化や悩み，困っていること，負担に感じていることなどについての対応を依頼している。当院の外来時に気づいたことや対応した内容についても，適宜電話やメールなどで訪問看護師などと情報共有している。

LVAD患者が退院後に自宅での生活や機器管理に慣れてくると，QOLは向上する。そのため，LVAD植え込み直後に比べ，患者や介護者のLVADに対する抵抗は軽減し，介護者サポートの必要度は徐々に減少する。しかし，DT患者においては，加齢に伴って骨折や認知症，合併症などの発症により，介護者のサポートの必要度は増す可能性が高い。

福岡県は，2022年度から在宅難病患者レスパイト入院事業を開始している。福岡県に在住の特定疾患医療受給者証を持った在宅療養中のLVAD患者が対象であり，当院ではこれまで2名の患者が利用した。レスパイト入院を行うことで，介護者の休息時間を確保できるだけでなく，患者自身も介護者に気遣いすることなく，ゆっくりと過ごすことができると好評であった。DT患者のLVAD管理は長期にわたるため，このような制度を利用しながら，介護者の休息時間を確保できるようにサポートしている。

患者によっては，社会復帰をめざしてリハビリを継続している方もいる。一方で，「出かけたいが車の運転ができず，田舎は交通機関が少なくて不便」「旅行に行きたいが，機器をすべて持参するのはおっくう」と体調管理ができていても，日常生活の制限を窮屈に感

9 患者と介護者の心理的サポート **211**

じている患者もいる。このように，患者の多くはLVAD装着による制限に目を向けがちだが，LVAD装着したためにできることを医療者と一緒に考えていくこともACPであり，メンタルケアであると考える。そのため，患者の目標達成に向けて，多職種で必要なケアについて検討しサポートを行う。目標達成したときは，これまでの取り組みをポジティブにフィードバックし，患者の自己効力感が高まるように関わることが重要である。

6 症例提示

　患者は60歳代男性で，妻と長女との3人暮らしで，同じ敷地内に長男家族が居住している。患者の職業は寺の住職。また，剣道の講師で，もともと親戚や友人と共に一緒に過ごすことが好きであった。妻は海外出身で日本には長期在住し，日本語での会話は可能であった。患者は劇症型心筋症に伴う慢性心不全に対して，Impella® 5.5とVA-ECMOを装着し，LVAD装着を含めた精査・加療を目的に当院へ転院となった。転院後29日目に医師から患者と妻に対してDT-LVAD装着後のリハビリ，トレーニング，LVAD装着による合併症などのICがあった。患者は「剣道がしたい。お寺の仕事がしたい。もとの生活ができないなら，手術はしなくても」と筆談で話し，手術に消極的であった。妻は「旅行とか親戚の家にお泊りするのが好きだった。できることに目を向けて，ポジティブに考えて欲しい」と手術を希望した。その後，妻の説得もあり，患者はLVAD装着術に同意した。妻は日本語の医療用語の文章を読むのは難しく，機器管理や今後の生活などへの不安が強かった。そのため臨床工学技士を通して，メーカーに英語の機器資料の手配を依頼した。また患者のニーズに合わせてサポートできる介護者を増やすことと，在宅で安全に過ごせるように社会サービスの調整を行った。そして臨床工学技士や病棟看護師と協働し，患者や家族，介護者にとってわかりやすい言葉を使い，機器トレーニングやドライブライン貫通部の管理，自宅環境調整，退院準備を進めた。妻の希望で，今後患者と2人で過ごす可能性のある親戚総勢13名に対して機器トレーニングを実施し，試験まで合格した介護者は8名であった。また，LVAD装着患者と家族と面談する機会をつくり，妻はサポートする上で大変なことや，具体的な日常生活などを細かく質問していた。

　その後，VAD管理施設へリハビリ転院することとなり，リハビリやトレーニング状況，家族サポートの状況，事前指示書の内容を情報共有した。3カ月間ベッド上安静であったため筋力は著しく低下していたが，転院前には歩行器を使用して1日1,000歩程度歩行できるようになった。

　自宅退院後，初回外来で患者は「手術しないと帰れないと思って決断した。今は家族とゆっくり過ごしている。LVADを入れてよかった」と話していた。通所リハビリに通いADLが拡大し，寺での説法や剣道の見学，妻との旅行ができ，充実した生活を送っていた。退院後4カ月目の外来で再度事前指示書を取得し，患者と妻に面談した。患者は「最

期はどのように亡くなるのか？　苦痛や痛みはできる限りとって欲しい。自死したいときはドライブラインを抜いたら楽に死ねるのか？　今そうしたいと思っているわけではない」と話した。妻は「自宅で事前指示書を考えることで，気持ちが落ち込むことがあるみたい」と話した。患者は住職で，人の死と関わる職業でもある。DT患者であり，最期をどのように過ごしたいかを考えてもらうことは重要であるが，患者によっては気持ちが落ち込むこともある。そのような場合には，事前指示書について考えるタイミングを変更する，患者や介護者だけでなく，医療者も一緒に考えるなどの対応が必要であると感じた。

　この症例では，術前から患者と家族が望む生活と不安の内容を把握し，ニーズや時期に合わせたサポートを行ったことで，患者や家族の不安軽減やQOL向上につながったと考える。今後も患者や家族が「LVADを入れてよかった」と思えるように，地域の医療機関と連携してサポートしていきたい。

7 おわりに

　医療者は患者や介護者と十分にコミュニケーションを図り，不安や悩みを表出しやすい関係を構築することが必要である。患者や介護者の気持ちは変化するため，時期に応じたサポートを行うことが重要である。また，DT患者が自分らしいと思う生活や目標に向かってLVAD管理ができるように多職種で関わり，地域連携を強化し，社会全体でサポートしていくことが大切である。さらに，今後は増加するDT患者に対して，終末期に向けた緩和ケアチームとの連携が課題である。

● 文献

1)　日本循環器学会，他：2021年改訂版 重症心不全に対する植込型補助人工心臓治療ガイドライン．
[https://www.j-circ.or.jp/cms/wp-content/uploads/2021/03/JCS2021_Ono_Yamaguchi.pdf]
（2025年1月閲覧）
2)　補助人工心臓治療関連学会協議会：植込型補助人工心臓DT実施基準（2023.8.7改定）．
[https://j-vad.jp/dt-lvad/]（2025年1月閲覧）
3)　山中源治：在宅療養に移行する植込型補助人工心臓患者および主介護者の体験と看護支援の検討．日クリティカルケア看会誌．2016；12（3）：25-37．
4)　林亜希子：LVAD患者の管理，支援．日臨．2019；77（増刊号2）：28-32．
5)　絹川弘一郎：わが国におけるDestination Therapyの夜明け．循環器医．2022；31：22-30．

第6章

今後の展望と課題

わが国におけるDTの将来と課題

| 東　晴彦, 山口　修

1 はじめに

　わが国では2021年4月にHeartMate 3™によるDestination therapy（DT）が保険収載されて3年が経過した。それまでは心臓移植へのブリッジ（BTT）としてのみ認められていた補助人工心臓（VAD）治療がDTとして患者に提供できるようになり，重症心不全の治療選択肢が広がったことは喜ばしいことであるが，一方で新たな課題が出現してきている。課題の中には，既にDTが一般的に普及している欧米とは異なる，わが国特有の問題も多く含まれている。

　わが国の心臓移植レシピエントの適応条件として，「年齢は65歳未満が望ましい」とされている。しかしながら，レシピエント選択の優先順位は，治療などの状況による優先度（Status）や血液型と同様に，登録時の年齢によっても異なる。具体的には，登録時の年齢が60歳未満であった者が60歳以上であった者より優先されるため，慢性的にドナー不足であるわが国においては，登録時に既に60歳以上であった者が心臓移植を受けることは，事実上ほぼ不可能な状況となっている。そのため，BTTとしてVAD植え込みがなされた患者においても，「実質的なDT」としてその生涯をVADとともに生き，最終到達点が「心臓移植」ではなく「死」となる患者も少なくない。また，BTTとしてVAD治療が開始された患者の中にも，残念ながら脳血管障害や腎機能障害の進行によりStatus 3への変更を余儀なくされ，移植への道が閉ざされる，つまり「結果的にDT」になる患者を少なからず経験する。

　登録時の年齢が60歳以上という理由で実質的なDTが行われてきたわが国のVAD治療であるが，2021年のDT保険収載に続き，2023年7月にはDT実施施設が7施設から19施設へ，さらに2024年7月には20施設に拡大され[1]，DTを取り巻く環境や医療システムは変わりつつある。日本より10年以上前からDTが普及している米国では，2021年の段階で新規VAD植え込みの8割以上がDTとなっている[2]。米国とはallocationシステ

ムを含めて医療制度が異なるため，単純に日本に当てはめることはできないが，今後DTは日本でも確実に増加していくことは想像にかたくない。本項では導入されて間もない，わが国におけるDTの課題と将来展望について述べる。

2 年齢と認知機能の問題

　DTの課題を考える上でVAD植え込み年齢の高齢化を切り離して考えることはできない。高齢化により腎臓や肝臓など主要な臓器機能が低下している可能性は高くなるし，何らかの有害事象が生じた際の各臓器の予備力も限られてくる。DTの実施施設がVAD植え込み前に検討すべきチェックリストの中にJ–HMRSとJ–MACS risk scoreがあるが，双方に共通する項目は年齢と腎機能である。年齢自体がリスク因子となり，当然，高齢になるほど腎機能は低下するため，いかに年齢がDTを検討する上で重要であるかがわかる。一方で，年齢以外はBTTの適応条件をすべて満たしているにもかかわらず，年齢が65歳以上であることで移植適応にはならない患者層も多く存在している。それらの患者は，言うなれば，高齢であるからこそDTの適応ということになる。心臓以外が健康で，VADの補助さえあればQOLの高い充実した人生が送れるはずの高齢者にとっては，DTがその後の人生を劇的に変えることができる治療手段となる。

　DTを行うにあたり，認知機能の問題は重要である。VAD植え込みがBTTであろうがDTであろうが，ドライブラインの消毒や管理，アラームへの対応などデバイスを自己管理できないとVAD治療は成立せず，それぞれの目的を達成することはできない。認知機能の評価方法として，DT–LVADのためのチェックリストにはミニメンタルステート検査（MMSE）とトレイルメイキングテスト（TMT）–Bが挙げられている。65歳以上はそれぞれ24点以上，300秒以下であることが基準となる。海外からの報告であるが，DTでVAD植え込み術を施行した80％程度の患者において，2年後の神経認知機能は不変もしくは改善していた[3]。この80％のとらえ方は様々あると思われるが，DTはより長期の治療期間が求められることから2年ではなく5年，10年，それ以上にわたる認知機能の維持に努める必要がある。上記の認知機能評価で基準点に近かった患者群は特に綿密にフォローし，認知機能の低下がないか早期発見に努めるべきである。また，認知機能増悪リスクを低減するためにはデバイスに関連した脳血管障害を予防し，一般市民と同様に適度な運動をすること，趣味をもつこと，社会参加を促すことなどが役立つかもしれない。

　DTが導入されて間もない日本においては，どのような患者にどれくらいのリスクがあるのかいまだ不明である。J–MACS risk score[4]はわが国の多施設レジストリーデータをもとにスコア化した臨床的意義の大きいものであるが，多くはHeartMate Ⅱ™が使用されていた時代のデータに依拠しており，現在DTで使用されているHeartMate 3™はほとんど含まれていない。また，すべてがBTTでの適応のため，年齢の中央値は46歳

となっており，わが国のDTの患者層とは異なる。したがって，今後はわが国のDTを対象としたリスクスコアを策定し，リスクの層別化を行うことで，より適切な患者にDTを提供できる体制づくりが望まれる。

3 DTの普及に向けた医療者の意識

患者のQOLを考えたとき，住み慣れた地元で生活することが基本となる。まだ十分とはいえないが，DT実施施設は20施設に増加し，VAD管理施設やVAD管理医も徐々に拡充されつつある。こうしてDTを受けられる医療インフラは整いつつあるが，現段階ではDTの恩恵を受けている患者が急激に増加しているかといえば，そうでもない。心不全パンデミックという言葉が当たり前に使用されるようになった昨今，入退院を繰り返すINTERMACS profile 4に相当する心不全患者は増加の一途をたどっている。最新のJ-MACS Statistical Reportによると，わが国のDTにおけるVAD植え込み前の患者プロファイルでprofile 4はわずか3名，8％の割合であった。カテコラミン依存の入院患者においてはもちろんのこと，年齢などにより移植適応のないprofile 4の患者群に対しても，VAD治療が薬物治療より予後が良いことは今までの臨床試験でも明らかである[5]。むしろ，profile 4で入退院を繰り返す比較的高齢の患者は，DTのよい適応と考えられる。

にもかかわらず，なぜDTが広まらないのか。まだ日本でDTが導入されて間もないため，適応をより厳しくしていることもあるかもしれないが，おそらく適応のあるはずの患者にDTの治療選択肢を提示できていないためではないだろうか。profile 4の患者を普段の外来で診ているのは循環器内科医がほとんどと推察されるが，忙しい日常診療の中でDTに関して説明する時間を取ることが難しく，「"今は"安定しているのでdo処方してまた次回」という外来が繰り返されているのではないだろうか。ステージC/Dの患者を診察する際には"I NEED HELP"を常に念頭に置き[6]，BTTであろうがDTであろうがtoo lateにならないよう，適切なタイミングで次の治療ステップにつなげることが肝要である。循環器内科医をはじめとする医療スタッフ自身がDTについての理解を深め，常に治療選択肢として想起できるように準備し，適切なタイミングでDTの選択肢を提示すること，信頼関係を基盤とするshared decision makingが重要となる。さらには，重症心不全の治療選択肢の1つとしてDTという選択肢があることを，一般市民に向けて啓発する活動も必要であろう。

4 DTの合併症とその対策

DTによりQOLの高い生活が期待できる一方で，BTTと同様にVAD治療特有の合併症に注意が必要である。ドライブライン感染や不整脈，頭蓋内出血，塞栓症に伴う神経機

能障害による再入院率は高く，発生した際には速やかに対応する必要がある。特に脳血管障害が発症した際には一刻も早く頭部CTで出血性病変の有無を確認し，脳出血，クモ膜下出血，硬膜外血腫などの鑑別を行い，抗血栓療法のリバースを検討する。脳梗塞の場合にはVADポンプ血栓症の可能性を念頭に置き，脳血管内治療の適応があるかどうかを脳神経内科医，脳神経外科医とも連携して治療にあたることが重要である。このように，VAD患者の死因として最も多い脳血管障害への初期対応が，DTにおいても予後を大きく左右することを肝に銘じておかなければならない。

そのほか，VADを長期に管理していく上で問題となる合併症に，大動脈弁閉鎖不全症（AI）がある。詳細は他項［第4章5「大動脈弁閉鎖不全症」（p136）参照］に記載された通りであるが，VAD治療中のAIは経年的に増悪することが知られている。AIが増悪していても，BTTの場合はポンプ回転数を調節するなどして移植までなんとか逃げ切ることができればよいが，移植という治療ゴールがなく，より長期の補助期間をめざすDTにおいては特に看過することのできない合併症である。DTの適応患者はBTTの適応患者と比較して高齢のことが多く，大動脈弁の動脈硬化性変化が既に存在していることも多い。より長期にわたるVAD治療が必要となることから，DTではVAD植え込み時に大動脈弁に対してより積極的な介入を検討する。

一般的にはAIの程度がmore than mild，すなわちmild to moderate以上にはVAD植え込み時に大動脈弁への介入を行うが，mild AIやtrivial AIに介入を行うか否かについては，いまだ定まった見解はない。心周期に合わせて大動脈弁の開放を認めないことはAI増悪のリスクになるため，大動脈弁を簡潔的にでも開放するようにポンプ回転数を調整することも検討する。また，近年ではImpella®による補助循環歴がある患者が増加しているが，そのような患者においては大動脈弁が病理学的に傷害されている可能性もあるため[7]，より注意深い経過観察が必要となる。

5 おわりに

わが国のDTはまだ始まったところであり，今回言及したこと以外にも様々な課題がしばらく先になって浮き彫りになると思われる。認知症のためドライブラインや服薬の自己管理ができなくなるDT患者や悪性腫瘍，フレイルの問題は予想以上に深刻なものになるかもしれない。

たとえば65歳でDT-VAD治療が開始された場合，その時点では身体的にも認知機能的にも問題がなかったとしても，5年先，10年先にどうなっているかは誰にもわからない。ただし，年齢は確実に5歳，10歳と重ねることになるし，家族も同様に歳を重ねる。その過程で胃癌が見つかり手術が必要になるかもしれないし，大腿骨頚部骨折で長期のリハビリ入院を余儀なくされるかもしれない。配偶者などの家族が亡くなり，1人暮らしに

1 わが国におけるDTの将来と課題 219

なるかもしれない。しかしながら、これらのことは当然VAD治療の有無にかかわらず起こりうることである。DTの最終到達点（ゴール）が死である以上、合併症を含めてDT中に何らかのトラブルが発生するのはある意味当然であり、その都度、最善を尽くして対処するしかない。心不全入院を繰り返し、最終的には退院することができずに亡くなったかもしれない患者が、DTを行うことで高いQOLを享受し、人生を前へ進むことができるのであれば、地域・社会での役割を果たし、新たな生きがいを見つけ、孫の顔もみられるかもしれない。そして、「やっぱりあのときVADを入れてよかった」と思いながらVADとともに治療のゴールを迎えられたらよいのではないだろうか。

　今後、DTを選択した患者が人生において重視する価値や目標を実現するためには、患者本人に加え、家族および地域社会が一体となった包括的な支援体制の構築が不可欠である。さらに、医療者もまた、患者および家族と協働しつつ、DTの持つ可能性を最大限に発揮できるよう、多職種連携を通じたより効果的な医療システムの整備が求められる。

● 文 献

1) 補助人工心臓治療関連学会協議会：実施施設（20施設）2024年7月1日現在．
[https://j-vad.jp/dt-lvad/]（2025年1月閲覧）
2) Yuzefpolskaya M, et al：The Society of Thoracic Surgeons Intermacs 2022 Annual Report：Focus on the 2018 Heart Transplant Allocation System. Ann Thorac Surg. 2023；115(2)：311-27.
3) Cho SM, et al：Long-term neurocognitive outcome in patients with continuous flow left ventricular assist device. JACC HeartFail. 2021；9(11)：839-51.
4) Imamura T, et al：Novel scoring system to risk stratify patients receiving durable left ventricular assist device from J-MACS Registry Data. Circ J. 2023；87(8)：1103-11.
5) Shah KB, et al：Left ventricular assist devices versus medical management in ambulatory heart failure patients：An analysis of INTERMACS Profiles 4 and 5 to 7 from the ROADMAP study. J Heart Lung Transplant. 2018；37(6)：706-14.
6) Baumwol J："I Need Help"— A mnemonic to aid timely referral in advanced heart failure. J Heart Lung Transplant. 2017；36(5)：593-4.
7) Higashi H, et al：Pathological evidence of native aortic valve injury after impella support. Circ Heart Fail. 2021；14(2)：e007571.

第**6**章｜今後の展望と課題

2 ICTを用いた遠隔管理

| 朝倉陽香

1 はじめに

　近年，情報技術（information technology：IT）に人と人とのコミュニケーションや情報の共有の要素が加えられた情報通信技術（information and communication technology：ICT）の利用が様々な分野で進められている。医療の分野では電子カルテをはじめとして，新型コロナウイルスの感染拡大を契機としてオンライン診療が活躍の場を広げ，患者は自宅にいながらにして診察，薬剤の処方などを受けられるようにもなってきている。

　退院後の補助人工心臓（VAD）装着患者は，原則月に1回は管理施設へ来院して診察を受けるが，診察日以外の自宅で過ごしている間の状況は，患者や家族からの連絡がなければわからないことがほとんどである。その期間の患者状態の把握に加えて，外来診察の効率化も期待し，筆者の施設（東京大学医学部附属病院）で現在行っている（または過去に行っていた）ICTを用いた遠隔管理に関して紹介し，それぞれの特徴について述べる。

2 Skype™

　Microsoft社が提供しているオンライン通話アプリであるSkype™を使用し，週に1回，毎週決まった時間に10～15分程度患者と話す機会を設けている。体調や機器の駆動状況，アラーム発生の有無，ワルファリンの服薬状況などの状態確認に加えて，VAD管理全般における不安な点や相談したい点などについて聞き取りを行う。お話しした内容の記録は，院内専用のファイル共有サービスを使用し，共有を行っている（**図1**）。VAD機器の構成品の不具合発生報告があった場合には，外来診察までにあらかじめ物品を手配することができるほか，ドライブライン貫通部の状態や心不全の兆候など些細なことでも相談しやすい関係性の構築ができ，状況に応じて受診の勧めなども直接行える点が有用であ

2 ICTを用いた遠隔管理　221

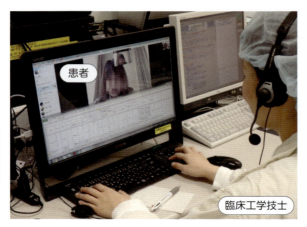
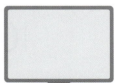
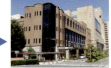

図1 Skype™模式図

る。ただし，患者のインターネットリテラシーやライフスタイル，医療従事者の時間的，人員的な制約によりすべての患者に対して行うことは難しいという特徴がある。

3 メールシステム

　自作のシステムを用いて，毎日患者自身の携帯電話，スマートフォン，PCなどのメールアドレスから自己管理表（図2）の内容に関してメールを送ってもらった。送信された内容を確認後，保存ボタンを押すことにより患者ごとのExcelファイルに送信内容が更新され，院内の関係するスタッフ間で共有することができるシステムであった（図3）。Skype™と同様の利点があるほか，患者が入院中から記載する自己管理表の内容に前もって目を通しておけることにより，外来診察の時間短縮につなげられる可能性があった。

HeartMate3自己管理表

月　　　　　　　　　　　　　　　　　　　　　　　　　　　　　名前

日	測定時間	体重 kg	体温 ℃	脈拍	血圧	SpO2	歩数	ポンプ速度 (speed)	ポンプ流量 (flow)	拍動指数 (PI)	ポンプ出力 (power)	皮膚貫通部	機器のトラブル	セルフテスト	ワーファリン内服量	特記事項
1日	:				/							問題なし・あり	あり・なし	した・していない	mg	
2日	:				/							問題なし・あり	あり・なし	した・していない	mg	
3日	:				/							問題なし・あり	あり・なし	した・していない	mg	
4日	:				/							問題なし・あり	あり・なし	した・していない	mg	
5日	:				/							問題なし・あり	あり・なし	した・していない	mg	
6日	:				/							問題なし・あり	あり・なし	した・していない	mg	
7日	:				/							問題なし・あり	あり・なし	した・していない	mg	
8日	:				/							問題なし・あり	あり・なし	した・していない	mg	
9日	:				/							問題なし・あり	あり・なし	した・していない	mg	
10日	:				/							問題なし・あり	あり・なし	した・していない	mg	
11日	:				/							問題なし・あり	あり・なし	した・していない	mg	
12日	:				/							問題なし・あり	あり・なし	した・していない	mg	
13日	:				/							問題なし・あり	あり・なし	した・していない	mg	
14日	:				/							問題なし・あり	あり・なし	した・していない	mg	
15日	:				/							問題なし・あり	あり・なし	した・していない	mg	
16日	:				/							問題なし・あり	あり・なし	した・していない	mg	
17日	:				/							問題なし・あり	あり・なし	した・していない	mg	
18日	:				/							問題なし・あり	あり・なし	した・していない	mg	
19日	:				/							問題なし・あり	あり・なし	した・していない	mg	
20日	:				/							問題なし・あり	あり・なし	した・していない	mg	
21日	:				/							問題なし・あり	あり・なし	した・していない	mg	
22日	:				/							問題なし・あり	あり・なし	した・していない	mg	
23日	:				/							問題なし・あり	あり・なし	した・していない	mg	
24日	:				/							問題なし・あり	あり・なし	した・していない	mg	
25日	:				/							問題なし・あり	あり・なし	した・していない	mg	
26日	:				/							問題なし・あり	あり・なし	した・していない	mg	
27日	:				/							問題なし・あり	あり・なし	した・していない	mg	
28日	:				/							問題なし・あり	あり・なし	した・していない	mg	
29日	:				/							問題なし・あり	あり・なし	した・していない	mg	
30日	:				/							問題なし・あり	あり・なし	した・していない	mg	
31日	:				/							問題なし・あり	あり・なし	した・していない	mg	

図2　東京大学医学部附属病院で使用している自己管理表

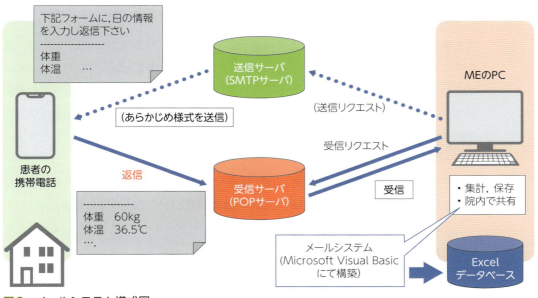

図3　メールシステム模式図

4 MedBridge heart care（患者管理アプリ）

MICIN社が提供する，心不全患者の自己管理状況を，患者を診察している病院のスタッフに情報提供するアプリである（**図4**）。アプリへの登録は施設ごとの招待制で，登録も閲

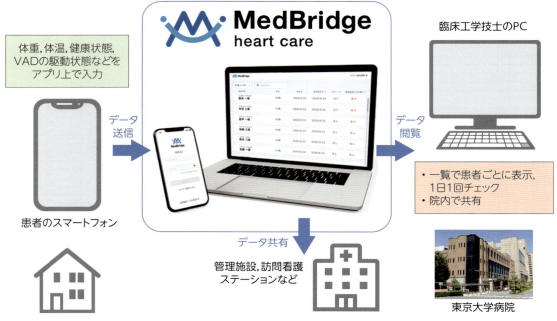

図4 MedBridge heart care模式図

覧も患者に無関係な第三者では行えないようになっている。当施設ではVAD装着後，退院プログラム進行中の患者には，まずは紙ベースの自己管理表を記載してもらう。記載に慣れたところでMedBridge heart careの入力案内を行い，最終的には自己管理表をすべてアプリに移行していく方針である。入力内容は1日1回医療従事者が確認を行い，外来診察日の前日には1カ月分のデータをcsvファイルに出力し，電子カルテにも取り込みを行っている。

メールシステムと比較して優れた点は，患者がドライブライン挿入部などの写真を送付することも医療従事者がそれを参照することも容易であること，システムの管理を外注しているため医療従事者側の負担が軽減されること，訪問看護やリハビリを行っている施設とも患者情報の共有が可能であることが挙げられる。

5 eラーニング

VADの機種ごとに構成品の説明や機器取り扱い手技，トラブルシューティングなどに関する20分程度の動画と確認テストを作成してインターネット上に公開し，対象者にのみ案内したURLにアクセスして実施をしてもらっている（図5，6）。受講履歴と確認テストの結果は，一覧で確認できるようになっている。復職や復学の際にケアギバーの補助的な役割を担うサポーター（原則職場や学校の関係者）を対象としており，時間や受講人数

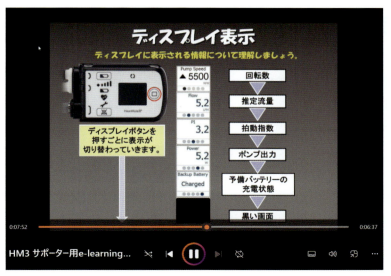

図5 eラーニング教材

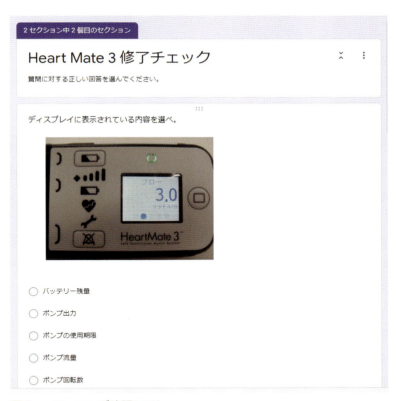

図6 eラーニング確認テスト

に制約がなく，対象者の都合のいいタイミングで何度でも受講可能な点は優れている．一方で，受講者の理解度を正確に計ることは難しく，サポーターという立ち位置同様，あくまで補助的な学習手段であるということは理解して使用するべきである．

6 ICTを用いるうえでの注意点

　ICTを用いたVAD患者の遠隔管理を行う際は，セキュリティ対策を講じた上で個人情報の取り扱いに留意すること，患者やケアギバーに対して十分な説明を行い，納得して使用してもらうことは必須である。また，いずれの取り組みにおいても，施設側の準備として以下が必要である。

①患者から送られた情報を「誰が」「いつ」確認するのかを検討しておくこと。

②確認した情報をどのようにVADチーム内で共有するか検討しておくこと。

③緊急時はメールやアプリ入力ではなく緊急連絡先へ連絡するという区別について患者やケアギバーにきちんと指導しておくこと。

　そのためには，VAD治療に関わる医師，看護師，臨床工学技士，移植コーディネーターなどの多職種での連携が欠かせない。

　さらに，医療の現場でICTが利用され始めた現在においても，医療従事者と患者が直接の対話を通して信頼関係を築くことは不可欠であり，ICTを用いた取り組みは，あくまでもそれを補完するものでしかないということは念頭に置くべきであろう。DT-VAD装着患者には高齢者も多く，そもそもICTを用いた取り組みがフィットするかどうかは懸念事項である。

7 おわりに

　当施設におけるICTを用いた取り組みについて述べた。患者と情報交換をするツールが増えることは，在宅のVAD患者の状態把握がしやすくなり，安全性の向上や外来診療の円滑な進行に寄与すると思われる。また，VADの実施施設と管理施設，訪問看護などがICTを通じて連携を行うことで，地域医療ネットワークの拡大の一助となったり，患者やケアギバーの負担（通院のストレスや介護負担など）を軽減したりできる可能性も秘めている。ただし，ICTを用いることで医療従事者と患者との関係性が希薄になってしまっては本末転倒である。ICTは便利であるからこそ，正しく使うことを意識したい。

　最後に，現在使用されているVADには機器の駆動状況などを遠隔でモニタリングできる機種はなく，患者やケアギバーから報告を受けることしかできないが，将来的には両心室ペーシング機能付き植込型除細動器（cardiac resynchronization therapy defibrillator：CRT-D）など他の植込型デバイスのように，機器の駆動状況やアラーム発生などがモニタリングできるようなアップデートに期待するところである。

第**6**章｜今後の展望と課題

3 オンライン機器教育の取り組み

吉田幸太郎

1 はじめに

植込型補助人工心臓（植込型VAD）を装着した患者およびケアギバーは，退院する前に機器操作やドライブライン管理，内服やリハビリテーションなど，多岐にわたるトレーニングを受講する。これらのトレーニングにより，様々な知識を習得することで安全な在宅生活へと導くことができる。しかし，わが国では2020年にCOVID-19による新型コロナウイルス感染症が大流行したことで，これらのトレーニングを対面で実施することが困難となった。当院では患者と主要なケアギバーのみの受講となり，トレーニング数の制限を余儀なくされた。さらには，Destination therapy（DT）が始まったことで，適応患者拡大によるトレーニング数の増加や在宅生活の長期化など，新たな課題が挙げられている。植込型VADの機器トレーニングに関しても，このような課題が解決できるシステムが求められている。

近年，情報通信や情報技術（IT）の進歩とともに，医療においても様々な領域で応用されている。我々はこのような技術を活かしたオンライン教育を機器トレーニングに応用し，良好な成績を得た。本項では，植込型VAD教育の現状から問題点，そしてオンライン教育の方法を提示する。

2 機器トレーニングの現状

植込型VADは，心臓の機能を代替する重要な生命維持管理装置である。機器を操作する患者とケアギバーはトレーニングを受講し，日常の取り扱いだけでなく，アラーム対応が適切にできるように指導する必要がある。「重症心不全に対する植込型補助人工心臓治療ガイドライン」[1]では，トレーニングによる知識の習得はもちろん，医師や看護師，移植コーディネーターをはじめ，薬剤師や理学療法士，臨床工学技士など多職種によるハー

トチームの連携が重要と述べている。このように安全な在宅生活を形成するには適切なトレーニングを実施する必要があるが，いくつかの課題もある。まずは，標準的なトレーニング方法が存在していないため，講習内容や施行方法などが各施設に委ねられており，施設ごとに若干の差異がある[2, 3]。管理施設が増えている現状を考慮すると，施設ごとのトレーニング方法があると現場を混乱させてしまう可能性がある。また，2021年5月からDTが保険適応となり，①患者・ケアギバー数の増加，②在宅生活のさらなる長期化，③高齢者の認知機能低下による取り扱いなど，新たな課題が挙げられる。現状でもわが国の心臓移植までの平均待機期間は5年を超えているが[4]，さらなる長期化が予想されるため，知識維持が可能な継続したトレーニングが必要である。このような背景から，様々な課題を解決できる適正な教育プログラムを形成する必要がある。

3 旧プログラムにおける機器トレーニングの問題点

　当院における旧プログラムの機器トレーニング方法は，テキストを用いた講習と試験（筆記，実技）を対面で実施していた。これらに要する時間は講習2〜3時間，試験30分程度であったが，不合格となればさらに時間を要する。トレーニング数は年々増加しており，2019年は患者・ケアギバーに対して463（人・件），医療従事者は274（人・件）と膨大なトレーニング時間を要した。長期管理では取り扱いの知識維持が必須であるが，患者・ケアギバーを対象とした退院1年後の再試験（主にアラーム対応）を調査[5]すると，合格率は患者68.4%，ケアギアー44.4%と大幅に減少していた。このように患者・ケアギバーの自発的な学習では限界があり，医療従事者が介入するトレーニングプログラムが必要である。このような背景から，トレーニングに関する課題を解決するために2019年11月からeラーニングによるオンライン教育に着手した。その後，準備段階でCOVID-19による新型コロナウイルス感染症が拡大したため，ケアギバーの教育が実施できない非常事態となった。そのため，早急に4機種の植込型VAD（HeartMate II ™，HeartMate 3™，HVAD™，EVAHEART®）のオンライン教育資料を作成して，2021年5月に完成した。

4 オンライン教育の特徴

　eラーニングを用いたオンライン教育は，動画や資料をオンラインで配信することで，時間や場所を選ばずに学習することが可能である。そのため，病院に訪問することが困難な社会人や遠方のケアギバーでも円滑に教育を進めることができる。一方，eラーニングの問題点として，システム構築に費やす労力が膨大であることや，受講の先延ばしや受講を中断してドロップアウトすることなどが挙げられる（表1）。これらの背景から当院のオンライン教育方法は，オンライン方式と対面方式をブレンドしたblended learning（BL）

表1 eラーニング教育のメリット，デメリット

メリット	・時間や場所を選ばずに学習できる ・講習によるスタッフ労力を大幅に軽減できる ・教育の質が均一である（講師に左右されない） ・学習状況のチェックやフィードバックが簡単にできる
デメリット	・学習環境を整える必要がある ・学習者の主体性が必要である ・実技には向いていない ・情報伝達が一方向である ・パソコンやスマートフォンの操作が必要である

を採用した。教育工学における先行研究においては，オンライン学習のみ，対面指導のみよりも，その2つを組み合わせた指導がより高い効果を発揮するという知見が示されている[6]。BLはデメリットをそれぞれ最小限に抑えつつ，同時に両者のメリットを最大限に活かしうる学習モデルとされている。そのため，講習動画や筆記試験はオンライン上で，実機を用いた実技練習と実技テストは対面で実施する方法とした。

5 オンライン教育の実際

eラーニングシステムは，本学の学生が用いているBlackboard社の授業支援システムであるcollaboration and learning environment（CLE）を採用した。本システムは講義動画の提供から（**図1**），資料の配布，学習状況の確認，成績管理，筆記テストなどがオンライン上でできる。動画は旧トレーニングのテキスト資料を字や写真の大きさを改変さ

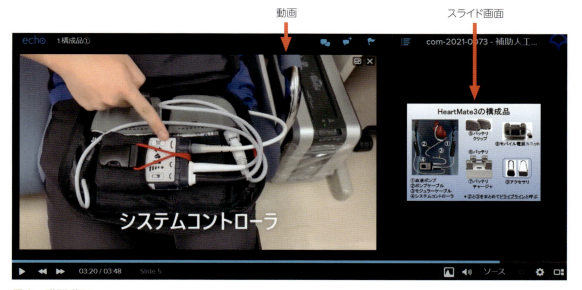

図1 講習動画

せて作成した．CLEの構成は，講習動画を視聴して確認問題を解くことを繰り返しながら知識を身につける（図2）．講習動画8個，確認問題6個，筆記試験1個をオンライン上で受講することとなる．集中力を保ちながら隙間時間で動画が視聴できるように，1個の動画時間を10分未満の長さに調整した．旧プログラムの対面教育からオンライン教育へ移行した際は3つの内容を変更した．

①病院での対面によるテキスト講習から，自宅などで視聴する自己学習型とした．
②筆記試験対策として，講習動画を視聴した後に知識確認とテスト練習ができる確認問題を作成した（図3）．
③旧プログラムでは試験前の講習のみであったが，オンライン教育では退院後も継続的なトレーニングを可能とした．

新・旧プログラムの手順を図4に記す．新プログラムにおける機器トレーニングの手順として，植込型VADの手術日が確定したら，受講者の氏名，E-mailのアドレスを教えてもらい，CLEのアカウントを発行する．アカウントが発行できれば，CLEを受講することができるため，その内容をE-emailで連絡する．患者は手術前から動画を視聴し，体が回復すれば術後早期に実技トレーニングを開始できることも大きな利点である．実技試験

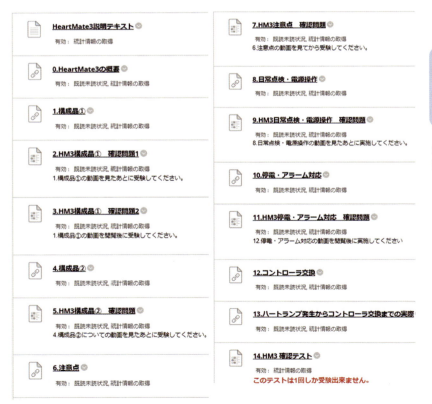

図2　CLEの構成

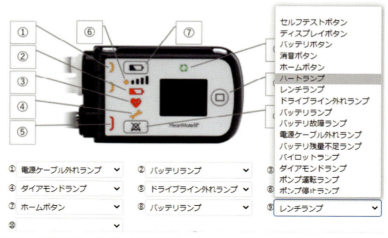

図3 確認問題 選択問題を解答する

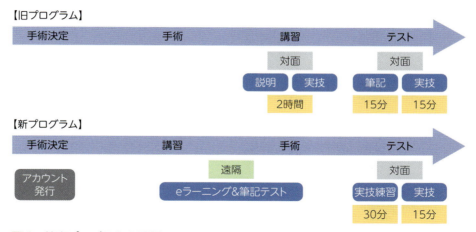

図4 教育プログラムの手順

の日程は，患者は直接口頭で決定し，ケアギバーはE-mailで調整する。筆記試験はオンライン上で，病院で実技トレーニングおよび実技テストを受講するという手順で遂行する。学習進捗状況はオンライン上で確認できるため，進捗がない場合はE-mailなどで連絡を取ることで円滑にトレーニングを進めることができる。

6 オンライン教育の成績

　旧プログラム（対面教育）と新プログラム（オンライン教育）の初回試験合格率（筆記，実

技），対面指導時間を調査した[7]。2023年11月時点の最新データでは，患者数（旧：新プログラム）は26名：28名，ケアギバー75名：99名を対象とした。患者の筆記試験合格率は患者本人65.4％：71.4％（$p = 0.771$），ケアギバー84.0％：94.9％（$p = 0.020$），実技テストは患者本人50％：67.9％（$p = 0.268$），ケアギバー73.3％：81.8％（$p = 0.189$）と，新プログラムで合格率は高値を示した。対面指導時間（旧：新プログラム）は126.9±26.0分：25.0±7.6分（$p < 0.001$）と大幅に時間を軽減できた。オンライン教育を途中で断念した患者・ケアギバーは，127名中16名（12.6％）であった。断念した理由は，パソコンやスマートフォンの操作ができない高齢者であった。

7 オンライン教育を活用したそのほかの取り組み

1. 完全オンライン教育

植込型VAD患者の社会復帰では，同僚がサポーターとして対応できるように機器トレーニングを支援している。しかし，同僚の勤務調整や遠方からの移動などでトレーニングの進捗が悪いことも少なくない。今回，サポーターが医師で，勤務調整が困難であることからトレーニングの日程が調整できなかった事例を経験した。社会復帰支援を円滑に遂行するためハートチームで検討した結果，サポーターが医療従事者であったことから，完全遠隔トレーニングを計画した[8]。完全オンライントレーニング方法は，CLEを受講したあとにWEB会議システムであるZoomを用いた実機操作練習および実技テストを行った（サポーター1名，見学者6名）。実技試験の項目にあるアラーム対処の問題に関しては，アラーム発生操作が必要なため，その操作ができるように資料を作成して植込型VAD患者に依頼した。オンライン実技試験の注意点として，声が聞き取りにくい，操作説明が対面以上に必要である，介護者の目線や確認事項がわかりにくい，誤った操作を見逃してしまう可能性がある，といった内容が挙げられた。完全オンライン教育はさらなる整備が必要であるが，新たなトレーニング方法のオプションとして有効な手段であった。

2. 機器トレーニング内容の標準化に向けた他施設との連携

オンライン教育を用いた他施設のトレーニング方法を検討した報告[9]では，植込型VADの取り扱い方法には相違点を認めなかったが，VAD停止の対応方法が異なった手順であった。また，他施設の看護師20名を対象とした本システムのオンライン教育を用いたトレーニングでは，スタッフ労力を軽減できながら，合格率は同等という結果であった。オンライン教育で明記されていない内容は，口頭で注意喚起されたということであった。このように，本システムを用いた他施設へのオンライン教育支援は有効であった。施設間連携を強化することで，さらなるオンライン教育支援ができるように取り組む予定である。

8 おわりに

オンライン教育は旧プログラムである対面教育と比較して，試験合格率の向上とトレーニング時間の大幅な軽減を可能とした。DTによるいくつかの課題も，オンライン教育を用いれば継続的な自己学習は可能と考えている。今後，在宅生活の長期化に伴うオンライン教育を用いた知識維持の有効性を調査する予定である。特に高齢者はオンライン教育自体を受講することが困難な場合もあるため，新たな方法を検討する必要がある。今後，機器トレーニング方法の標準化や，他施設支援に向けた連携が実現できるように取り組みたい。

● 文献

1) 日本循環器学会，他：2021年改訂版 重症心不全に対する植込型補助人工心臓治療ガイドライン．
[https://www.j-circ.or.jp/cms/wp-content/uploads/2021/03/JCS2021_Ono_Yamaguchi.pdf.]
（2025年1月閲覧）
2) 柏 公一：植込み型補助人工心臓の教育と管理の標準化の必要性について―シームレスな植込み型補助人工心臓の管理を目指して―．人工臓器．2022；51（3）；188-92．
3) Rebecca SH, et al：Ventricular assist device self-care education at tertiary care medical centers. ASAIO J. 2022；68（11）：1346-51．
4) 日本心臓移植研究会：心臓移植レジストリ報告．
[https://jshtx.or.jp/wp-content/uploads/2024/06/20230831_日本の心臓移植レジストリJSHT.pdf]
（2025年1月閲覧）
5) 吉田幸太郎，他：DT-LVAD治療の成績安定化に向けた取り組み 高齢者のDTに対するVAD機器トレーニングを最適化する．人工臓器．2021；50（2）：S-12．
6) マイケル・B・ホーン，他：ブレンディッド・ラーニングの衝撃．小松健二，訳．教育開発研究所，2017，p36．
7) 村辻雄大，他：植込型補助人工心臓装着患者・介護者に対するeラーニングを用いた遠隔機器トレーニングの有用性．人工臓器．2022；51（2）：S-208．
8) 吉田幸太郎，他：植込型補助人工心臓患者の社会復帰支援に対する完全遠隔トレーニングの経験．第51回人工心臓と補助循環懇話会学術集会，2023，p49．
9) 濱田直弥，他：植込型補助人工心臓治療における機器トレーニング標準化に向けた実施施設間での取組み．人工臓器．2022；51（2）：S-209．

4 ICTを用いた在宅心臓リハビリテーション

| 永富祐太

1 はじめに

　植込型左室補助人工心臓（植込型LVAD）による長期在宅補助人工心臓治療（Destination therapy：DT）の保険償還に伴い，心臓移植への橋渡し（BTT）として在宅療養していた患者に加えて，より高齢でdeconditioningが顕著な患者が増加している。DT患者は心臓移植という明確な目標がないため，生涯にわたる在宅管理期間に，運動耐容能の向上，日常生活動作（ADL）やQOLの維持・向上を目的とした在宅心臓リハビリテーション（以下，在宅心リハ）の継続が非常に重要である。

2 在宅心臓リハビリテーション

　補助人工心臓（VAD）患者への心臓リハビリテーション（以下，心リハ）は，在宅復帰以降も継続する必要がある。在宅復帰後のリハビリの手段として想定されるものを図1に示す。継続的な心リハを実施する方法として，外来監視型リハ，在宅監視型（非監視型）リハ，地域施設でのリハが選択肢となるが，外来監視型リハはVAD患者に限らず，医療機関へのアクセスや費用の問題，就労等による時間的制約のため継続率が低いことが以前より指摘されており，地域施設でのリハはVAD患者であるという制約から広く普及することは困難であろう。一方，在宅心リハは，実現可能性が高く，より安全で有効な方法を今後検証していく必要がある。

　これまでの報告では在宅監視型（非監視型）リハは，外来監視型リハと比較して，死亡率，心血管イベント，運動耐容能，総コレステロール，血圧，QOL改善の程度，医療費に差はなく，わずかにアドヒアランスの向上に有用であることが示されている[1]。また，米国心臓協会（AHA），米国心臓病学会（ACC），米国心血管・呼吸リハビリテーション協会の合同委員会のステートメントによると，臨床的に安定した低～中程度のリスクの患者がよ

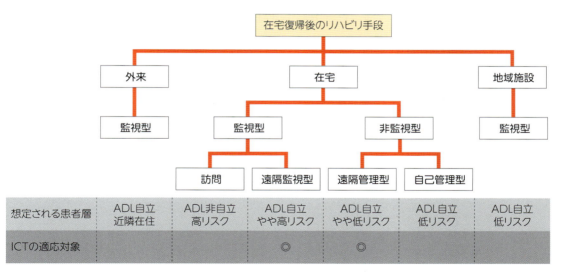

図1 在宅復帰後のリハビリ手段とICTの適応

い対象者であるとされているが[2]，これらは冠動脈疾患患者もしくは心不全患者を対象とした知見が多く，VAD患者に言及した報告はない。VAD患者特有の問題点として，脳合併症，感染症（ドライブライン感染・菌血症），右心不全，消化管出血，機器トラブルなど多彩な合併症が起こりうることに加えて，活動量低下，肥満に伴うドライブライン感染の悪化といった自己管理不足が原因の合併症にもしばしば遭遇する。そのため，在宅でありながらも運動を継続するための方法を開発する必要がある。在宅非監視下では管理者が不在であるため，VADの機器管理，運動中の自覚症状管理，合併症予防方法を患者本人および家族に十分に説明・教育した上で，安全に在宅心リハへ取り組む必要があり，現状最も一般的な方法であるが，モチベーションの維持が難しく継続的な実施が難しいことが問題である。

　VAD患者は血圧や脈拍，経皮的酸素飽和度の測定が困難な患者も多いため，VAD患者におけるリハビリテーション中止基準[3]（**表1**）[1]を参考にしながら，Borg指数11～13，めまい，ふらつき，気分不良，末梢冷感，いつもとは違った倦怠感等の自覚症状を運動中にモニタリングすること，腹部の屈曲動作を禁止し，ドライブラインの皮膚貫通部へのモニタリングを行うことで感染症の予防に努めるよう指導した上で（**図2**），在宅非監視型心リハを推奨している。運動内容は，ストレッチ，下肢を中心とした自重でのレジスタンストレーニングやウォーキングであり，記録表（**図3**）に運動内容を細かく記録することで習慣化を促している。活動量の維持も大切であり，入院から継続して歩数計やスマートフォンでの活動量管理を推奨し，3,000～5,000歩を目標としている患者が多い。VAD患者の緊急時対応においては，通常と異なる対応が必要であるため，緊急連絡先や緊急時のマニュアルの整備も移植コーディネーターを通じて行う必要がある。また，運動耐容能の評価と

表1 VAD患者に対する管理目標，中止基準

観察項目	管理目標	運動中止基準
自覚症状	・Borg指数11〜13	・Borg指数15以上 ・めまい，ふらつき，失神，頭痛，胸部不快，呼吸困難
VAD流量	・運動前と比較して有意な低下がない	・3L/分以下 ・低流量アラーム ・機器トラブル
血圧	・平均血圧80mmHg以下で低血圧症状なし	・平均血圧90mmHg以上または低血圧症状出現
心電図モニター	・頻脈性不整脈なし	・頻脈性不整脈出現
酸素飽和度	・$SpO_2 \geqq 90\%$	・$SpO_2 < 90\%$
カニューレ，ドライブライン	・固定良好 ・疼痛，出血なし	・固定不十分 ・疼痛・出血あり

（文献1より引用）

ドライブライン皮膚貫通部を刺激する動作は禁止

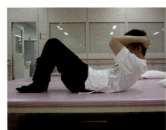
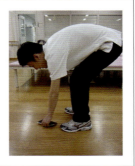

物を拾うときは，膝をついて取るようにしましょう

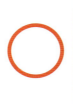
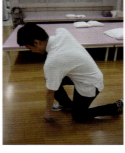

貫通部の発赤，滲出液など皮膚のトラブルがある際は当院にご相談ください

図2 患者への動作指導用紙

適正な運動処方を目的に6分間歩行試験や心肺運動負荷試験（CPX）を行うことが推奨されているため，定期的な（6カ月ごと）握力測定，膝伸展筋力測定（図4），6分間歩行評価に取り組み，患者へのフィードバック，定期的な運動方法の指導を行うことで，モチベーションの維持に寄与すると考えている。

運動・栄養管理記録表		運動の記録をつけましょう！ 運動の回数や頻度は体力に合わせて変更します。				
		(例)　●月　●日		月　　　日		月　　　日
運動前の体調 LVADデータ	体温	35.6 ℃		℃		℃
	体重	50.5 kg		kg		kg
	血圧	78 ／ 64 mmHg		／ mmHg		／ mmHg
	ポンプ速度 (Speed)	5,000 rpm		rpm		rpm
	拍動指数 (PI)	1.8				
	ポンプ流量 (Flow)	4.0 L/min		L/min		L/min
	ポンプ出力 (Power)	3.5 W		W		W
	セルフテスト	(した) してない		した　してない		した　してない
	有害事象・不具合	有　(無)		有　　無		有　　無
	ドライブラインの固定	(確認済)　未確認		確認済　未確認		確認済　未確認
	ワーファリン®の量 (錠)	2錠				
	ガーゼ交換	(有)　無		有　　無		有　　無
運動内容 筋力トレーニング	パターンA (　　　セット)	2 セット		セット		セット
	パターンA (　　　セット)	2 セット		セット		セット
	パターンA (　　　セット)	3 セット		セット		セット
運動内容 有酸素運動	歩いた時間 (目標:　　分/日)	35 分		分		分
	歩数 (目標:　　歩/日)	10,583 歩		歩		歩
	その他 (階段昇降など)	3 階分				
	Borg scale (呼吸/下肢疲労)	13 ／ 14		／		／
運動後の体調	血圧	75 ／ 60 mmHg		／ mmHg		／ mmHg
	LVAD Flow	3.8 L/min		L/min		L/min
	ドライブラインの固定	(確認済)　未確認		確認済　未確認		確認済　未確認
食事	朝食	食パン1枚, ヨーグルト1個				
	昼食	幕の内弁当, 味噌汁				
	夕食	ご飯1杯, 生姜焼き, 味噌汁, りんご五切				
	間食	チョコレート, スナック菓子				
	飲水 (mL)	1,800 mL		mL		mL
備考		仕事:9時〜17時 通勤:地下鉄				

図3　VAD在宅管理記録表

(資料提供:九州大学病院リハビリテーション部)

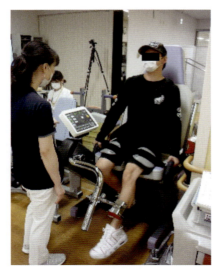

図4 外来での身体機能評価

3 ICTの利用と展望

　情報通信技術（ICT）の発展とインターネット環境の整備，スマートフォンやタブレット端末の進化は，医療分野においても多くの変化をもたらし，ICTを活用した在宅心リハの実践が世界中で検討されている。ICTの利用は，これまで在宅復帰後に管理困難であった患者層にも幅広く適応できる可能性を秘めており，臨床応用が期待される。ICTを活用した在宅心リハを大別すると，遠隔監視型（同期型）と遠隔管理型（非同期型）にわけられる（図5）。

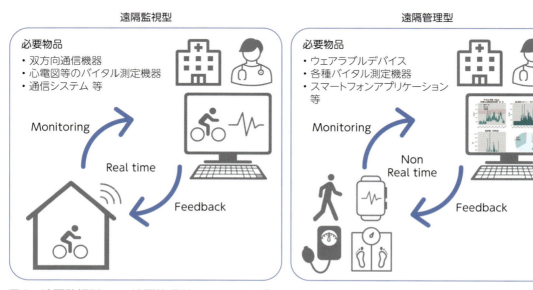

図5 遠隔監視型リハと遠隔管理型リハのイメージ

遠隔監視型では，リアルタイムモニタリングが可能な双方向通信機器を必要とするため，外来での監視型リハに近い環境で厳格なリスク管理が可能であるというメリットが存在する反面，通信機器への設備投資が必要であるという費用面や，医療者の負担が増えることなどのデメリットが考えられる。遠隔管理型においては，リアルタイムでのモニタリングは困難であるためリスク管理の面ではやや劣っているものの，ウェアラブルデバイスや患者自身のスマートフォンを利用するため安価に利用可能である。利用する機器次第ではあるが，体重，脈拍数，血圧，体温，酸素飽和度，身体活動量など手軽に種々のデータをモニタリング可能であるため，自己管理を基本とするVAD患者においては十分に利用可能と考えられる。

　いずれの方法においても，管理者が存在しフィードバックを受けられることが，患者のモチベーションやアドヒアランス向上に寄与するため，ICTを利用する最大のメリットである。ただし，日本心臓リハビリテーション学会により2023年10月に公表された，「心血管疾患における遠隔リハビリテーションに関するステートメント」によると[4]，重症心不全患者は外来監視型リハを基本としているため，VAD患者はICTを利用した在宅心リハの対象からは除外されているものと考えられる。

　当院で遠隔管理型在宅心リハを行った例として，3カ月間の運動指導および栄養指導をウェアラブルデバイスのアプリケーションを通して行った経験がある[5]。少数例（4例）ではあるが，VAD患者も含まれており，6分間歩行距離の改善や下肢筋力の向上に有効性を認めた。現在は，VAD患者のみを対象とした非監視型在宅心リハの臨床研究に取り組んでおり，今後VAD患者における新たなエビデンスの創出が期待される。ICTを用いた在宅での管理体制を構築し，運動耐容能向上，QOL向上に有用な在宅心リハの方法を検証していく必要がある。

4 おわりに

　VAD患者のみを対象としたICTを活用した在宅心リハの臨床的知見は今のところ存在しないが，VAD患者は壮年期の患者も多く，DT患者であっても高齢心不全患者と比較するとICTの恩恵をより効果的に受けられる患者層でもある。そのため，今後の知見の創出とともに保険償還への期待がよせられる。

● 文献

1) Anderson L, et al：Home-based versus centre-based cardiac rehabilitation. Cochrane Database Syst Rev. 2017；6(6)：CD007130.

2) Thomas RJ, et al：Home-based cardiac rehabilitation：A scientific statement from the American Association of Cardiovascular and Pulmonary Rehabilitation, the American Heart Association, and the American College of Cardiology. Circulation 2019；140(1)：e69-e89.

3) 日本循環器学会, 他：2021年改訂版 心血管疾患におけるリハビリテーションに関するガイドライン. [https://www.j-circ.or.jp/cms/wp-content/uploads/2021/03/JCS2021_Makita.pdf]（2025年1月閲覧）

4) 日本心臓リハビリテーション学会：心血管疾患における遠隔リハビリテーションに関するステートメント. 2023年. [https://www.jacr.jp/cms/wp-content/uploads/2023/10/StatementRCR_1025.pdf]（2025年1月閲覧）

5) Nagatomi Y, et al：Home-based cardiac rehabilitation using information and communication technology for heart failure patients with frailty. ESC Heart Fail. 2022；9(4)：2407-18.

第**6**章 | 今後の展望と課題

5 VAD患者に対する 訪問診療の現状と課題

| 松浦良平

1 はじめに

　既に補助人工心臓（VAD）の新規植え込み数は累積し，移植待機期間も長くなっているため，VAD植え込み患者は増加していることは周知の通りである。だが，特に2021年4月からは，心臓移植を前提としない長期在宅補助人工心臓治療であるDestination therapy（DT）が保険適用となり，今後ますますVAD症例が増加すると見込まれる。

　そして他項でも述べられているように，VADには様々な脳合併症，機械トラブルなどの急性期の課題がある。しかし，高齢者が多いと考えられるDTは，認知症や悪性腫瘍などの高齢者特有の慢性的な合併症の問題もはらんでおり，QOLをどう保っていくかといった課題がある。慢性期の課題は在宅医療がどのように関わっていくか，常日頃から検討していかなければならない。

2 最近の在宅VAD患者の現状

　ドライブライン感染の頻度は，管理方法も年々改善されていることから，しだいに減少傾向にある[1]（J-MACS statistical report 2024）。しかし全体の左室補助人工心臓（LVAD）患者全体の約半数は，5年の間にドライブライン感染をきたしている。LVAD患者数が累積していく限り，貫通部にトラブルを抱える患者は今後も増加していくことは予想される。数年前まではドライブライン感染の患者が退院できないまま入院加療が行われていたため，ドライブラインの感染の早期対策と予防が肝であろうという認識で在宅医療を開始した。

　2022年から大阪大学医学部附属病院のVAD患者の訪問診療を開始したが，これまで全部で17例であり，そのうち12例がbridge to transplant（BTT）症例，5例がDT症例であった。心疾患については，BTTは拡張型心筋症（DCM），肥大型心筋症（hypertrophic cardiomyopathy：HCM），特発性心筋症（idiopathic cardiomyopathy：ICM）の症例があるが，DTにはHCM症例はなかった。

LVADは植え込み時期を反映してか，BTTではHeartMate Ⅱ™（HM-Ⅱ）が7例，DTでは2例がHVAD™であった。また，検査入院を除くと，BTTではおよそ6割の方が何らかの原因で1年間入院している一方，DTは全例入院していることがわかった。

また，これまで在宅から入院させた症例として，肺炎3例（コロナ肺炎1例を含む），心不全2例，尿路感染症1例，ドライブライン感染2例，消化管出血2例，終末期症例1例があった。

入院の原因として，ドライブライン感染は依然として最も多い理由の1つである。大阪大学では2020年から固定方法を変更し，なるべく皮膚に圧痕が残らず，テンションのかからない垂直固定を採用した［第4章2「植込型左室補助人工心臓治療における感染症」（p120）参照］。それにより，ドライブライン感染の頻度はしだいに減少傾向にある。しかし，それでもLVAD患者全体の約半数は5年の間にドライブライン感染をきたしている。

そして図1Aのようにドライブラインを垂直に固定し，俵状にしたガーゼで高さを出して対側に固定するようにした（図1B）。まだ累積データは少ないが，固定法を垂直に変更した後は，ドライブライン感染回避率が劇的に改善した（未発表）。現在も同じ垂直固定方法を標準採用し，患者にもそのように推奨し，指導している。

ドライブライン貫通部の状態が悪い患者は特にドライブラインの管理を気にしているため，我々も月に1〜2回患者宅を訪問し，通常の診察を行った上で，患者宅でドライブライン貫通部の処置を行い，固定方法を調整しながら処置の方針について確認している。

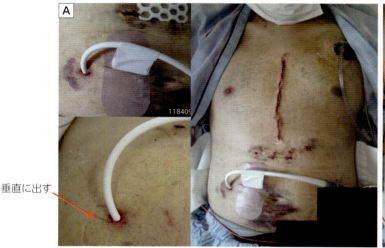
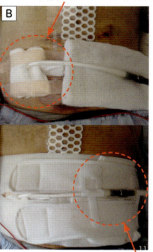

図1 VAD植え込み後の固定方法の一例

3 在宅VAD管理の実際

症例1（図2）

　50歳代，女性で，数年前からドライブライン貫通部の状態が芳しくなく，何度かデブリやトランスロケーションを行った経緯がある。訪問診療開始時も，ドライブライン貫通部は滲出液が多かった。在宅でのガーゼの交換頻度を1日1回から2回に増やす指導を行ったところ，貫通部の周囲のかぶれが徐々に軽快した。5カ月後には貫通部周囲の発赤腫脹も消失し，滲出液もガーゼに少し付着する程度にまで落ちつき，心臓移植に到達した。

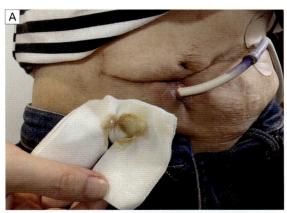

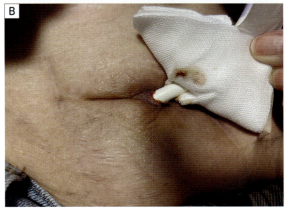

図2 在宅でのDL貫通部管理：50歳代女性（dHCM HM-Ⅱ植え込み5年目）
A：訪問診療開始時
B：5カ月後

　症例1は在宅でなんとか対応できたが，中にはやはり入院して治療をしなければならないケースもある。

症例2（図3）

　30歳代，男性のDT-LVAD症例で，これまで肥満を克服できずにDTによるLVAD植え込みを行った．心不全増悪しVA-ECMO留置されてから転院となった後にHeartMate 3™（HM-3）を植え込み，術後リハビリを経て3カ月後に自宅退院となった．しかし長期臥床による両側腓骨神経麻痺を合併し，自宅の環境調整やドライブラインの管理目的に，退院後からの在宅医療を希望し，そのまま開始した．

　訪問診療を続けていると，2カ月後に発熱とともに左の心窩部に疼痛が出現したと連絡があった．緊急入院の上，切開デブリに続いて，陰圧閉鎖療法（vacuum assisted closure：VAC）治療を開始した．その後入院が4カ月と長期化したため，最終的にはVACをつけたまま退院となった．現在，在宅VACを継続しながら，外来通院と訪問診療を継続している．

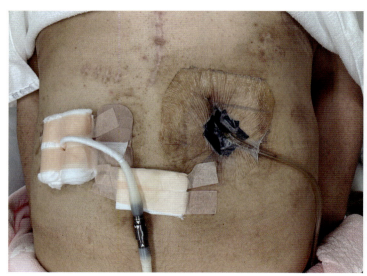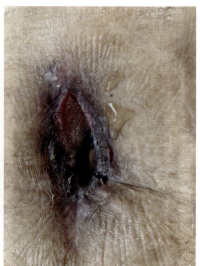

図3　VAC治療の様子：30歳代，男性（DT-LVAD）

　VACをつけたまま帰宅することに治療計画や安全管理上の問題は生じるが，訪問診療を併用することで，このような懸念を少しでも軽減するオプションを考えることができる．

症例3（図4）

　50歳代，男性で，20XX年春に他院にてCABG＋MAP施行術後，人工心肺離脱困難に。同年5月にImpella®挿入後に大阪大学医学部附属病院に転院。出血傾向続くため，体外式LVADへ変更したが，残念ながら，6月に右大脳梗塞を発症し外減圧が必要な状態となった。その後リハビリを継続し，意思疎通ができるレベルまで意識レベルが改善。DT検討委員会でLVAD植え込み許可が出て，HM-3植え込みを施行した。

　しかし術後左側胸部の膨隆を切開すると膿汁が排出され，メチシリン耐性黄色ブドウ球菌（MRSA）が検出された。その後，正中創も自壊し保存的治療を継続した。予後は数カ月と見込まれたが，本人は帰宅を希望しており，退院に向けて調整を行った。この時点でVAC，気管切開チューブ，経鼻栄養がつながっていたが，幸い介護者が看護師ということもあり，最期を自宅で家族と一緒に過ごしたいという希望に沿って，在宅医療を併用して自宅退院となった。

　重篤で頻回の往診が必要な症例であったので，週に1～2回ほど患者宅に訪問し，VAC交換や抗菌薬投与，気管切開チューブの交換などを行った。

　最期は，家族は病院での看取りを希望したため，退院してから4カ月後に当院へ再入院してもらい，亡くなった。

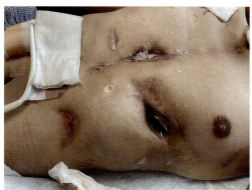 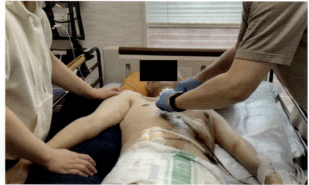

図4 在宅でのVAC交換の様子：50歳代，男性（ICM，TVD，MR）

　残念ながら亡くなった症例ではあるが，家に帰ることができ，4カ月間を在宅で過ごすことができた。遠く離れた家族・親族に会うことができ，家族4人が水入らずで過ごす時間をつくれた，そして別れの準備をする時間をもてたということは，本人の希望には最低限沿えたのではないかと考えている。

症例4（図5）

　60歳代，女性で，2002年にDCMと診断，20XX年に他院でMAPされたが，状態改善せず当院に紹介され，すぐにHM-Ⅱが植え込まれた。しかし5年後ポンプの不具合でHM-3に交換され，その半年後には下肢蜂窩織炎で入院し，心不全増悪と判断され利尿薬と抗菌薬で軽快した。退院後の在宅によるフォローアップを希望されたため，在宅診療を開始した。毎日5,000歩以上散歩するなど運動を励行していたが，当初52kgだった体重が徐々に増加し，食事量もなかなかコントロールできないということで，退院後1年で最終的には体重が59kgまで増加した。トイレ歩行で息切れが出現するようになり，全身浮腫著明で入院となった。
　入院後は利尿薬で除水し，回転数調整で心拡大も改善し，軽快退院となった。

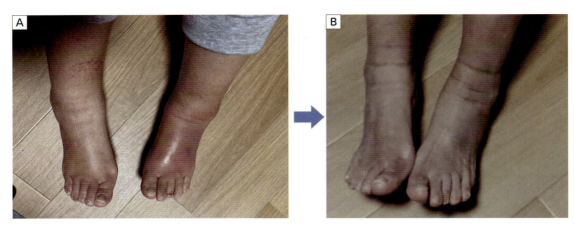

図5　60歳代，女性（DCM，心不全）
A：入院前
B：入院後

　症例4は特段めずらしいものではないと考えられるが，本症例の在宅診療で主に行ったことは，入院支援であったと考えている。再入院までに1年あまりかかったのは，家族に迷惑をかけたくないという理由で実は本人は入院には乗り気でなかった経緯があり，在宅や外来で患者・家族の生活状況を十分ヒアリングして，食事や運動内容などについてコミュニケーションツールやヘルスケアアプリを用いて指導・フォローアップしていた。大学病院の日常診療でもできないことではないが，外来では患者の人数が多く，どうしても1人1人にそこまで時間が割けない事情もあった。また来院するには家族の付き添いも必要になってくるため，在宅診療は家族の負担軽減にもつながったと考えている。
　本症例は経過中にコロナ感染症に感染して対応した経緯があり，他の症例でも大学病院以外に受診のあてのない場合が多いため，PT-INRのチェック，ワーファリンの調整，投薬調整など，訪問診療によってカバーすることで在宅療養が可能となる。

結局，月に1〜2回の定期的な訪問診療でVAD患者に何ができるかというと，以下の内容が挙げられる。

- ドライブライン貫通部の処置・管理
- 自己管理表を通じた日常生活のチェック
- 心不全管理や心臓リハビリなど
- 心エコーによる心機能・弁逆流のチェック
- 主にワーファリンコントロールなどの投薬調整
- 採血・点滴，創部感染がある場合は病院から治療を継続する

また，亜急性期〜急性期における初期対応として，大学病院と連携しながら，脳イベントの対応，鼻血・発熱・コロナ対応として緊急往診が考えられる。

4 今後の在宅VAD医療の展望

VAD患者の在宅医療は，患者背景が多様であり，教科書通りにはいかないことが多く，症例ごとに「まだまだ手探り状態ではあるな」というのが正直なところである。しかし，訪問診療を行うことで患者および家族の精神的サポートとなることができ，満足度は高い。遠方の患者に対する訪問診療の実現や，在宅医療のデータ管理が今後の課題である。また終末期の対応についても，各症例で現実的な視点で具体的な対策を講じていく必要がある。

現在，当院では自己管理アプリを導入し（図6），データの蓄積と運用を進めており，体

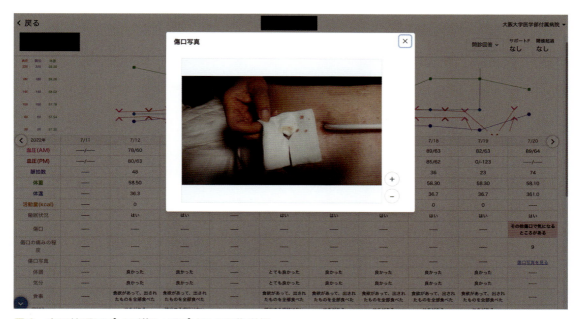

図6　自己管理アプリの導入：アプリでの画像送信

重計などの在宅医療機器ともBluetooth®で連携して自動入力することもできる。そして患者のデータは病院にも転送される形となり，医療スタッフが病院やどこからでも，熱型表のように数値を経時的に見ることができる。

　さらに当院では，LVAD患者と在宅管理に関わる病院・診療所・訪問看護ステーション・介護事業者などと情報共有を容易にするアプリケーション「阪急阪神みなとわ」[2]を導入し，大学病院のみで管理していた在宅LVAD患者を，地域全体で支えるシステムを構築しており，今後の本格的な運用の拡大が期待される。

● 文 献 ||||||||||||||||||||||||||||||||||||||||||||||||||||||||||||||||||||||||||||||||||||||||||||||

1)　日本胸部外科学会 J-MACS　委員会：日本における補助人工心臓に関連した市販後のデータ収集　J-MACS Statistical Report．2024年02月．
　　[https://j-vad.jp/document/J-MACS%20Statistical%20Report%20_20240204.pdf]（2025年1月閲覧）
2)　ウェルビーイング阪急阪神：「みなとわ」でできること．
　　[https://minatowa.hankyu-hanshin.co.jp/]（2025年1月閲覧）

第6章 | 今後の展望と課題

VAD管理における在宅医の役割

肥後太基

1 はじめに

　補助人工心臓（VAD）治療は，重症の治療抵抗性心不全患者の死亡や心不全入院のリスクを回避しつつ，QOLを改善させることを目的として行われるものである[1, 2]。前項までで既に述べられている通り，わが国では2021年5月にDestination therapy（DT）目的でのVAD治療が保険償還され，一定の基準を満たした場合には心臓移植希望登録なしにVAD治療を受けることが可能となっている。その結果，DT目的でのVAD植え込みは徐々に増加しつつあり，今後は心臓移植待機目的のVAD治療と同程度，あるいはそれ以上になる可能性すら言われている。

　ただし，実際には2021年のDT保険償還以前から，「実質DT症例」と「実質DTへの移行症例」の集団が少なからず存在していた。「実質DT症例」は，BTT目的でVADを植え込まれたものの，実際には心臓移植希望登録時に移植優先度が低くなる60歳以上の年齢であったために移植に到達する可能性がきわめて低いことが予想される集団，「実質DTへの移行症例」はVADを装着して心臓移植の待機中に，合併症などにより心臓移植対象から外れるStatus 3の待機状態が持続することになった集団である。これらの症例においては，生涯にわたってVADを装着した状態で生活していくことを余儀なくされる。このことから，患者だけではなく，その介護者にとっても，また彼らを支える医療・介護福祉関係者にとっても長期にわたって大きな負担を強いられることになっていることは，見過ごされてはならない事実である。また，欧米と比較して心臓移植待機期間がきわめて長期化しているわが国の現状を考えると，BTTといえども患者や介護者，あるいはそれを支える地域の負担はDTに匹敵するといっても過言ではない。現在，VAD患者の治療や管理は主にVAD実施施設とVAD管理施設で行われているが，増加しつつあるVAD患者，その合併症，地域での管理を考えると，実施施設や管理施設にとどまらず，地域の医療介護福祉資源を最大限に導入して，地域全体でVAD患者や介護者を持続的に支えていく体

制や取り組みが重要になりつつあると思われる。

2 VAD管理における在宅医の役割

VAD管理における実施施設・管理施設と在宅医も含めた地域の医療機関，さらには地域の訪問看護や訪問介護，通所介護などに求められる役割の概略を図1に示す。この中で地域の医療機関が果たす役割として，①VAD実施施設・管理施設と連携したVAD管理のサポート，②コモンディジーズへの対応，③地域の医療・介護福祉サービスと連携した生活支援やQOL改善のための支援，④意思決定支援や緩和ケア，などが挙げられる。

1. VAD管理のサポート

長期にわたるVAD管理を通じて求められることとして，体調やVAD機器のモニタリングと管理，適切な抗凝固療法，ドライブラインの管理などが挙げられる。VAD患者は月に1度はVAD実施施設もしくは管理施設を受診することで在宅植込型補助人工心臓（非拍動型）指導管理料を算定され，消毒・衛生材料費用やVAD周辺機器や備品の保守や更新費用に充てられている。ただし，月1度の定期受診のほかにも抗凝固療法が安定しない場合やドライブライン皮膚貫通部に感染や炎症を伴う場合など，複数回の医療機関の受診が望ましい状況は少なからずある。ところが，患者自身の身体状況に加えて，介護者の同行

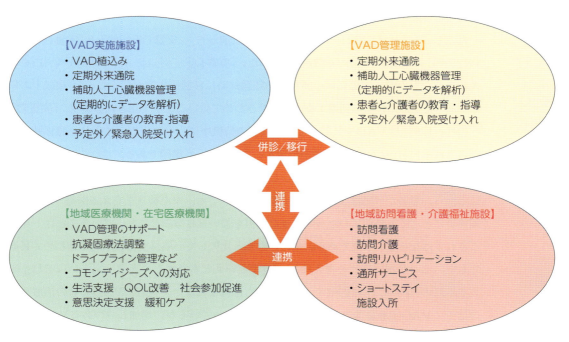

図1　VAD管理における役割分担

（筆者作成）

が困難であるなどの理由で，頻回のVAD実施施設や管理施設への通院が困難な症例も少なくない。このような症例では，VAD管理の補完・サポート役としての地域の医療機関の重要性が高くなる。

在宅医療の保険適応は，「在宅療養を行う患者であって，疾病・傷病のため通院が困難なものに対して定期的に訪問して診療を行うこと」とされている[3]が，VAD実施施設・管理施設や地域の医療機関の外来への通院が困難な患者においては，在宅医療の重要性がより高くなると考えられる。特に神経学的合併症や後遺症，そのほかの原因による身体機能の低下のために通院が困難な場合には，その役割を果たすには在宅医療が最も適役である。また，予期せぬ合併症が生じた場合でもまず評価や初期対応を行った上で，VAD実施施設・管理施設へと連絡し，予定外受診や搬送などの必要性を判断するのも，在宅医をはじめとした地域の医療介護福祉従事者である。VAD患者に関わる在宅医や地域医療機関の医師は，VADの機器やVAD装着下の病態生理，合併症やその予防法と対処法，適切な管理について最低限の知識をもった上で患者の管理のサポートをすることが求められる。

2. コモンディジーズへの対応

VAD患者において，VADとは直接関係のない疾患に対しては地域の医療機関での対応が望ましいことが多くある。感染症や呼吸器疾患，消化器疾患，あるいは整形外科疾患や外傷などの多彩な疾患に対して，VAD装着中であることを意識した上で対処することが望ましい。その上で在宅や地域での管理が困難と考えられる場合には，VAD実施施設や管理施設と連携して対応を考える必要がある。

3. 生活支援や社会参加，QOL改善のための支援

VAD治療の主な目的の1つは，患者や介護者が住み慣れた環境でよりよいQOLで過ごすことである。在宅医の強みは，患者や介護者の実際の生活の場の中で，より近くで，より時間をかけて関わることができる点である。患者や介護者を生活の視点から管理・サポートすることが重要で，そのために訪問看護や訪問介護，あるいは通所介護や訪問リハビリテーション，ショートステイや施設入所など，地域の社会資源を最大限活用しながら患者の生活支援やQOL向上をめざしていくことが重要である。また，在宅や通所でのリハビリテーションを通じて患者のADLや体力を改善し，ともすれば自宅内に制限されがちな患者の活動範囲を広げ，復学や復職を含めた社会参加の動機づけや支援を行っていくことも重要である。この過程において，訪問看護や訪問リハビリテーションの果たす役割は大きいが，その利用にあたっては図2[3]に示すような制度上の要件を把握しておく必要がある。VAD患者の場合，医療保険においては「特掲診療料の施設基準等　別表第八の一」のうち，「留置カテーテルを使用している状態にあるもの」に該当すると解釈され，週4回以上の頻回の訪問看護が認められている[4]。しかし，介護保険を利用している高齢患者では，

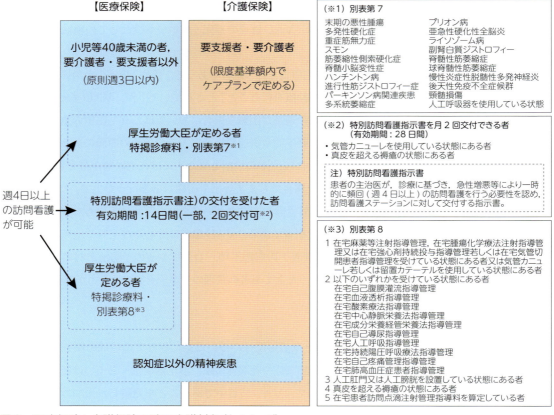

図2 医療保険と介護保険の訪問介護対象者イメージ

(文献3より引用)

特別訪問看護指示書の発行は月1回に限られており頻回の訪問看護は2週間までしか制度上は認められないという問題点がある。

近年VADについて最低限の教育やトレーニングを受けた上で認定されるVADサポーター認定制度が開始されており，地域でVAD患者に関わる医療・介護福祉従事者，あるいは職場や学校関係者などの中で少しずつ広がりを認めはじめている。在宅医は，地域の多職種からなる他の多くのVADサポーターと協力して包括的な患者および介護者支援のハブとしての役割を果たしつつ，前述したVAD実施施設や管理施設との連携の中心的な役割を果たすことが求められている。

4. 意思決定支援や緩和ケア

生涯を通じたVAD治療においては，心臓以外の疾患や老衰，あるいはVADそのもののトラブルなどによって患者の生命の終わりが近い状態に陥ったときに備えたアドバンス・ケア・プランニング（ACP）が重要である。空間的，時間的に患者や介護者とより密接な関係になりやすい在宅医は，ACPを含めた意思決定支援に適した立場にあるといってよ

い。ACPに基づいた緩和ケアの実践も，VAD実施施設や管理施設との連携に基づいた上で，在宅医を含めた地域の多職種によって行われるべきものである。VAD治療の中止という選択肢について患者や介護者から相談される可能性も考えられることから，在宅医は十分な知識と倫理観を備えつつ，VAD実施施設や管理施設との密な情報共有や連携を図るとともに，多職種間での十分なコミュニケーションをとりながら，最期まで患者と介護者に寄り添い，よりよいQOLをめざしたケアを継続していくことを意識する必要がある。

3 VADの地域医療，在宅医療の課題

　　今後ますます増加していくであろうVAD患者の管理を考えた場合，その管理をしだいに地域医療や地域包括ケアシステムに委ねていかざるをえない状況になることは避けられないと思われる。VAD患者の治療やケアに関わる医療・介護福祉関係者は，VADについての十分な知識や経験を有していることが望ましいが，現状ではこれらのスタッフがVADやその管理についての知識や手技を習得できる場はきわめて限られており，地域におけるより積極的な啓発活動が求められている。また補助人工心臓管理指導料も現在はVAD実施施設や管理施設にのみ算定が認められている[4]。VAD患者の中には現実的にはこれらの施設の受診が困難な患者も一定数存在し，かつその数も今後増加していくことを考えた場合，地域でVAD患者の管理やケアを行う医療機関においても診療報酬が得られるような保険診療制度の改定なども検討していく必要があると思われる。

4 おわりに

　　わが国におけるVAD治療は急速に広がりつつある。一方で，地域社会全体でVAD患者や介護者を管理支援していく体制は，ほとんど整っていないのが実情である。地域社会の啓発や在宅医も含めた医療連携・シェアードケアの推進，地域の社会資源の活用など様々な問題を1つずつ解決していき，VAD患者や介護者が安心して，それぞれが望むような人生を送っていくことができる社会の実現を切望したい。そういう社会が訪れて初めて，VAD治療は重症心不全の真の標準的治療になるものと思われる。

● 文 献 ||||||||||||||||||||||||||||||||||||||||||||||||||||||||||||||||||||||||||||||||||

1)　日本循環器学会，他：急性・慢性心不全診療ガイドライン（2017年改訂版）．
　　[https://www.j-circ.or.jp/cms/wp-content/uploads/2017/06/JCS2017_tsutsui_h.pdf]（2025年1月閲覧）

2)　日本循環器学会，他：2021年改訂版 重症心不全に対する植込型補助人工心臓治療ガイドライン．
　　[https://www.j-circ.or.jp/cms/wp-content/uploads/2021/03/JCS2021_Ono_Yamaguchi.pdf]（2025年1月閲覧）

3) 厚生労働省保険局医療課:令和6年度診療報酬改定の概要【在宅(在宅医療, 訪問看護)】. 令和6年3月5日版.
[https://www.mhlw.go.jp/content/12400000/001226864.pdf] (2025年1月閲覧)
4) 厚生労働省:特掲診療料の施設基準等.
[https://www.mhlw.go.jp/web/t_doc?dataId=84aa9733&dataType=0] (2025年1月閲覧)

索 引

数 詞

6分間歩行 197, 235

ギリシア文字

β遮断薬 27, 65

欧 文

A

ACC 21
ACE阻害薬 27, 65
ACP 24, 200
Advanced heart failure 23
AF 117
AHA 21
AI 136
angiodysplasia 132
APTT 86
ARB 27, 65
ARIES trial 44
ARNI 27, 65

B

Bicaval anastomosis法 15
bridge to candidacy 54
BSA 42
BTC 54
BTT 2, 59

C

cf-LVAD 29
CONUTスコア 85
CpcPH 72
CPX 197
CRT 25, 144

CRTD 78

CVP 42

D

DCM 241
DLI 169
DNAR 25

E

early HF 127
ECMO 85
EOGO 78
ESC 23
EUROMACS 29
eラーニング 224

F

FAC 84
FDA 40

G

GDMT 51, 87

H

HCM 242
hemocompatibility 43
HFmrEF 26
HFpEF 26
HFrEF 26
HFSS 14
HIT抗体 86
HQカーブ 111

I

IABP 52, 73
ICD 25
ICM 242
ICT 221, 238
Impella® 52, 73, 85
INTERMACS 29, 52, 65
IPOS 201

IT 221

J

J-HeartMate Risk Score 53
J-HMRS 66
J-MACS risk score 34

K

Kansas City Cardiomyopathy
　Questionnaire Score 43

L

late HF 128
Lower-Shumway法 15
LVAD 2
LVEF 26

M

MCS 36
MELD score 70
MICS 47, 96
MMSE 66
modified Rankin score 42
modifier A 52
MOMENTUM 3 trial 42
mPAP 72
MRA 27, 65
MRSA 92

N

NAT：PD-HF 202

P

PAC 98
PAPI 102
PAWP 73
PH-LHD 71
PNI 85
PROMs 201
PT 86
PT-INR 116

R

RAA 26
rampテスト 143
RVAD 128

S

S/D比 139
SGLT2 27, 65
shared care 174
S-ICD 144

T

TAH 2
TAPSE 84
TEE 41, 93, 108
TMT 53, 86
TVP 137

V

VAD 2
von Willebrand因子 132
VRE 92

和文

あ

アドバンス・ケア・プランニング
24, 38, 62, 200
悪性腫瘍 70

い

インフォームド・コンセント 89
意思決定支援 89, 252
移植後冠動脈病変 17

う

植込型除細動器 25, 51
右室補助人工心臓 128
右室面積変化率 84
右心不全 46, 96, 102, 128
運動管理 166

え

栄養管理 164
遠隔期 37

お

オンライン教育 228
欧州心臓病学会 23

か

ガイドライン 21
カテーテルアブレーション 142
回転数 95
外来監視型リハ 234
外来管理 37
合併症 218
患者管理アプリ 223
患者教育 155
完全埋込型LVAD 10
緩和ケア 201, 252

き

機械的循環補助 36
機器トレーニング 227
緊急時対応 181

く

クレアチニンスコア 68

け

ケアギバー 34, 87
ケアギバー教育 158
経食道心エコー 41, 93, 108
血液親和性 43
血栓回収療法 118

こ

抗凝固療法 101, 156
抗血小板療法 44
抗血栓療法 117, 132
後天性von Willebrand病
132

さ

災害時の対応 185
再教育 160
在宅医療 252
在宅監視型リハ 234
在宅心臓リハビリテーション
234
在宅治療 37
在宅復帰訓練 154
在宅療養 176
細胞性拒絶反応 16
左室駆出分画率 26
三徴候死 61

し

シェアード・ケア 77
シャワー浴 180
自己管理アプリ 247
施設間連携 76
社会復帰 156, 192

終末期管理　38
就労支援　192
循環管理　100
消化管出血　131
情報通信技術　221, 238
心機能評価　84
心室性不整脈　142
心臓移植　12
心臓再同期療法　25, 144
心肺運動負荷試験　197, 235
心不全予後予測スコア　14
心房細動　117
心房性不整脈　144
心理的課題　208
人生会議　62

す
ステージD　24, 50
ストレスコーピング　155
スポーツ　197

せ
セルフケア　162
選択基準　34

そ
送血グラフト　46

た
体外膜型人工肺　147
体調管理　162
大動脈内バルーンパンピング
　52, 147
大動脈弁形成術　96
大動脈弁閉鎖不全症　136
体表面積　42
代理意思決定者　62

ち
地域医療　253
中心静脈圧　42
長期在宅補助人工心臓治療　59

て
デイリーケア　123
デバイス管理　179
定常流型補助人工心臓　131
電気駆動型植込型LVAD　6

と
ドライブライン感染　37, 121
ドライブライン固定　173
ドライブライン体壁貫通部　121
ドライブライン断線　44
ドライブライン皮膚貫通部感染症
　169
トレイルメイキングテスト　53
ドレッシング材　124

な
内服薬管理　166

に
認知機能　217

の
脳合併症　116
脳死　61

は
バンコマイシン耐性腸球菌　92
肺血管抵抗　71
肺動脈カテーテル　98
肺動脈楔入圧　73
廃用症候群　88

ひ
ビリルビンスコア　68

皮下植込型除細動器　144
皮膚貫通部ケア　170

ふ
フレイル　166, 186
不整脈　142

へ
ベンドリリーフ　46
米国食品医薬品局　40
米国心臓協会　21
米国心臓病学会　21

ほ
ポンプ血栓症　44
ポンプ装着手術　41
ポンプパラメーター　99
ポンプポケット感染症　124,
　169
包括的評価　201
保険償還　34

め
メチシリン耐性黄色ブドウ球菌
　92
免疫抑制療法　16

よ
予後栄養指数　85

り
リハビリテーション　88, 186
リビングウィル　62
両室ペーシング機能付き植込型除
　細動器　78
旅行　196

れ
連続流植込型LVAD　5, 8

患者管理を支える
心不全治療チームのための
Destination Therapy 教本

定価（本体6,500円＋税）
2025年4月12日　第1版

編　者　筒井裕之
発行者　梅澤俊彦
発行所　日本医事新報社　www.jmedj.co.jp
　　　　〒101-8718　東京都千代田区神田駿河台2-9
　　　　電話（販売）03-3292-1555　（編集）03-3292-1557
　　　　振替口座　00100-3-25171
印　刷　日経印刷株式会社
© Hiroyuki Tsutsui 2025　Printed in Japan
ISBN978-4-7849-0189-0 C3047 ￥6500E

本書の複製権・翻訳権・上映権・譲渡権・公衆送信権（送信可能化権を含む）は（株）日本医事新報社が保有します。
JCOPY 〈（社）出版者著作権管理機構 委託出版物〉
本書の無断複写は著作権法上での例外を除き禁じられています。複写される場合は，そのつど事前に，（社）出版者
著作権管理機構（電話 03-5244-5088，FAX 03-5244-5089，e-mail：info@jcopy.or.jp）の許諾を得てください。

電子版のご利用方法

巻末袋とじに記載された**シリアルナンバー**を下記手順にしたがい登録することで，本書の電子版を利用することができます。

1 日本医事新報社Webサイトより会員登録（無料）をお願いいたします。

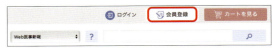

会員登録の手順は弊社Webサイトの Web医事新報かんたん登録ガイドをご覧ください。

https://www.jmedj.co.jp/files/news/20191001_guide.pdf

（既に会員登録をしている方は**2**にお進みください）

2 ログインして「マイページ」に移動してください。

3 「未登録タイトル（SN登録）」をクリック。

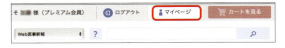

4 該当する書籍名を検索窓に入力し検索。

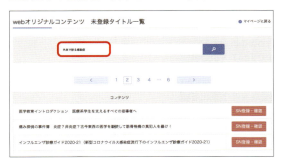

5 該当書籍名の右横にある「SN登録・確認」ボタンをクリック。

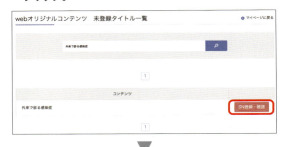

6 袋とじに記載されたシリアルナンバーを入力の上，送信。

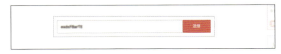

7 「閉じる」ボタンをクリック。

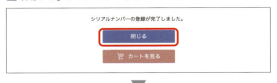

8 登録作業が完了し，**4**の検索画面に戻ります。

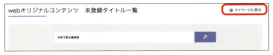

【該当書籍の閲覧画面への遷移方法】

① 上記画面右上の「マイページに戻る」をクリック
　➡ **3** の画面で「登録済みタイトル（閲覧）」を選択
　➡ 検索画面で書名検索 ➡ 該当書籍右横「閲覧する」ボタンをクリック
　または
② 「**書籍連動電子版一覧・検索**」*ページに移動して，書名検索で該当書籍を検索 ➡ 書影下の「電子版を読む」ボタンをクリック

https://www.jmedj.co.jp/premium/page6606/

＊「電子コンテンツ」Topページの「電子版付きの書籍を購入・利用される方はコチラ」からも遷移できます。

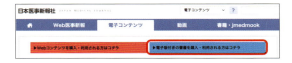